U0335277

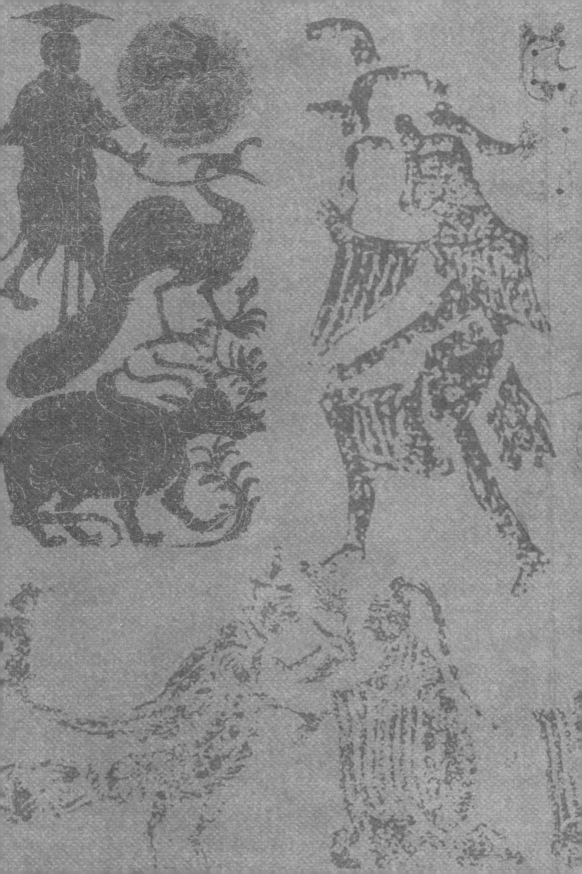

中国古医籍整理丛书

医垒元戎

元·王好古　撰

竹剑平　欧春　金策　校注

中国中医药出版社

·北京·

图书在版编目（CIP）数据

医垒元戎/（元）王好古撰；竹剑平，欧春，金策校注．—北京：中国中医药出版社，2015.12
（中国古医籍整理丛书）
ISBN 978－7－5132－2212－9

Ⅰ．①医…　Ⅱ．①王…　②竹…　③欧…　④金…　Ⅲ．①伤寒（中医）－中国－元代　Ⅳ．①R254.1

中国版本图书馆 CIP 数据核字（2014）第 282926 号

中 国 中 医 药 出 版 社 出 版
北京市朝阳区北三环东路 28 号易亨大厦 16 层
邮政编码　100013
传真　010 64405750
保定市中画美凯印刷有限公司印刷
各地新华书店经销
*
开本 710×1000　1/16　印张 26　字数 183 千字
2015 年 12 月第 1 版　2015 年 12 月第 1 次印刷
书　号　ISBN 978－7－5132－2212－9
*
定价　65.00 元
网址　www. cptcm. com

国家中医药管理局
中医药古籍保护与利用能力建设项目
组织工作委员会

主 任 委 员 王国强

副 主 任 委 员 王志勇　李大宁

执 行 主 任 委 员 曹洪欣　苏钢强　王国辰　欧阳兵

执行副主任委员 李　昱　武　东　李秀明　张成博

委　　　　　员

各省市项目组分管领导和主要专家

（山东省）武继彪　欧阳兵　张成博　贾青顺

（江苏省）吴勉华　周仲瑛　段金廒　胡　烈

（上海市）张怀琼　季　光　严世芸　段逸山

（福建省）阮诗玮　陈立典　李灿东　纪立金

（浙江省）徐伟伟　范永升　柴可群　盛增秀

（陕西省）黄立勋　呼　燕　魏少阳　苏荣彪

（河南省）夏祖昌　刘文第　韩新峰　许敬生

（辽宁省）杨关林　康廷国　石　岩　李德新

（四川省）杨殿兴　梁繁荣　余曙光　张　毅

各项目组负责人

王振国（山东省）　王旭东（江苏省）　张如青（上海市）

李灿东（福建省）　陈勇毅（浙江省）　焦振廉（陕西省）

蔡永敏（河南省）　鞠宝兆（辽宁省）　和中浚（四川省）

项目专家组

顾　问	马继兴　张灿玾　李经纬	
组　长	余瀛鳌	
成　员	李致忠　钱超尘　段逸山　严世芸　鲁兆麟	
	郑金生　林端宜　欧阳兵　高文柱　柳长华	
	王振国　王旭东　崔　蒙　严季澜　黄龙祥	
	陈勇毅　张志清	

项目办公室（组织工作委员会办公室）

主　任	王振国　王思成
副主任	王振宇　刘群峰　陈榕虎　杨振宁　朱毓梅
	刘更生　华中健
成　员	陈丽娜　邱　岳　王　庆　王　鹏　王春燕
	郭瑞华　宋咏梅　周　扬　范　磊　张永泰
	罗海鹰　王　爽　王　捷　贺晓路　熊智波
秘　书	张丰聪

前　言

　　中医药古籍是传承中华优秀文化的重要载体，也是中医学传承数千年的知识宝库，凝聚着中华民族特有的精神价值、思维方法、生命理论和医疗经验，不仅对于传承中医学术具有重要的历史价值，更是现代中医药科技创新和学术进步的源头和根基。保护和利用好中医药古籍，是弘扬中国优秀传统文化、传承中医学术的必由之路，事关中医药事业发展全局。

　　1949年以来，在政府的大力支持和推动下，开展了系统的中医药古籍整理研究。1958年，国务院科学规划委员会古籍整理出版规划小组在北京成立，负责指导全国的古籍整理出版工作。1982年，国务院古籍整理出版规划小组召开全国古籍整理出版规划会议，制定了《古籍整理出版规划（1982—1990）》，卫生部先后下达了两批200余种中医古籍整理任务，掀起了中医古籍整理研究的新高潮，对中医文化与学术的弘扬、传承和发展，发挥了极其重要的作用，产生了不可估量的深远影响。

　　2007年《国务院办公厅关于进一步加强古籍保护工作的意见》明确提出进一步加强古籍整理、出版和研究利用，以及

"保护为主、抢救第一、合理利用、加强管理"的方针。2009年《国务院关于扶持和促进中医药事业发展的若干意见》指出，要"开展中医药古籍普查登记，建立综合信息数据库和珍贵古籍名录，加强整理、出版、研究和利用"。《中医药创新发展规划纲要（2006—2020）》强调继承与创新并重，推动中医药传承与创新发展。

2003～2010年，国家财政多次立项支持中国中医科学院开展针对性中医药古籍抢救保护工作，在中国中医科学院图书馆设立全国唯一的行业古籍保护中心，影印抢救濒危珍本、孤本中医古籍1640余种；整理发布《中国中医古籍总目》；遴选351种孤本收入《中医古籍孤本大全》影印出版；开展了海外中医古籍目录调研和孤本回归工作，收集了11个国家和2个地区137个图书馆的240余种书目，基本摸清流失海外的中医古籍现状，确定国内失传的中医药古籍共有220种，复制出版海外所藏中医药古籍133种。2010年，国家财政部、国家中医药管理局设立"中医药古籍保护与利用能力建设项目"，资助整理400余种中医药古籍，并着眼于加强中医药古籍保护和研究机构建设，培养中医古籍整理研究的后备人才，全面提高中医药古籍保护与利用能力。

在此，国家中医药管理局成立了中医药古籍保护和利用专家组和项目办公室，专家组负责项目指导、咨询、质量把关，项目办公室负责实施过程的统筹协调。专家组成员对古籍整理研究具有丰富的经验，有的专家从事古籍整理研究长达70余年，深知中医药古籍整理研究的重要性、艰巨性与复杂性，履行职责认真务实。专家组从书目确定、版本选择、点校、注释等各方面，为项目实施提供了强有力的专业指导。老一辈专家的学术水平和智慧，是项目成功的重要保证。项目承担单位山东中医药大学、南京中医药大学、上海中医药大学、福建中医药大学、浙江省中医药研究院、陕西省中医药研究院、河南省中医药研究院、辽宁中医药大学、成都中医药大学及所在省市中医药管理部门精心组织，充分发挥区域间互补协作的优势，并得到承担项目出版工作的中国中医药出版社大力配合，全面推进中医药古籍保护与利用网络体系的构建和人才队伍建设，使一批有志于中医学术传承与古籍整理工作的人才凝聚在一起，研究队伍日益壮大，研究水平不断提高。

本着"抢救、保护、发掘、利用"的理念，该项目重点选择近60年未曾出版的重要古医籍，综合考虑所选古籍的保护价值、学术价值和实用价值。400余种中医药古籍涵盖了医经、基础理论、诊法、伤寒金匮、温病、本草、方书、内科、外科、女科、儿科、伤科、眼科、咽喉口齿、针灸推拿、养生、医案医话医论、医史、临证综合等门类，跨越唐、宋、金元、明以迄清末。全部古籍均按照项目办公室组织完成的行业标准《中医古籍整理规范》及《中医药古籍整理细则》进行整理校注，绝大多数中医药古籍是第一次校注出版，一批孤本、稿本、抄本更是首次整理面世。对一些重要学术问题的研究成果，则集中收录于各书的"校注说明"或"校注后记"中。

"既出书又出人"是本项目追求的目标。近年来，中医药古籍整理工作形势严峻，老一辈逐渐退出，新一代普遍存在整理研究古籍的经验不足、专业思想不坚定等问题，使中医古籍整理面临人才流失严重、青黄不接的局面。通过本项目实施，搭建平台，完善机制，培养队伍，提升能力，经过近5年的建设，锻炼了一批优秀人才，老中青三代齐聚一堂，有效地稳定了研究队伍，为中医药古籍整理工作的开展和中医文化与学术的传承提供必备的知识和人才储备。

本项目的实施与《中国古医籍整理丛书》的出版，对于加强中医药古籍文献研究队伍建设、建立古籍研究平台，提高古籍整理水平均具有积极的推动作用，对弘扬我国优秀传统文化，推进中医药继承创新，进一步发挥中医药服务民众的养生保健与防病治病作用将产生深远影响。

第九届、第十届全国人大常委会副委员长许嘉璐先生，国家卫生计生委副主任、国家中医药管理局局长、中华中医药学会会长王国强先生，我国著名医史文献专家、中国中医科学院马继兴先生在百忙之中为丛书作序，我们深表敬意和感谢。

由于参与校注整理工作的人员较多，水平不一，诸多方面尚未臻完善，希望专家、读者不吝赐教。

国家中医药管理局中医药古籍保护与利用能力建设项目办公室

二〇一四年十二月

许 序

"中医"之名立，迄今不逾百年，所以冠以"中"字者，以别于"洋"与"西"也。慎思之，明辨之，斯名之出，无奈耳，或亦时人不甘泯没而特标其犹在之举也。

前此，祖传医术（今世方称为"学"）绵延数千载，救民无数；华夏屡遭时疫，皆仰之以度困厄。中华民族之未如印第安遭染殖民者所携疾病而族灭者，中医之功也。

医兴则国兴，国强则医强。百年运衰，岂但国土肢解，五千年文明亦不得全，非遭泯灭，即蒙冤扭曲。西方医学以其捷便速效，始则为传教之利器，继则以"科学"之冕畅行于中华。中医虽为内外所夹击，斥之为蒙昧，为伪医，然四亿同胞衣食不保，得获西医之益者甚寡，中医犹为人民之所赖。虽然，中国医学日益陵替，乃不可免，势使之然也。呜呼！覆巢之下安有完卵？

嗣后，国家新生，中医旋即得以重振，与西医并举，探寻结合之路。今也，中华诸多文化，自民俗、礼仪、工艺、戏曲、历史、文学，以至伦理、信仰，皆渐复起，中国医学之兴乃属必然。

迄今中医犹为国家医疗系统之辅，城市尤甚。何哉？盖一则西医赖声、光、电技术而于 20 世纪发展极速，中医则难见其进。二则国人惊羡西医之"立竿见影"，遂以为其事事胜于中医。然西医已自觉将入绝境：其若干医法正负效应相若，甚或负远逾于正；研究医理者，渐知人乃一整体，心、身非如中世纪所认定为二对立物，且人体亦非宇宙之中心，仅为其一小单位，与宇宙万象万物息息相关。认识至此，其已向中国医学之理念"靠拢"矣，虽彼未必知中国医学何如也。唯其不知中国医理何如，纯由其实践而有所悟，益以证中国之认识人体不为伪，亦不为玄虚。然国人知此趋向者，几人？

国医欲再现宋明清高峰，成国中主流医学，则一须继承，一须创新。继承则必深研原典，激清汰浊，复吸纳西医及我藏、蒙、维、回、苗、彝诸民族医术之精华；创新之道，在于今之科技，既用其器，亦参照其道，反思己之医理，审问之，笃行之，深化之，普及之，于普及中认知人体及环境古今之异，以建成当代国医理论。欲达于斯境，或需百年欤？予恐西医既已醒悟，若加力吸收中医精粹，促中医西医深度结合，形成 21 世纪之新医学，届时"制高点"将在何方？国人于此转折之机，能不忧虑而奋力乎？

予所谓深研之原典，非指一二习见之书、千古权威之作；就医界整体言之，所传所承自应为医籍之全部。盖后世名医所著，乃其秉诸前人所述，总结终生行医用药经验所得，自当已成今世、后世之要籍。

盛世修典，信然。盖典籍得修，方可言传言承。虽前此 50 余载已启医籍整理、出版之役，惜旋即中辍。阅 20 载再兴整理、出版之潮，世所罕见之要籍千余部陆续问世，洋洋大观。

今复有"中医药古籍保护与利用能力建设"之工程，集九省市专家，历经五载，董理出版自唐迄清医籍，都 400 余种，凡中医之基础医理、伤寒、温病及各科诊治、医案医话、推拿本草，俱涵盖之。

噫！璐既知此，能不胜其悦乎？汇集刻印医籍，自古有之，然孰与今世之盛且精也！自今而后，中国医家及患者，得览斯典，当于前人益敬而畏之矣。中华民族之屡经灾难而益蕃，乃至未来之永续，端赖之也，自今以往岂可不后出转精乎？典籍既蜂出矣，余则有望于来者。

谨序。

第九届、十届全国人大常委会副委员长

许嘉璐

二〇一四年冬

王 序

　　中医学是中华民族在长期生产生活实践中，在与疾病作斗争中逐步形成并不断丰富发展的医学科学，是中国古代科学的瑰宝，为中华民族的繁衍昌盛作出了巨大贡献，对世界文明进步产生了积极影响。时至今日，中医学作为我国医学的特色和重要医药卫生资源，与西医学相互补充、相互促进、协调发展，共同担负着维护和促进人民健康的任务，已成为我国医药卫生事业的重要特征和显著优势。

　　中医药古籍在存世的中华古籍中占有相当重要的比重，不仅是中医学术传承数千年最为重要的知识载体，也是中医为中华民族繁衍昌盛发挥重要作用的历史见证。中医药典籍不仅承载着中医的学术经验，而且蕴含着中华民族优秀的思想文化，凝聚着中华民族的聪明智慧，是祖先留给我们的宝贵物质财富和精神财富。加强对中医药古籍的保护与利用，既是中医学发展的需要，也是传承中华文化的迫切要求，更是历史赋予我们的责任。

　　2010年，国家中医药管理局启动了中医药古籍保护与利用能力建设项目。这既是传承中医药的重要工程，也是弘扬优秀民族文化的重要举措，不仅能够全面推进中医药的有效继承和创新发展，为维护人民健康做出贡献，也能够彰显中华民族的璀璨文化，为实现中华民族伟大复兴的中国梦作出贡献。

相信这项工作一定能造福当今，嘉惠后世，福泽绵长。

国家卫生与计划生育委员会副主任

国家中医药管理局局长

中华中医药学会会长

王国强

二〇一四年十二月

马 序

新中国成立以来，党和国家高度重视中医药事业发展，重视古籍的保护、整理和研究工作。自 1958 年始，国务院先后成立了三届古籍整理出版规划小组，分别由齐燕铭、李一氓、匡亚明担任组长，主持制订了《整理和出版古籍十年规划（1962—1972）》《古籍整理出版规划（1982—1990）》《中国古籍整理出版十年规划和"八五"计划（1991—2000）》等，而第三次规划中医药古籍整理即纳入其中。1982 年 9 月，卫生部下发《1982—1990 年中医古籍整理出版规划》，1983 年 1 月，中医古籍整理出版办公室正式成立，保证了中医古籍整理出版规划的实施。2002 年 2 月，《国家古籍整理出版"十五"（2001—2005）重点规划》经新闻出版署和全国古籍整理出版规划领导小组批准，颁布实施。其后，又陆续制定了国家古籍整理出版"十一五"和"十二五"重点规划。国家财政多次立项支持中国中医科学院开展针对性中医药古籍抢救保护工作，文化部在中国中医科学院图书馆专门设立全国唯一的行业古籍保护中心，国家先后投入中医药古籍保护专项经费超过 3000 万元，影印抢救濒危珍、善、孤本中医古籍 1640 余种，开展了海外中医古籍目录调研和孤本回归工作。2010 年，国家财政部、国家中医药管理局安排国家公共卫生专项资金，设立了"中医药古籍保护与利用能力建设项目"，这是继 1982～1986 年第一批、第二批重要中医药古籍整理之后的又一次大规模古籍整理工程，重点整理新中国成立后未曾出版的重要古籍，目标是形成并普及规范的通行本、传世本。

为保证项目的顺利实施，项目组特别成立了专家组，承担咨询和技术指导，以及古籍出版之前的审定工作。专家组中的许多成员虽逾古稀之年，但老骥伏枥，孜孜不倦，不仅对项目进行宏观指导和质量把关，更重要的是通过古籍整理，以老带新，言传身教，培养一批中医药古籍整理研究的后备人才，促进了中医药古籍保护和研究机构建设，全面提升了我国中医药古籍保护与利用能力。

作为项目组顾问之一，我深感中医药古籍保护、抢救与整理工作的重要性和紧迫性，也深知传承中医药古籍整理经验任重而道远。令人欣慰的是，在项目实施过程中，我看到了老中青三代的紧密衔接，看到了大家的坚持和努力，看到了年轻一代的成长。相信中医药古籍整理工作的将来会越来越好，中医药学的发展会越来越好。

欣喜之余，以是为序。

中国中医科学院研究员

马继兴

二〇一四年十二月

校注说明

一、作者简介及著作内容

王好古，字进之，晚号海藏老人，元代赵州（今河北省赵县）人，约生于金承安五年（1200），卒于南宋景定五年（1264），享年64岁。王氏通经史，喜医方，举进士，曾任赵州教授，兼提举管内医学。少时曾与李杲同受业于张元素，而年辈较晚，故张元素殁后又从李杲学医。王氏精研岐黄以来诸家医书，深得张元素、李杲之传，把伤寒学说与脾胃内伤学说有机地结合起来，其所创的阴证学说引起后世医家的重视，成为易水学派又一名家。《医垒元戎》据王好古自称初撰于金正大八年（1231），后原稿佚失，经追忆"十得七八"，重撰于蒙古太宗九年（1237）。

是书凡十二卷，以十二经为纲，先述伤寒，后列杂病。其学术渊源以张仲景为本，参酌补充张元素、李东垣等法。选方则多用《太平惠民和剂局方》等，并附有自订验方。该书的特点是打破了伤寒与杂病的界限，既把六经辨证的原则用于杂病，又把杂病方药用于六经诸证，将伤寒与杂病的治疗统一起来。应该说王氏在《医垒元戎》中扩大了仲景《伤寒论》六经分证的应用范围，把许多杂病分别归在六经中进行辨证治疗。如将虚劳里急、营卫不和的黄芪建中汤证和大补十全散证都归于太阳经，痰饮内溢或津液内伤的五饮汤证和增损理中丸证都归于阳明经，痰饮凝结而发热的参苏饮证归于少阳经，理中汤加减证和平胃散加减证归于太阴经，八物定志丸证和天麻丸证归于少阴经，四物汤和八物汤证归于厥阴经，等等。经其发挥，使内伤和外感疾病都可以按六经辨证施治，对后人影响很大。清代柯韵伯谓"仲景约法能令百病兼该于六经，而不能逃六经之外"（《伤寒论翼·全论大法第一》）的"伤寒六经统治百病"观点，就是受到该书的启发。此外，该书在选方用药上提倡加减化裁，灵活变通。如理中汤在《伤寒论》中仅有8个加减法，在临床运用中尚嫌不足，而该书则补充了20余个加减法。其他如四物汤的加减法有60种，平胃散的加减法有30种，充分扩大了方剂的应用范围，体现了辨证论治的灵活性，对临床实践有重要的参考价值。

二、版本情况

据《中国中医古籍总目》记载，本书现存多种版本，归纳起来有十二卷本和一卷本两类。经调研考证，认为十二卷本系全本，为王好古所撰，而一卷本则仅摘录其要义，并非全文，为元代杜思敬所编辑，最早收于《济生拔萃》。后《东垣十书》（收选李东垣等宋、金、元医家著作十种）明嘉靖八年（1529）辽藩朱宠瀼梅南书屋刻本在第三次刻版时，增附了《医垒元戎》《斑论萃英》两种，其中的《医垒元戎》为杜思敬所辑的一卷本。

三、校注方法

本次整理以日本弘化二年（1845）保生堂书塾活字本为底本，以明嘉靖四十一年（1562）魏尚纯刻本（简称嘉靖本）、《景印文渊阁四库全书》本（1986年中医古籍出版社出版，简称四库本）为主校本，《古今医统正脉全书》杜氏所辑一卷本（简称正脉本）为参校本。此外根据书中所引录《内经》《难经》《伤寒论》《金匮要略》《类证活人书》《太平惠民和剂局方》《小儿药证直诀》《易简方》等文献他校。其主要方法说明如下。

1. 采用简体横排形式，并加以现代标点。

2. 原书中方位词"右""左"表示前后文者，径改为"上""下"。

3. 凡底本中俗字、古字、异体字予以径改，不出校。难字、生僻字酌加注释。

4. 底本有明显误脱之处，信而有征者，予以改正，并出校说明；无确切证据者，出校存疑。

5. 底本字词与校本不同而校本、他校资料义胜或有参考意义者，酌情出校。

6. 底本文字漫漶，据校本及他校资料或酌其文义补入，并出校说明，难以确定者出校存疑。

7. 药名不规范者，如属异体字或笔画缺漏或添加等明显的错字，径改不出注；如属使用同音字或当地俗写等特殊情况，按规范药名律齐。

8. 书中地名、人名、官名、方名、穴名及专业术语等，较冷僻生疏者出注说明。

9. 原书中引用前代文献，出简注说明。

10. 原书中典故，简注说明其意义，并注明出处。

11. 原书引用他人论述，不据他书改动原文；若引文与原意有悖者，出注说明。

12. 原书目录纲目不清，体例不一，有据正文改动原目录者，有据原目录改动正文者，特予重新整理编排，并出校记。

序

　　革车千乘，带甲十万，筹策沉机，神鬼猜泣，奇正①万全，历古如是。况良医之用药，独不若临阵之用兵乎？奈何世人以平昔鲁莽之浮学，应仓卒无穷之疾变，其不眩骇颠仆者寡矣。况患固多藏于细微，而发于人之所忽，由轻蹈危，疗之求当，苟无妙算深谋成法以统之，则倒戈败绩之不暇，尚何胜之可图哉？则前日门类品目之定，尽计不及之也。予自河南与诸友将弟兵，日从事于患难之场，随病察胗②，逐脉定方，开之、劫之、薄之、发之，以尽其宜；吐之、补之、汗之、下之，以极其当。攻守不常，出没无定，大纲小纪，经纬悉陈，本数末度，条理具设前乎？此古人之所隐秘深藏或不尽意者，不啻胸中自有十万精锐，如太阿③之在匣中，其辉未尝耀于外，一旦撒而挥之，有以恐人之耳目，特八阵之奇锋，七擒之利刃，其敌可却，其胜可决，而其安可图，如此而后已，故曰《医垒元戎》云。

赵州教授兼提举管内医学　王好古进之　撰

丁酉九月二十有九日

---

　　①　奇正：古代兵法的术语，先出合战为正，后出为奇，其内容根据战阵具体情况而不同。

　　②　胗（zhěn 诊）：泛指疾病。《说文·肉部》："胗，唇疡也。"

　　③　太阿：古宝剑名，相传为春秋时欧冶子、干将所铸。

目　录

---

① 例：原作"利"，据正文标题改。

① 香附子例：原无，据正文标题补。

卷　一

伤寒之源

帝曰：人伤于寒而传为热，何也？岐伯曰：夫寒盛则生热也。寒气外凝内郁之理，腠理坚致，玄府闭致，则气不宣通，湿气内结，中外相薄，寒盛热生，故人伤于寒转而为热。汗之而愈，则外凝内郁之理可知，斯乃新病数日者也。今风寒客于人，使人毫毛毕直，皮肤闭而为热，当是之时，可汗而发也。海藏云：伤寒，冬伤于寒也，邪气内藏，至春夏而变①为热病，元受邪气伏藏，遇春夏风寒所伤，外邪唤出内邪也。有有汗者，有无汗者，所以有伤风伤寒之异也。亦有先伤寒而后伤风者，亦有先伤风而后伤寒者，亦有先伤寒而重感寒者，亦有先伤风而重感风者，此四者，汗有多寡，亦有止作，亦有常汗而不止者，有全无汗者。先证重后伤轻，则显重者；先证轻则后伤重，则亦显重者。当以脉谨察，不可忽也。利害天壤，死生系焉。有伤于阳者，风雨寒暑是也；有伤于阴者，饮食居处阴阳喜怒是也，其变又有不可深数者。元感风寒与新伤各合而变，有有形无形内外之异，所以治之，当从其变，而药不一也，轻重寒暑在其中矣。

岐伯曰：平旦人气生，日中而阳气隆，日西而阳气已虚，气门乃闭，是故暮而收拒，无扰筋骨，无见雾露，反此三时，形乃困薄。扁鹊：脉一呼一吸皆四至而涩者，邪中雾露之气也。仲景曰：清邪中于上焦。又曰：霜降已后，春分已前，中雾露

---

① 变：四库本作"发"。

者皆为伤寒也。又曰：清邪中于上焦，浊邪中于下①焦，与饮食②同伤也。此一条议论在阴证论神术汤后雾露条下。

且伤风者恶风，伤雨者恶湿，伤寒者发热恶寒，伤暑者心热畏日，此皆伤于阳者也。饮食不节者，或饥或饱或冷或硬。居处不时，或塞或通或劳或逸。阴阳太过者，隐相易之，形状或一或二。喜怒不常者，须心腹之逆满，或隔或痞，此皆伤于阴者也。旧有冬伏之寒邪在经，春夏之复伤而作，伤于阳者则邪气外并，伤于阴者则邪气内并，新伤引出旧伤也。或四季之中有一日两伤，有一时并伤，则内外相合，其变至多矣。或阳证，或阴证，或阴毒，或杂证，俱在其内③。先外伤后内伤，外就内而合病。若头痛身疼轻而内伤重者，当先治内之重者，后治外之轻者；先内伤后外伤，内就外而合病。若心腹痞闷轻而外伤重者，当先治外之重者，后治内之轻者。然亦有内外俱轻，亦有内外俱重，当各从其所，可先者而先治，从其所并治者并治，次第不失，万举万全矣。治内兼外者，不可寒下，若下则陷经邪于内；治外兼内者，不可热发，若发④则益中热于外。二者皆逆，岂不危乎？药之寒热可轻用哉？

内伤论

内伤，先伤胃，或上热下冷，伤食病也，手足四肢微冷者，或四顺⑤两胁热甚，此少阳也。中州先伤，少阳反病者，何也？

---

① 下：原作"上"，据四库本改。
② 食：四库本作"冷"。
③ 内：嘉靖本、四库本均作"中"。
④ 若发：原无，据四库本补。
⑤ 顺：按文义，疑为"肢"。

答曰：内伤者，先伤胃足阳明也。经云：脾胃相通，五谷消，是脾与胃阳戊阴己，共为腐熟，今既胃伤连脾也，且两胁虽为少阳之地，章门二穴所处，即脾之募也，胁安得不热？况从内而至外者，先少阳，内伤中州，而少阳亦病也。假令内伤，有巴豆及诸温热之属，又有备急丸寒热各半之例，又有枳实、大黄、牵牛之属，亦有神曲、麦蘖、缩砂仁及三棱、广茂①之例，其药不一，又有玄明丸、煮黄丸种种不一，内伤之疾，岂一药所能毕哉？今人无论证之寒热，人之虚实，便之软结，只一药而主之，寒热安得不差？所以人病者，虚劳残疾无所不有也。然内伤脾胃，与少阳俱病，此阳病也。若内伤阴病，当以理中，而复脉虚而细，少阴病也。脉虚而弦，厥阴病也。脉弱而虚，太阴本病也三阴之药俱见阴证论。洁古老详说可下之药于前，今又详说可用之药于后，并见阴证论。有无病能食而伤者，有有病不能食而伤者，不可不知。内伤心腹痛而大小便不通，服食药心腹中微快，大小便通，余邪传入于标，头痛发热，后治其标，标药合随三阳经用，轻治即愈。此由内而外，先治其内，后调其外，此其法也。以其饮食过多，伤之太甚，故邪热之气，传入于标，内既以定，外又得安，为之全愈。若冬伏寒之气在经，内伤唤出冬伏之邪，先内伤，次标病，亦如前法，先治内，后治外，此内重而外轻，故如是也。若外重而内轻者，先治其外，后治其内可也。以上止是内伤太过，非积寒伤冷也。若积寒伤冷，脉已从阴，虽有标病，不须治标，独治内也。内三阴之经，所用皆温剂，内既得温，标病不发而自愈，何以然？发表之药不远热也。三阴温药，非发表之药，亦不远热。内既以温药，标病

---

① 广茂：莪术的别名。

从内而变，亦从此而解矣。若错汗之，三焦之气绝而成太阴也。此温中之剂，虽独治内，亦兼治外也，不可不知矣。阴证治本不治标，标本俱得；治标不治本，标本俱失。已有冬伏寒邪，若内伤唤出旧邪，便见太阳证也。若无冬伏寒邪者，止是内伤发出不和邪气，多显少阳证也。两胁热甚，头额痛，手足冷如厥逆状，热甚然后手足温或热，虽手指末亦有微冷者。王朝奉集《仲景活人》例

不可汗不可吐不可下

大法：春宜吐，夏宜发汗，秋宜下。凡用发汗及吐下汤药，皆中病便止，不必尽剂也。少阴病，脉微不可发汗，亡阳故也，宜附子汤。阳已虚，尺中脉弱涩，复不可下之，宜小柴胡汤。动气在左、在右、在上、在下，并不可发汗，宜柴胡桂枝汤。少阴病，脉细沉数，病在里，不可发汗，宜当归四逆汤。少阳不可发汗，宜小柴胡汤。咽中闭塞，咽喉干燥，亡血、衄家、淋家、疮家，不可发汗。以上六证并小柴胡汤。下利清谷不可发汗，宜理中汤、四逆之类。若四逆厥及虚家皆不可吐，厥宜当归四逆汤，虚宜附子汤，有热宜①黄芪人参建中汤。少阴病，膈上寒，干呕，不可吐，宜小半夏加橘皮汤、温中丸。咽中有动气不可下，咽中闭塞不可下，宜乌扇汤。诸外实者不可下，诸四逆厥者不可下，虚家亦然。厥宜当归四逆汤，虚宜附子汤，有热宜②黄芪人参建中汤。本虚攻其热必哕，小柴胡汤。脉浮而紧，法当身疼③痛，宜以汗解。假令尺中脉迟，不可发汗，

---

① 宜：原作"人可"，据正脉本改。
② 宜：原作"人"，据正脉本改。
③ 疼：原无，据正脉本补。

荣气不足，血少故也，宜小柴胡汤。脉濡而紧，濡则卫气微，紧则荣中寒，阳微卫中风，发热而恶寒，荣紧卫气冷，微呕心内烦，此不可汗，宜小柴胡汤。脉濡而弱，不可发汗，宜小柴胡汤。脉浮而大，浮为气实，大为血虚，小便当赤而难，胞中当虚，今反小便利而大汗出，法应卫家微，可与小建中汤；今反更实，津液四射，荣竭血尽，干烦而不得眠，此不可下，宜与小柴胡汤。脉浮大应发汗，宜柴胡桂枝汤，而反下之，为大逆。脉浮而紧者，不可下，宜桂枝麻黄各半汤；数，不可下，宜柴胡桂枝汤，下之必烦利不止，宜葛根黄芩黄连汤。脉濡弱浮数不可下，宜小柴胡汤。脉濡弱微涩，微则阳气不足，中风汗出而反躁烦，涩则无血，厥而且寒，不可下，宜桂枝甘草龙骨牡蛎汤。结胸脉浮大，不可下，下之即死，宜小陷胸汤。夫阳病多热者下之则硬，宜小柴胡汤。太阳发汗不彻，转属阳明，微汗出，不恶寒，若太阳证不罢，不可下，下之为逆，宜桂枝麻黄汤。太阳病，有外证未解，不可下，下之为逆，宜桂枝麻黄汤。病发于阳而反下之，热入因作结胸；病发于阴而反下之，因作痞①。病脉浮而紧而复下之，紧反入里则作痞。太阳与阳明合病，喘而胸满，不可下，宜麻黄杏子甘草石膏汤。太阳与少阳合病，心下硬，颈项强而眩者，不可下，宜小柴胡汤。四逆厥及虚家皆不可下，厥宜当归四逆汤，虚家宜附子汤。病欲吐者不可下，宜小半夏加橘皮汤。太阴腹痛吐食，自利腹痛，下之必胸下结硬。厥阴病，渴，气上冲心，心中热，饥不欲食，食则吐蛔，下之利不止。少阴病，饮食入口则吐，心中温温，

---

① 痞："正脉本"此字下有杜思敬"结胸则有陷胸汤丸三，痞则有泻心汤五"批语。

欲吐复不能吐，始得之，手足寒，脉弦迟者，此胸中寒实①，不可下也，宜温中汤、生姜汁半夏汤。无阳阴②强，大便硬者，下之必清谷腹满，宜用蜜煎导等法。伤寒五六日，不结胸，脉濡而虚，复厥者，不可下，此亡血也，宜当归四逆汤；误下即死，宜四逆加人参汤。脏结无阳证，不往来寒热，其人反静，舌上胎滑者，不可攻也，攻谓下也，宜用小柴胡汤，针关元穴。伤寒呕多，虽有阳明证，不可攻之，宜小柴胡汤。阳明病，身面色赤，攻之必发热，宜调胃承气汤。色黄者，小便不利也，宜五苓散。阳明病，心下硬满者，不可攻之，宜生姜泻心汤、半夏泻心汤。攻之利不止者死，宜四逆汤。不可汗、下③、吐，一条三法，利害非轻，前人多列经后。大抵医之失，只在先药，药之错则变生。若汗下不差，则永无亡阳、生黄、蓄血、结胸、痞气及下利洞泄、协热利、痉急、虚劳等证生矣。以其如此，故录大禁忌于前，使医者当疾之初不犯也。

又三忌：

时忌：春夏不宜桂枝，秋冬不宜麻黄。

药忌：已汗者不得再发，已利者不得再泄。

病忌：虚人不宜用凉，实人不宜用热，其所犯之剂，当从缓而轻。

海藏云：前人说不可汗下吐三法，多在经后，读者往往遗之。此用药之大禁，必不可犯，今列之篇首，使人易见尔。

---

① 实：正脉本作"食"。

② 阴：原作"证"，据正脉本改。

③ 下：原无，据正脉本补。

太阳证^①先足经从汤液，后手经从杂例

仲景桂枝汤　治太阳证，伤风自汗，脉浮而缓。

桂枝　芍药　生姜各一钱半　甘草　红枣去核。夏加黄芩、知母、石膏、升麻

上为粗末，水一盏，煎至八分，温服。自汗，小便不数者宜用；无汗，小便数，手足冷，不恶寒，或膏粱好饮者，不宜用。

小建中汤　治阳脉涩，阴脉弦。

桂三字　芍药一钱半　甘草半钱　生姜三片　红枣擘去核后放此

上为粗末，每服五钱匕，生姜三大片，枣一枚，水一盏半，煎至八分，去滓，下胶饴两匙，再煎，温化服，日三夜^②二。尺脉尚迟，再加黄芪末一钱。后人用治杂病，改桂枝为桂，取其厚则不言枝。

金匮小建中汤　治虚劳急悸衄，腹中痛，梦失精，四肢酸疼，手足烦热，咽干口燥，宜此方主之。

桂枝三两，去皮　芍药六两　甘草三两，炙　生姜三两，切

上六味，㕮咀，以水七升，先煮五味，取三升，去滓，内胶饴^③令消，温服，日三服。呕家不可用此汤，以其有甘草故也，每服一升。

《千金》疗男女因积劳虚损，或大病后小腹作疼，四体沉

---

① 太阳证："正脉本"此下有杜思敬"桂枝二十四方、麻黄五方在后《保命集》内，伤寒六经所感形证，合用汗、下、吐、和解等汤丸，仲景、《活人》、云岐子、《保命集》载之详者，此不复重录。数书中所无者，并诸方对证加减，今载于后"批语。

② 夜：原作"服"，据四库本改。

③ 饴：原作"胎"，据正脉本改。

滞，骨肉疼酸，吸吸少气，行动喘掇①，或小腹拘急，腰背强痛，心中虚悸，咽干唇燥，面目少色，或饮食无味，阴阳废弱，悲忧惨戚，多卧少起，久者积年，轻者有百日，渐致瘦削，五脏气竭则难可复根。又治肺与大肠俱不足，虚寒之气，小腹拘急，腰痛羸瘦百病。《肘后》黄芪建中汤，有人参二两。

金匮黄芪建中汤　虚劳里急诸不足，宜此方主之。

黄芪　桂枝去皮　生姜各一两，切　芍药六两　甘草二两，炙　大枣十二枚，擘　胶饴一升

上七味，㕮咀，以水七升，先煮六味，取三升，去滓，内胶饴令消，温服一升，日进三服。《集验》云：呕者加生姜，腹满去枣，加茯苓四两。一方疗肺虚损不足，痞气加半夏五两。

金匮黄芪桂枝五物汤　血痹病从何得之？师曰：夫尊荣②人，骨弱肌肤盛，重因疲劳汗③出，卧不得④时动摇，加被微风，遂得之，但以脉自微⑤涩，在寸口、关上小⑥紧，宜针引⑦阳气，令脉和紧去则愈。血痹，阴阳俱微，寸口、关上微，尺中小紧，外证身体不仁如风痹⑧状，宜此方主之。

黄芪　桂枝去皮　芍药各三两　生姜六两，切　大枣十二枚⑨

上五味，㕮咀，以水六升，煮取二升，去滓，温服七合，

---

①　喘掇（duō）：按"掇"犹"短"。《庄子·秋水》："掇而不跂。注：掇，犹短也。""喘掇"，犹言呼吸急促。

②　荣：原作"乐"，据《金匮要略·血痹虚劳病脉证并治》改。

③　汗：原作"血"，据《金匮要略·血痹虚劳病脉证并治》改。

④　得：《金匮要略·血痹虚劳病脉证并治》无此字。

⑤　微：原无，据《金匮要略·血痹虚劳病脉证并治》补。

⑥　小：原作"下"，据《金匮要略·血痹虚劳病脉证并治》改。

⑦　引：原无，据《金匮要略·血痹虚劳病脉证并治》补。

⑧　痹：原无，据《金匮要略·血痹虚劳病脉证并治》补。

⑨　十二枚：原无，据《金匮要略·血痹虚劳病脉证并治》补。

日三服。一方有人参。

金匮桂枝加龙骨牡蛎汤　天雄散亦主之。

夫男子平人，脉大为劳，极虚亦为劳。男子面色薄者，主渴①及亡血。卒喘悸，浮者，里虚也。男子脉虚沉弦，无寒热，短气里急，小便不利，面色白，时目瞑兼衄，少腹满，此为劳使之然。劳之为病，其脉浮大，手足烦，春夏剧，秋冬差，阴寒精自出，酸削不能行。男子脉微弱而涩，为无子，精气②清冷。且夫失精家，小腹弦急，阴头寒，目眩—作眼胀，胀痛也，发落，脉极虚芤迟，为清谷、亡血、失精。脉得之芤动微紧，男子失精，女子梦交，并以此方主之。

桂枝去皮　芍药　生姜切　甘草炙。各二两　大枣十二枚，擘
龙骨煅　牡蛎各三两。熬

上七味，㕮咀，以水七升，煮取三升，去滓，分温三服。《小品》云：虚羸浮热汗出者，除桂，加白薇、附子各三分，故云加龙骨汤。

天雄散

天雄三两，去皮　白术八两　桂枝六两，去皮　龙骨三两，煅

上四味捣为末，酒服方寸匕，日三服，不知③，稍增之。

易简建中汤　治腹中切痛，增损治疗，各各不同，并见于后。此药饮酒人不喜甘者，不宜服。此药与桂枝汤用药一同，但减芍药如官桂之数，专治伤风发热自汗，用此药表④之，无汗者不宜服此。

---

①　渴：原作"浊"，据《金匮要略·血痹虚劳病脉证并治》改。
②　气：原无，据《金匮要略·血痹虚劳病脉证并治》补。
③　知：原作"如"，据《金匮要略·血痹虚劳病脉证并治》改。
④　表：原无，据四库本补。

官桂三分　白芍药一两半　甘草半两

上㕮咀，每服四钱，水一盏半，生姜五片，枣一枚，煎至六分，去滓服。

大治妇人血痛，男子心腹疠①痛，并四肢拘急疼痛。心腹疼痛甚者，加远志半两；或吐或泻，状如霍乱，及冒湿寒，贼风入腹，拘急切痛，加附子三分②。疝气发作，当于附子建中汤煎时，加蜜一匙头许。一方治男子、妇人诸虚不足，小腹急痛，胁肋膨胀，脐下虚满，胸中烦悸，面色痿黄，唇口干燥，少力身重，胸满短气，腰背强痛，骨肉酸疼，行动喘乏，不能饮食，或因劳伤过度，或因病后不复，加黄芪一两半，名黄芪建中汤。一方治妇人一切气血虚损及产后劳伤，虚赢不足，腹中疠痛，呼吸少气，小腹拘急，痛引腰背，时自汗出，不思饮食，加当归一两，名当归建中汤，若产后半月，每日三服，令人丁壮。

黄芪建中汤

桂　芍药　甘草

加黄芪。

当归建中汤

桂　芍药　甘草

加当归。

《局方》乐③令黄芪汤、范汪④当归汤皆出桂枝建中例。

---

① 疠（jiǎo 绞）痛：绵绵作痛。

② 三分："正脉本"作"七钱半"。

③ 乐：原作"药"，据《太平惠民和剂局方》卷五改。

④ 范汪：东晋医家。善医术，撰有《范汪方》一百七十余卷（已佚），其佚文散见于《外台秘要》等。

大建中汤主治并见《局方》

桂心三钱　芍药二钱　甘草八钱　枣二枚，擘　生姜八钱

加黄芪二钱　当归一钱　人参一钱　附子半钱　半夏三钱

上咬咀，水五盏，煎至三盏，去滓，分作三服。

桂枝加葛根汤

桂枝加厚朴杏仁汤

桂枝加附子汤

桂枝去桂加白术茯苓汤

桂枝加芍药汤

桂枝去芍药加附子汤

桂枝甘草汤

茯苓桂枝甘草大枣汤四味漫水

桂枝白术甘草汤四味

茯苓桂枝生姜甘草汤四味

桂枝加桂汤

桂枝去芍药加蜀漆①牡蛎龙骨救逆汤

桂枝甘草龙骨牡蛎汤

柴胡桂枝甘草汤

柴胡桂枝汤

桂枝人参汤

桂枝附子去桂加白术汤

桂枝芍药汤若误下传里传表也

桂枝加大黄汤桂枝加大黄，与大柴胡法有表有里同例。以上诸汤并见《活人》旧小本中

---

① 漆：原作"葵"，据《伤寒论·辨太阳病脉证并治》改。

王朝奉①桂枝白虎问答

云春初秋末冬月，方用桂枝麻黄，五六月壮热，不用白虎，若误用桂枝麻黄汤，则内热发黄生斑必死。二月三月四月温病，宜阳旦汤。七月八月犹热，病壮热尚宜白虎，自然汗解。或问孙曰：杜张皆言变，若果见桂枝麻黄证，亦岂得不用，只用白虎也？孙曰：此说甚妙，但临时看证用之。老弱之人，不宜白虎。白虎治伤寒，亦治渴证。

桂枝例

活人阳旦汤　治中风伤寒脉浮，发热往来，汗出恶风，项强，鼻鸣干呕。

桂枝三　芍药三　甘草二　黄芩二

上剉如麻豆大，每服五钱，水一盏半，枣一个，生姜三片，煎至一盏，取八分，清汁温服。

自汗者加附子，渴者去桂加栝蒌三，利者去芍药、桂加干姜三，心下悸者去芍药加茯苓三。虚劳里急者正阳旦汤主之，煎时入胶饴佳。若脉浮紧，无汗发热者，不可与服也。

活人阴旦汤　治伤寒肢节疼痛，内寒外热，虚烦。

桂心三　芍药二　甘草二　大枣十五枚　干姜二　黄芩二，此一味酌量加减

上剉如麻豆大，每服五钱，水一盏半，煎至八分，去滓，温服，日三夜二。

王朝奉阴旦阳旦汤与《活人》同。

---

① 王朝奉：宋代名医王实，字仲弓，颍州（今安徽阜阳）人，曾集诸家伤寒方论撰《伤寒证治》三卷，《局方续添伤寒证治》一卷，均佚。

活人解肌汤 治瘟病头疼壮热。

桂心一分　芍药半两　甘草一分　麻黄三分　葛根一两　黄芩半两

上剉如麻豆大，每服五钱，水一盏半，枣一枚，煎至八分，日三服。三日后不解者再服，脉浮者宜再服，脉沉实者下之。

仲景麻黄汤 治伤寒无汗，脉浮而紧者。

麻黄去节，一钱　官桂去浮皮，一钱　甘草炙，半钱　杏仁三个半

上为粗末，每服五钱匕，水一盏半，煎至八分，去滓，温服。夏加知母、黄芩、石膏，恐有斑黄之变，惟冬与春病人，素虚寒者，不宜加此。

仲景桂枝麻黄各半汤①　桂枝一钱半　芍药　生姜　甘草麻黄各一钱　杏仁二枚半　枣半枚

上为粗末，每服五钱，水一盏半，煎至八分，去滓，温服。

奉议②先生云：治伤风得伤寒脉，伤寒得伤风脉，证脉不同，故宜服各半汤。

桂枝二麻黄一汤

桂枝二越婢一汤

大青龙汤

麻黄杏仁甘草石膏汤大青龙汤去桂是也

麻黄三钱　杏仁二枚　生姜五钱　枣一枚　桂　甘草各一钱石膏一钱半

上为粗末，每服五钱匕，水一盏半，煎至八分，去滓，温

---

① 桂枝麻黄各半汤：原作"桂枝各半汤"，据《伤寒论·辨太阳病脉证并治》改。

② 奉议：即宋代医家朱肱，对《伤寒论》深有研究，著《类证活人书》，曾官奉议郎，人称朱奉议。

服，汗周止后服。

小青龙汤　麻黄　细辛　干姜　甘草　桂枝　芍药_{各三字}

五味子_{半钱}　半夏_{一钱一字}　生姜_{三片}　枣_{一枚}

上为粗末，水一盏半，煎至八分，去滓，温服，日三夜二。

后人增损为华盖散，大青龙去桂、石膏，倍杏仁，治嗽。

仲景杂方　治客忤。

麻黄_{四两}　杏仁_{七十枚}　甘草_{三两}

上以水八升，煮取三升，服之。

又方

桂_{一两}　生姜_{三两}　栀子_{十四枚}　豉_{五合}

上以酒三升，搅煮之，去滓，顿服，取差。一法用桂枝，一法用麻黄，度之有汗无汗而用也。

仲景麻黄升麻汤　治坏证伤寒六七日，大下后寸脉沉而迟，手足厥，下部脉不至，咽喉不利，唾脓血，利不止者为难治。

升麻_{一两一钱}　麻黄_{去节，二两半}　知母　黄芩　葳蕤_{各十八铢}

石膏　白术　干姜　芍药　天门冬_{去心}　桂枝　茯苓_{各六钱}　当

归_{一两一钱}　甘草_{六钱}

上十四味，以水一斗，先煮麻黄一两，沸去上沫，内诸药，煮取三升，去滓，温分三服，相去如炊三斗米顷，令尽汗出愈。若寸脉沉迟，下部脉又不至，泄利久不止，不可轻用此药。

海藏云：仲景麻黄升麻汤条下为下之而寸脉沉迟，或厥，或咽喉不利，咳嗽，下脓血，或下利不止，断作难治。此药有桂枝，有麻黄汤，有干姜芍药甘草汤，有白虎汤，内更有少阳药黄芩是也，此是①三阳合而标病，不应下而下之，坏而成肺

① 　是也　此是："是也""此是"原误倒，据四库本乙正。

痿也。若脉不迟者，去干姜、官桂，不下利者亦去之，寸口脉小者去黄芩，此随证而加减之也。前人全用药以某前证悉备，故用三阳标药以治之。经曰：治病必求其本是也。

肺痿之源

《衍义》云：有一温病已十二日，诊之，其脉六七至而涩、寸稍大、尺稍小，发寒热，颊赤口干，目不了了，耳聋。问之病后数日经水乃行，此属少阳热入血室也。若治不对病，则必死，乃按其证与小柴胡汤，服二日，又与小柴胡汤加桂、干姜也，一日寒热遂止。又云：我脐下急痛。又与抵当丸，微利，脐下痛痊，身渐凉，脉渐匀，尚不了了，乃复与小柴胡汤。次日云：我但胸中热燥，口鼻干。又少与调胃承气汤，不得利。次日又云心中痛。又与陷胸丸半服，利三行。次日，虚烦不宁，时妄有所见，时复狂言，虽知其中有燥屎，以其极虚，不敢攻之，遂与竹叶汤去其烦热。其夜大便自通，至晓两次，有燥屎数枚，而狂言虚烦尽解，但咳嗽唾脓，此肺虚。若不治，恐乘虚而成肺痿，遂与小柴胡去人参、大枣、生姜，加干姜五味子汤，一日咳嗽减，二日而病悉愈。以上皆用张仲景方。

王朝奉阳毒条下，有《金匮》《千金》唾脓血二条，内有吐血肺痿失治久不愈变肺痈为难治，孙真人详说并药证具见甘桔汤例少阴条下，并出仲景《金匮》祖方。

仲景麻黄杏仁甘草石膏汤

麻黄附子细辛汤

麻黄连翘赤小豆汤

麻黄附子甘草汤主治、修制并见《活人》

易简杏子汤 治一切咳嗽，不问外感风寒，内伤生冷，及虚劳咯血，痰饮停积，悉皆治疗。

　　人参　半夏　茯苓　干姜　甘草　官桂　芍药　五味子
细辛

　　上㕮咀，每四钱，水一盏半，杏仁去皮尖，剉，五枚，姜
五片，煎至六分，去滓，食前服。

　　若感冒得之，加麻黄等分；如脾胃素实者，用罂粟壳，去
筋膜，碎，剉，以醋淹炒，等分加之，每服添乌梅一枚煎服，
其效尤验；若呕逆恶心者，不可用此法。又云去杏仁、人参，
倍加麻黄，添芍药如①麻黄之数，干姜、五味子各增一半，名
小青龙汤，大治久年咳嗽，气虚喘急，皆得其宜。二方中有麻
黄，有汗人不宜服此剂。

仲景麻黄汤例

仲景麻黄杏仁薏苡仁汤　治风湿身烦疼，日晡剧者。

麻黄三两　杏仁三枚　甘草　薏苡仁各一两

上四味，以水四升，煮取二升，温分服。

仲景薏苡仁附子汤　治胸痹偏缓急者。

薏苡仁一十五两　附子十枚，炮

上二物，杵末，每服方寸匕，日三。

活人麻黄葛根葱豉汤　治伤寒三二日，头项腰脊痛，恶寒，
脉浮而紧。四味随定夺分两。

　　上剉如麻豆大，水煮麻黄去沫，次下葛根二十沸，次下豉，
次下葱白，煎成，去滓，温服，少时以葱醋粥投之，覆衣取汗。
后有《活人》葱白例并王朝奉葱白等方。

---

　　①　如：原作"加"，据正脉本改。

活人知母麻黄汤

易老解利法

干山药一两　藜芦一钱

上为细末，纸捻蘸少许，鼻内嗜之。

麻黄醇酒汤　治黄疸病。

凡用麻黄去节，去沫，曝干，再用麻黄一把，去节，绵裹，美酒五升，煮取半升，去滓，顿服。

一法治风。此个风字非伤风自汗，即中风，痹而无汗，故用麻黄，后越婢中有风痹字。

麻黄一两　穿山甲　人参各二钱　甘草

水酒各一碗，同煎服。

越婢汤　治风湿痹脚气弱。

麻黄去节，去沫，焙，二两　石膏四两　白术一两　附子一两，炮
甘草炙，半两

上剉如麻豆大，每服四钱，水一盏半，生姜三片，枣一枚，煎至八分，去滓，温服。

通顶散　解利伤寒。

藜芦半两　踯躅花①一钱　藿香叶二钱

上为细末，纸拈蘸少许，鼻内嗜之。

活人独活散　治伤寒温湿。

羌活　独活　防风　细辛　黄芩　川芎　甘草　人参　茯苓　枳壳　甘菊花　石膏　麻黄　蔓荆子　薄荷　生姜

上十三味，为粗末，生姜薄荷水煎，去滓，温服。年高者

---

① 踯躅花：又名"羊踯躅"，因羊误食其叶可致踯躅而亡，故得名。为杜鹃花科杜鹃花属植物，有毒，误服过量可致呕吐、腹泻、腹痛、痉挛、心跳减慢、血压下降及呼吸困难等症状，严重可致呼吸停止而死亡。

以川芎代黄芩，自汗者减麻黄，风湿证多自汗，故减麻黄。

活人败毒散 治伤风、温疫、风湿、风痰、痹湿。

羌活　独活　前胡　柴胡　枳壳　人参　茯苓　桔梗　甘
草　川芎

上为细末，生姜水煎，或沸汤点亦可，大人小儿皆宜服。瘴烟之地温疫时行，或人多风痰，或处卑湿脚气，此药不可阙。一方，少加薄荷同煎①。

海藏云：伤寒得伤风脉，伤风得伤寒脉，故仲景有大青龙之剂，及汗出过多，戒不可服，有筋惕肉瞤②之证，许公学士③谆谆以此，则知麻黄桂枝不可轻用。及淇④州韩氏⑤又有桂枝之戒，以其治乱⑥，贵贱之不同、芳草齑盐⑦之不等故耳。至于杨氏⑧明理，特有互见脉体，非精于持诊者，则未易能也。后之学者，安所适从哉！

先师洁古老人博采众方，别立一法，作十味大羌活汤，无问有汗无汗，中风中寒，悉皆治之，使喜温者去五积之变热，好凉者除双解之变寒，虽市夫农子，用而无失，自非圣贤之前

---

① 一方少加薄荷同煎：此句原无，据正脉本补。

② 瞤（rún）：肌肉掣动。

③ 许公学士：即南宋医学家许叔微，著《伤寒百证歌》《伤寒发微论》《伤寒九十论》《普济本事方》等。

④ 淇：原作"洪"，据《永乐大典》引《医垒元戎》改。淇，古州名，今县名，在河南省。

⑤ 韩氏：即宋代医学家韩祗和，精研伤寒之学，撰有《伤寒微旨论》两卷。

⑥ 治乱：原作"乱治"，据《永乐大典》引《医垒元戎》乙转。

⑦ 齑（jī）盐：酸菜和盐，借指贫穷。

⑧ 杨氏：即宋代医学家杨士瀛，精研伤寒之学，撰有《伤寒类书活人总括》。

身，岂能笔下有此胸次耶？

易老大羌活汤 治伤寒脉浮而紧，伤风脉浮而缓，并解两感恶候。

羌活　防风　白芷　川芎　细辛　甘草　苍术制　生地黄　黄芩

上粗末，每服五钱匕，生姜五七片，水一盏半，煎至七分，去滓，无时稍热服。大羌活汤全在生地黄，木杵臼中，别为粗末，各等分，称之，名曰羌活地黄各半汤，解利两感伤寒有神，详说见《难知》易老大羌活汤，剂料大小服饵，温热加减，并从缓急法。

一法加大黄，治风热淫于内，同泻青丸，主治并见钱氏①。一法治破伤风，用豆淋酒煎，素有寒者加草乌头白末，一字服之。

芎辛例

芎辛汤 治头风鼻寒身重，肩背拘急。

川芎十②两　细辛根二钱　甘草一钱半

上为粗末，量多少水煎，去滓，分二服，临卧。一法加吴白芷、辛夷、甘菊花，治鼻出黄水浊涕不绝，脑痛目昏。

易简芎辛汤 治一切头痛，发热者不当服，其余痰厥、饮厥、肾厥等证，偏正头痛不可忍者，只以此药并圣饼子，不拘病退，但多服此，自能作效。仍服养正丹、黑锡丹并用此调钟乳粉间服，诸证头痛，紧捷之法无以逾此也。但头疼多用石膏，盖取能坠痰饮，然但恐性寒，故以钟乳代之，肾厥头疼尤得其

---

① 钱氏：即宋代著名儿科医家钱乙，撰有《小儿药证直诀》。
② 十：四库本作"半"。

宜，或以石膏煅过为末用，亦得。

　　生附子　川乌头_生　南星_炮　干姜　细辛　川芎_{以上各一两}
甘草_{炙，三分}

　　上㕮咀，每服四钱，水二盏，姜五片，茶芽少许，煎六分，
去滓，食前服。若气壅塞盛，只用川芎一两，细辛半两，甘草
三钱，煎如前服之。又：一方治头疼，以细辛二钱，川芎、白
芷减半，为细末，嗜入鼻中。一方治气虚人头疼，以附子一只，
生去皮，切作四片，用生姜自然汁一大盏浸一宿，慢火炙干，
再蘸再炙，须以渗尽姜汁为度，高良姜等分为细末，腊茶调服
之。又：治着湿头重眩晕，用川芎、白术、生附子等分，官桂、
甘草减半，每服四钱，姜十片，煎服。

　　白龙丸　治男子妇人一切风，遍身疮癣，手足顽麻，偏正头
疼，鼻塞脑闷，大解伤寒头风，又治雾露之气或发热者宜服之。

　　川芎　细辛　甘草　藁本　白芷_{各等分}

　　上为细末，药四两，入石膏半斤细末，系煅了者，水搜丸，
每两分八丸，薄荷茶清嚼下一丸，食后服。风蛀牙疼用一丸，分
作三，干擦后用汤漱之，便用葱茶嚼下一二丸，或作汤服之亦可。

　　拨云散　治眼。

　　羌活　防风　甘草　柴胡

　　上等分，水煎服之。

　　海藏法白术汤

　　白术_三　防风_二　甘草_一

　　同仲景桂枝汤、黄芪汤，止汗者以生姜煎服。

　　神术汤

　　苍术_三　防风_二　甘草_一

　　同仲景麻黄汤，发汗者以葱白、生姜煎服。

若以此二药，若伤寒得伤风脉，伤风得伤寒脉，亦同各半例加减治法，并见阴证论六气加减。

黄芪汤 主治并见阴证论

人参　黄芪　白术　白茯苓　芍药　甘草

一法加藿香、陈皮、生姜。

黄芪甘草汤 治风寒入腠理令人肤痛，行走无定。肤痛者摩之即痛，按之至肉则不痛也。

黄芪三　甘草一

生姜煎服。

活人防风牡蛎白术汤 治发汗多，头眩汗出，筋惕肉瞤，此坏证也。

防风　牡蛎粉　白术各等分

上为细末，每服二钱，酒调下，米饮汤亦得，日二三服，汗止便服小建中汤。

风　论

上古圣人之教下也，谓虚邪贼风，避之有时。注云：乘虚而入非也。俗云贼风者，窗牖①之风，亦非也；虚邪者，从前来者为虚邪，不胜己者亦为虚邪也。经云：从八风入腠理。注云：辟被虚邪，亦天之虚邪也。《移精变气》云：贼风数至，虚邪朝夕，内至五脏骨髓，外伤空窍肌肉，无问邪之虚实，皆乘虚而入，非乘虚而入便为虚邪也。乃从前来与不胜己，皆为虚邪也。春甲乙则金风，秋庚辛则炎风，便是贼风也。故胜己者为实邪，从后来者是为实邪贼风也。故风为百病之始，善行数

———————

① 牖（yǒu 友）：窗户。

变，冲荡吹击而无穷，有太过不及胜复之各异，故挠万物者莫疾乎风也。四时八节之所伤，初焉外舍，久见内藏，始自皮毛，次入经络，再入大络，又入大经，深入骨髓而不可治。

仲景小续命汤 治脉紧缓或浮缓。主治证并见《局方》。

麻黄　桂心　芍药　甘草　生姜各五两　人参　川芎　黄芩　杏仁　防风各半两　防己　附子各一两

崔氏《外台》不用防己。

上十二味，㕮咀，水一斗二升，先煮麻黄三沸，去沫，内诸药，煎取二升，分为三服，不差，再三两剂，随经轻重发之。脚气服之亦差。天阴节变，服之以防暗哑。恍惚者，加茯神、远志。骨节烦疼有热者，去附①，加白芍药。《千金翼》《深师》《古今录验》有白术，不用杏仁。《救急方》无芎、杏仁二②味。《延寿方》无防风。易老法六经加减例，四时增损同。

麻黄续命汤

桂枝续命汤

白虎续命汤

葛根续命汤

附子续命汤

羌活连翘续命汤

独活续命汤 治卒暴中风不省人事，渐觉半身不遂。

麻黄　人参　黄芩　芍药　芎劳　甘草　杏仁　桂各一两　防己③　附子各半两　防风一两半④　独活　白花蛇肉　干蝎各三

---

① 附：原作"茯"，据四库本改。
② 二：原作"三"，据文义改。
③ 己：原作"风"，据四库本改。
④ 一两半：四库本作"半两"。

钱，炒

上为粗末，每服三钱，水一盏半，生姜五片，煎取一盏，去滓，食前热服。

白花续命汤 治卒中急风，牙关紧急，精神昏愦。

白花蛇 全蝎炒 独活 天麻 附子 人参 白僵蚕 防风 肉桂 白术 藁本 赤箭① 川芎 细辛 白附子 甘草 半夏姜制 麻黄 白茯苓以上各一两

上为粗末，每服五钱，水一盏，生姜五片，煎至七分，去滓，稍热服。

大续命汤 脉紧涩②者主之。治肝疠二风，卒然暗哑，若依上法，用大小二汤通治五脏偏枯贼风。

麻黄八两 石膏四两 桂心 川芎 干姜各二两 当归 黄芩各一两 杏仁二十枚 竹沥一升 甘草《千金翼》有

上九味，㕮咀，水一斗，先煮麻黄二沸，去沫，下诸药，煮四升，去滓，又下竹沥，煮数沸，分作四服。能言未差，后服小续命汤。旧无竹沥，今增如神大八风散，复有竹沥、葛、姜三汁法。

小续命汤 脉微弱者主之。治大风经脏，奄忽不能言，四肢垂③曳，皮肉痛痒不自觉也。

独活 麻黄各三两 川芎 防风 当归 葛根 生姜 桂心各二两 茯苓 附子 细辛 甘草各一两

上十二味，㕮咀，水一斗，煮取四升，分五服，老小各半

---

① 赤箭：天麻苗，主治各种风湿麻痹、四肢拘挛、小儿风痫惊气，利腰膝，强筋力。

② 涩：四库本作"滑"。

③ 垂：原作"不"，据《备急千金要方》卷八改。

之。初得病有自汗，去麻黄，无汗则用之。上气者，加吴茱萸二两，厚朴一两；干呕者，加附子一两；哕者，加陈皮一两；胸中吸吸少气者，加大红枣十二枚；心下惊悸，加茯苓二两；热者，去生姜，加葛根。初得风不须加减，且作三剂，四五日后视虚实论之，行汤针灸法。

卷 二

太阳证_{太阳流入阳明，故葛根次服}

仲景葛根汤主治、修制并见《活人》。二方同
葛根半夏汤
葛根黄芩黄连汤
葛根升麻汤　钱氏用治小儿斑疹伤寒。

葛根　升麻　芍药　甘草

海藏云：《活人》言头疼如破者，连须葱白汤，次又不已者，葛根升麻汤，恐太阳流入阳明，断其路，故以此汤主之。地黄汤内加犀角，无以升麻代之，是知阳明药，非太阳药也。人或初病太阳证，便与葛根升麻汤，是遗太阳，不惟遗太阳经，及引邪气入于阳明，故不能解也，其变可胜言哉！

活人葱白例_{此例当在前麻黄葛根葱豉汤四味条①下}

连须葱白汤　治伤寒发汗已，而头疼欲破者。

葱白_{连须，半斤}　生姜_{二两}

上以水二升，煮取一升，去滓，分二三服。此药不差者，服葛根葱白汤。

葛根葱白汤

葛根　葱白　生姜　芍药　川芎　知母

上剉，水三升，煎一升，去滓，分二服。

七味葱白汤　许仁云：伤寒或因气劳，或因食劳，其病如

---

① 条：原作"调"，据四库本改。

强力持虚，行步而乏者，力劳。

葱白连须　葛根　盐豉　生姜　麦门冬　干地黄　涝水一勺，扬之无数

上七味，涝水煎至三分，去滓，分作二服服之，覆首出汗。

王朝奉方　《活人》、朝奉葱白例并出《金匮》祖方。

葱白汤　治妊娠伤寒。

葱白十茎　生姜三片

上二味，以水三升，煮取一升，分作三服，取汗为度。

又：**葱豉汤**

葱白二两半　豉半斤

上水三升，煮取一升，分二服①，取汗为度。

又：**葱白一物汤**

葱白二把

上以水一升，煮熟服，取汗，食尽。亦主安胎，若胎死须臾即出。

又：**葛根一物饮子**

葛根汁，每服一小盏，如人行五里地道一服。若无生葛，干葛㕮咀，煮浓汁服。至于升麻、栀子、前胡、知母、黄芩、杏仁六味，共七物，内加葱白三两茎煎，去滓服。

普救散　治小儿伤寒。

干葛炒焙，半斤　甘草炒赤，四两　苍术一升，泔浸，焙

上粗末，每服二大钱，水一钟，煎至七分，去滓，热服。

百解散

升麻汤②六两　苍术四两　菖蒲一两

---

① 服：此下原衍"服"字，据四库本删。

② 汤：诸本同，疑衍。

上同为末，水煎服。

又：**百解散**　治太阳阳明合病。

麻黄　荆芥　石膏　川芎　苍术　甘草

又：**百解散**　治证同前。

麻黄　菖蒲　苍术　甘草

不卧散

苍术半两　甘草一两　菖蒲三钱

上以水、生姜、枣煎服。

荡邪散

藁本　苍术　甘草各等分

上以水一盏煎服。

和解散

苍术半斤，制　藁本　桔梗微炒　厚朴制。各二两　陈皮去白　甘草炙。各四两

上为粗末，每服三钱，水一大盏，生姜三片，枣一枚，去滓服。

易简王氏生料五积散　治感风寒，肩背拘急，发热头疼，或为寒所搏，一身凛然而寒，急用此药，如服养胃汤法，以被覆汗出即愈矣。

苍术　桔梗　枳壳　麻黄　陈皮各六钱　白芷　川芎　当归　甘草　官桂　半夏　白芍药　茯苓各三钱　干姜　厚朴各四钱

上㕮咀，每服四钱，水一盏半，生姜三片，葱白一根，煎至六分，去滓，食前热服。寻常被风寒湿气交互为病，颈项强直或半身偏疼，或麻痹，但服此药加麝香末少许，煎服，自能平。治妇人经候不调，心腹撮痛，或闭塞不通，加醋一合煎服，及产后催生及胎死腹中，亦如前法，能饮者更加酒半盏。产后

发热及往来寒热，不问感冒风寒及恶露为患均可治疗，腹中血块，尤宜热醋调服。伤寒手足逆冷，面青呕吐，宜加附子；或疝癖癥瘕，膀胱小肠气痛，加炒茱萸半钱，盐少许；脚气加茱萸、木瓜，大便秘者加大黄。脚气下注，炽然赤肿者，以大便流利为度。若脚气初发，憎寒壮热者，亦宜此药利之。又：一方治浑身疮疥，脓血水淋沥，经时不愈，加升麻、大黄，名升麻和气散。盖疮癣为患，多因内有所蕴，发在皮肤，若只傅以药，何由得愈？不若以此药涤之。若寒温之气注下作疮，疮愈则毒气入腹，为害不浅，此药尤妙。若有热证，则以败毒饮，亦加大黄煎服。

海藏五积论

麻黄、桂、芍药、甘草，即麻黄桂枝各半汤也。苍术、甘草、陈皮、厚朴，即平胃散。枳壳、桔梗、陈皮、茯苓、半夏，即枳梗半夏等①汤也。又：川芎当归汤活血。又：加干姜为厚朴散。上此数药相合，为解表温中泄热之剂，去疾消痞调经之方，虽为内寒外感表里之分所致，实非仲景表里麻黄、桂枝、姜、附之的方也。至于冷积、呕吐、泄痢、癥瘕、时疾、疫气、项背拘急，加葱白、豆豉，厥逆加吴茱萸，寒热咳逆加枣，妇人难产加醋，始知用之非一途也，惟知活法者其择之。

仲景五苓散 治太阳病，发汗后，大汗出，胃中干，烦躁不得眠，欲得饮水者，少少与之，令胃气和则愈。若脉浮，小便不利，微热消渴者，与五苓散主之。

猪苓十八铢，去皮　泽泻一两一铢　茯苓十八铢　白术十八铢

---

① 等：诸本同，疑衍。

桂半两，去浮皮

上五味为末，以白米饮调服方寸匕，日三服，多饮暖水，汗出即愈。胃弱小便少亦宜，少减二苓、泽泻，加白术、桂，佐以生姜之类。若水停心下，煎生姜三钱，或半两味浓①，调服五苓散，秤三钱或半两亦可。太阳标病传入标之本，发渴，溺不利，以此散导之，邪自膀胱而出也。若未渴妄用五苓散，反引邪气入里而不能解也。故易老云：即太阳经之下药也。若伤寒太阳，脉紧而渴者，不宜用此。阳明证后有仲景五苓散一条，甘露饮、枳术汤，《梅师方》一以其消痞去水，故入阳明例。饮酒而泄泻者，脾胃受湿也，何以知之？仲景厥而心下悸者，宜先治水，当服茯苓甘草汤，后治其厥，不尔，水渍入胃，必作利也，故饮而泻者，五苓散、甘露饮子神效。饮酒若过度必作利者，里急后重者，温热之毒浸渍肠胃也，当作别治。甘露饮即五苓散去猪苓加石膏、寒水石、滑石、甘草是也，并用浓煎生姜汤调，食前服。所加三石，临时视病寒热轻重多少，随宜用之。

痉、湿、暍三证

伤寒颈强急，身体反张，属太阳，先因伤风，又感寒湿而致然也，古人谓之痉病，又作痓。痉者，强直也。古人以强直为痓，外证发热恶寒与伤寒相似，其脉沉迟弦细而项背反张，强硬如发痫之状，此为异耳。新产去血多，汗出中风，亦有此证。当察有汗、无汗以分刚、柔二痉。无汗恶寒名为刚痉，有汗不恶寒名为柔痉。无汗者葛根汤主之，有汗者桂枝加葛根汤

---

① 或半两味浓：四库本作"或半夏入煎浓"。

主之。凡刚柔二证，加减小续命主之。审之刚痉，胸满口噤，卧不着席，脚挛急，咬齿，大承气汤下之，加羌活尤妙。《外台秘要》云：热而痉者死。热病痉者，反折、瘛疭、齿龄噤也。刚柔二痉与阴阳二痉何如？痉亦作痉，阳痉属刚痉，阴痉属柔痉，以附子散、桂心白术汤、附子防风散、八物白术散，可选数药用之。

附子散　治伤寒手足逆冷，筋脉拘急，汗出不止，颈强，摇头，口噤者宜服之。

桂心二钱　附子炮，一两　白术一两　川芎三钱　独活半两

上各㕮咀，每服三钱，水一钟，枣一枚，煎至五分，去滓，温服。

桂心白术汤　治伤寒阴痉，手足厥冷，筋脉拘急，汗出不止。

白术　防风　甘草　桂心　附子　川芎各等分

上剉如麻豆大，水五盏，姜五片，枣一枚，煎至七分，去滓，温服。

附子防风汤　治伤寒阴痉，闭目合口，手足厥逆，筋脉拘急，汗出不止者宜服之。

白术　防风　甘草　桂心　附子　干姜　柴胡　茯苓　五味子

上㕮咀，每服三钱，水一盏，生姜四片，煎至七分，去滓，无时温服。

八物白术汤　治伤寒阴痉，三日不差，手足厥冷，筋脉紧急，汗不出，阴气内伤。

白术　茯苓　五味子　桂心　麻黄　良姜　羌活　附子

上㕮咀，每服四钱，水一大钟，姜五片，煎至五分，去滓，

温服无时。无论有汗无汗，药并下，药中总加羌活。

王朝奉刚柔二痉三药

金匮栝蒌桂枝汤有汗者弱也，属阴　太阳证，其证备，身体强几几然，脉沉迟为痉。

栝蒌根三两　桔梗去浮皮　芍药各三两　甘草炙，二两

上剉，每服五钱，水二小盏，姜七片，枣二枚，煎至一盏，去滓服。汗不出，食顷啜热粥以发之。

桂枝加葛根栝蒌汤治症同前

桂枝　芍药各一两　甘草　葛根　栝蒌根各二钱半

上㕮咀，每服五钱，水二盏，姜五片，枣二枚，煎至一盏，去滓服。

金匮葛根汤无汗者刚痉，属阳　太阳病无汗而小便少，反气上冲胸，口噤不得语，欲作刚痉。

葛根四两　桂枝去浮皮　甘草炙。各二两　麻黄去节　生姜切芍药各三两　大枣二十枚

上㕮咀，水一斗，先煮麻黄、葛根一二沸，去上沫，内诸药，煮取三升，去滓，温服，取微汗。王朝奉云：芍药二两。

活人举败散　治新产血虚痉者。

上以荆芥穗，不以多少，微炒，为细末，好酒调五钱匕服之。

或云仲景痉病无药，今王朝奉治痉，葛根汤即桂枝汤内加葛根、麻黄是也。治后有《金匮》芍药三两一句，即是仲景有本方也。叔和编次仲景，言证而无药，《金匮》以有也。《活人》百合证数药，以为《活人》药，而不知本草所载皆《金匮》方，当知仲景有本方矣。《金匮玉函》即仲景之昔称也，

《金匮要略》亦出《玉函》，故朝奉但言《金匮》处，便为仲景方也。故文潞公①辈皆称仲景为群方之祖，盖本此也。

海藏痉湿暍别法

神术汤　治风湿恶寒脉紧。

苍术　防风　甘草

上㕮咀，葱白煎，去滓服。

解利无汗治刚痉，加羌活、独活、麻黄。

白术汤　治风湿恶寒脉缓。

白术　防风　甘草

上㕮咀，生姜煎，去滓服。

解利有汗治柔痉，加桂心、黄芪、白术。

太阳阳明加川芎、荆芥穗；正阳阳明加羌活、酒大黄；少阳阳明加防风、柴胡；热而在表者加黄芩；寒而在表者加桂枝、黄芪、附子；热而在里者加大黄；寒而在里者加干姜、良姜、附子。以上数经寒热当以脉别之。

汗少者加苍术；阳濡而弱湿温；先伤湿，后伤暑，脉虚名曰重暍；汗多者加白虎桂枝；阴小而急，先伤寒，后伤热；身热脉虚，自汗恶寒，中暑也。

白虎加桂汤　身热脉浮，自汗欲睡，风湿也。

白术防己汤　先伤风，后伤热。

先饮冷，后伤暑，五苓散主之。此必心下痞也，浓煎生姜汤调服，或四君子汤、调中汤亦可。若中和后，或小便不利，

---

① 文潞公：文彦博（1006—1097），字宽夫，号伊叟，汾州介休（今属山西）人，北宋时期政治家、书法家。著有《大飨明堂纪要》二卷、《药准》一卷，已佚，今存《文潞公集》四十卷，收入《山右丛书》中。

或茎中痛，以蒲黄三钱，滑石五钱，甘草一钱，为细末，热水调送金花丸三五十丸。太阳中热者，暍病也。中暑亦暍病也。太热中热，发热恶寒，身重反痛，脉弦细芤迟，小便洒洒然毛耸，少有劳忽然身热，口开齿燥，此有三忌：忌发汗一，忌温针二，忌大下三。若犯此三忌，则有三甚：发汗恶寒愈甚一，温针发热愈甚二，大下小便淋愈甚三。问：脉弦细芤迟，当用何药？答曰：海藏黄芪汤主之。

海藏黄芪汤

人参　黄芪　白术　茯苓　芍药　甘草各等分

上㕮咀，每服三钱，水一大盏，生姜三片，煎至六分，去滓，温服。

东垣李明之先生云：如治风，先浸防风二两，次煎余药与同例。

苍术不以多少，泔浸透，刮去皮，切作片子，晒干，每服①四两，水三大碗，煎至二大碗，去滓，煎用下项药：

白术　白茯苓　黄芪　白芍药

上四味，各等分，细剉，每服一两，以苍术水煎至一盏，去滓，温服，食远可用。若三焦气弱，中土不能营饮食，心下痞，内外三焦之气绝也，当先浸黄芪二两，水二碗，煎至一碗，再煎正药黄芪汤，一大服用，接内外三焦元气，同东垣先生法。

上浸苍术煎药，燥湿；下浸黄芪煎药，接气也。

易简白术汤　治小儿泄泻，胃热烦渴，不问阴阳，并宜服之。

人参　白术　木香　茯苓　甘草　黄芪各一两　干葛二两

---

① 服：原无，据嘉靖本补。

上㕮咀，每服二钱，水一盏，煎至半盏，量大小与服，仍用香连丸间之，渴欲饮水者，时时煎服，取意饮之，弥多弥佳①。白术汤一方治呕吐，白术、人参各一两，半夏一两半，茯苓、甘草、干姜各半两，姜煎服。钱氏谓小儿吐泻，当温补之，每用理中丸以温其中，五苓散以导其逆，连进数服，兼用四君子汤加陈皮调之。若已虚损，用金液丹杂以青州白丸子为末，米饮调服，多服乃效。若吐泻之后，发热必作惊风，二药服之，累有神效。若胃气已生，则旋减金液丹，以异功散等药徐徐调之。若食不消，而脾胃虚寒，呕吐恶心者，当服益黄散，用陈皮、半夏、青皮、诃子肉、甘草各一分，丁香一钱，量大小煎服。小儿暑月吐泻，其证不一，宜详审用之，不可差谬。有伏暑者，小便必不利，宜五苓散、香薷散服。有伤食者，其吐并粪，必酸臭气，宜服感应丸。有虚冷者，泄泻必多，宜以六神汤加附子服之，用人参、茯苓、山药、白术、扁豆、甘草等分，姜枣煎服。风证加天麻，痢加罂粟壳。吐泻初定，当以天南星为末，每服加冬瓜子仁七粒，煎服，以防变痫。若泻色青，当用惊药。小儿之病，与大人无异，用药亦同，量力用之。惟风气、脐风、夜啼、重舌、变蒸、客忤、惊痫、解颅、魃病②、疳气、不行数证，钱氏方甚详。

消暑丹

半夏一斤，姜制　茯苓半斤　甘草生，半斤

上以醋五升，煮半夏，尽醋熬干，姜汁作糊，无见生水，为丸，每服五十丸，热水咽下，精意修治，用之极效。中暑为

---

① 佳：原作"加"，据嘉靖本改。

② 魃（bá 拔）病：小儿未断乳，母复有胎，儿饮其乳，羸瘦骨立，发黄壮热，大便不调之病。

患，药下即苏。伤暑发热，头疼，服尤妙。夏月常服，止渴，利小便，虽饮水多，亦不为害，应是暑药，皆不及此。若痰饮停滞，并用生姜汤下，入夏之后，不可缺此。

霍乱证：夫呕吐而利者，霍乱也。三焦者，水谷之道路。邪在上焦者，则吐而不利；邪在下焦者，则利而不吐；邪在中焦，既吐则利。以饮食不节，冷热不调，清浊相干，阴阳乖隔，遂成霍乱。挥霍撩乱，重也；吐利而已，轻也。霍乱吐泻者，风湿暍外至，生冷硬内生，内外合而为病，谓如风寒湿暑热暍。所伤各有先后，饮食菜果各有多少，内外传变各有轻重，以六经脉并何经何脏，以随所应见治之，或表或下，或和或收，燥润分利温之属，浮弦实细迟缓宜求，此之谓也。外邪入里，伤于脾胃，上吐下利，名为霍乱。吐利止后，见外证者，只作外伤治之；外证不已，复传于里，呕利再作，上下邪甚，先吐利，里气已虚，伤寒再传而又吐利，是谓重虚，故不可治而死也。先伤寒而为吐利，既吐利而再传伤寒，今伤寒却传吐利，虽曰重虚，前后乱经，浑浊不已，外则难解，内则难温，药饵难为功矣。若饮冷过多，或有所伤，心下痞，腹痛不能食，或泄泻不止。若不呕者化水丹，呕吐者半硫丸，上二药效后，服五苓、梅瓜等药，不复再饮也。

化水丹

川芎　蛤粉　牡蛎粉

上为细末，醋糊为丸。

半硫丸①

硫黄　半夏

---

① 半硫丸：四库本此下注有"此丸古时用，今时气薄不用"。

并依《局方》修制服饵。

三宝丹 治积冷暴泻不止，不嗜饮食。

硫黄　半夏　牡蛎各等分

上为细末，姜糊丸，桐子大，朱砂为衣，生姜汤下二十丸，空心服。

此上三药并有消暑之意。

《活人》发斑诸药

葛根橘皮汤斑在肌　治冬温未即病，至春被积寒所折不得发，至夏得热其寒解，冬温始发，肌中斑烂隐疹如锦纹而咳，心闷，但呕吐清汁，服此药即静。

葛根　橘皮　杏仁　知母　黄芩　麻黄　甘草各等分

上剉如麻豆大，每服五钱匕，水一盏半，煎至一盏，去滓，温服。

葛根散① 治阳毒，身热如火，头痛躁渴，咽喉干痛。

葛根锉，七钱半　黄芩　大黄醋炒　甘草　山栀子仁　朴硝各半两

上为末，水煎。

阳毒升麻汤斑在面　治伤寒一二日，变成阳毒，或服药吐下之后，变成阳毒，腰背痛，烦闷不安，面赤狂言，或见鬼，或下利，脉浮大数，面赤斑斑如锦纹，咽喉痛，下脓血，五日可治，七日不可治。

升麻二分　犀角镑②　射干　黄芩　人参　甘草各一两

上剉如麻豆大，水三升，煎取一升半，去滓，饮一盏，顷

---

① 葛根散：此方原无，据正脉本补。
② 镑：削。

刻再服，以衾①覆手足，出汗则愈，不愈再服。

阳毒玄参升麻汤斑在身 治发汗吐下后，毒不散，表虚里实，热发于外，故身赤斑斑如锦纹，甚则烦躁谵语，兼治咽闭②肿痛。

玄参 升麻 甘草各等分

上剉，每服五钱匕，以水煎，去滓，温服。

阳毒栀子仁汤 治少阳阳明合病，阳毒，伤寒壮热，百节疼痛，并宜服之。

升麻 栀子仁 黄芩 芍药 石膏 知母 甘草 杏仁柴胡各等分

上为粗末，每服五钱匕，水一盏，生姜五片，豉百粒，煎至六分，去滓，无时温服。

四物解肌汤

芍药 黄芩 升麻 葛根各等分

上㕮咀，每服三钱，水一盏，煎至七分，去滓服。内伤腹中有宿食，不得大便而发热，当以食药去其物则可便，后仍发暑者，在表也，亦宜解表，此皆钱氏、朱氏升麻汤，去甘草，加黄芩尤妙。

洁古老人凉膈散去③大黄、硝，解六经中热，亦治小儿斑。欲发之，则加防风、荆芥二物尤妙。守真说凉膈散亦妙，大便结小便赤者宜用，大小便已通者不宜也。朱氏、钱氏、王氏所论皆平，易老亦平，守真微凉，南北之地，法方宜不同也。折中汤液，万世不易之法，当以仲景为祖。

① 衾（qīn 钦）：被子。

② 咽闭：正脉本作"喉痹"。

③ 去：原无，据嘉靖本补。

《金匮要略》方：阳毒之为病，面赤斑斑如绵纹，咽喉痛，唾脓血，五日可治，七日不可治。阴毒之为病也，面目青，身痛如被杖，咽喉痛，死生与阳毒同，升麻鳖甲汤并主之。此王朝奉治阴阳毒升麻鳖甲汤，俱出仲景祖方。

斑疮豌豆疮 《千金方》热病后豌豆疮，黄连一物煮浓汁服。又：好青黛如枣大，水服之，差。又法：木香一物，煮浓汁服。

五物木香汤 治疮烦疼。

青木香二两　丁香一两　薰陆香　白矾各一两　麝香

上剉，每服四钱，水一盏半，煎至一盏，温服。热盛者加犀角一两，无则以升麻代之；轻者去矾，大效。

犀角大青汤

大青三两　栀子四十枚　犀角一两

上㕮咀，每服五钱，入豉半合，水一小盏半，煎至一盏，去滓服。初虞世①云：小儿疮疹之候，与伤寒、温疫相似，疑似之间，可先与解肌汤。大人伤寒、中风、温疫，疮子已发，热未退，并可用解肌汤。小儿疮疹出不快，浓煎紫草汁服。又：牛蒡子炒熟为末，同荆芥煎服。

消毒犀角饮子 治斑。

牛蒡子　荆芥　防风②　甘草

上粗末，水煎服。

钱氏消毒散 牛蒡子　荆芥　甘草

---

① 初虞世：宋代医家。字和甫，居于灵泉山（今河南襄城），后为僧人。深研《素问》《难经》，每有卓识。著《古今录验养生必用方》，简称《初虞世方》。

② 防风：原无，据"正脉本"补。

上粗末，水煎服。

王朝奉斑论

发斑者，下之太早，热气乘虚入胃故也。下之太迟，热留胃中亦发斑，或服热药过多亦发斑。微者赤斑出，五死一生，剧者黑斑出，十死一生也。皆当用白虎人参汤，一名化斑汤，及阿胶大青汤。孙兆①云：兼与紫雪，大妙。可下者，用调胃承气汤。暑月病阳重，常宜体候②，见微斑，当急治之。

阿胶大青汤

大青四两　甘草二两

上为粗末，每服四钱，水一盏半，入豉半合，煎至一盏，去滓，入炙过阿胶二片，再煎胶消服。华佗云：此方主热病不解，下利笃困。又主伤寒热病十余日以上，发汗吐下后，热不除，利不止，斑出，黄疸，皆可疗之，神效。

王朝奉议论并方

阴阳毒不可以常法治之，《金匮》云：阳毒之为病，面赤斑斑如绵纹，咽喉痛，唾脓血，五日可治，七日不可治。阴毒之为病，面目青，身疼如被杖，咽喉痛，死生与阳毒同，升麻鳖甲汤并主之。《千金》：阳毒汤治伤寒一二日，变成阳毒；或服药吐下后，变成阳毒。身重，腰脊背痛，烦闷不安，狂言或走，或见鬼，或吐血下利，其脉浮大，面赤斑斑如锦纹，咽喉痛，吐脓血者，五日可治，七日不可治，宜升麻汤。阴毒汤治伤寒

---

① 孙兆：北宋医家。河阳（今河南孟阳）人。其父孙用和、其弟孙奇皆为当时名医。著有《伤寒方》《伤寒脉诀》。

② 候：原作"后"，据《幼幼新书》卷十五"伤寒发斑第十四"改。

初病一二日，变成阴毒；或服药六七日以上，至十日变成阴毒。身重背强，腹中绞痛，咽喉不利，毒气攻心，心下坚强，短气不得息，呕逆，唇青面黑，四肢厥冷，其脉沉细紧数。仲景云：此阴毒之候，身如被杖，五六日可治，七日不可治也。方一百七甘草汤。

又：**阴旦汤** 治伤寒肢节疼痛，内寒外热，虚烦者。

阴阳毒升麻鳖甲汤

升麻 当归 甘草_{各三两} 蜀椒_{去汗，一两} 鳖甲_炙 雄黄_{半两，研}

上吹咀，每服五钱，水一盏半，煎一盏，去滓，温服。

《肘后》《千金》阳旦汤用升麻，无鳖甲，有桂；阴毒用甘草，无雄黄。

阳毒升麻汤 此二药与《活人》特异，当有别议。

升麻_{半两} 当归 蜀椒 雄黄 桂_{各一两}

上每服五钱，水一盏半，煎至一盏，去滓，温服，厚覆手足取汗，得吐亦佳。

阴毒甘草汤

甘草 升麻_{各半两} 当归 蜀椒 鳖甲_{一两}

上每服五钱，水一盏半，煎至一盏，去滓，热服，不汗再服。王朝奉阴阳二毒升麻等汤，俱出《金匮》，议论与《活人》同，治阳毒升麻等汤特异，用者当择。

阳旦汤 二旦方皆出《活人》，大同小异。

桂枝汤加黄芩二两，余同本方加减法。自汗，去桂，加附子一枚用。渴者，去桂，加栝蒌根三两；利者，去芍药，加干姜三两，附子一枚（炮）；心下悸者，去芍药，加茯苓四两；虚劳里急，正阳旦汤主之，若脉浮紧者不可与服之。

阴旦汤

芍药　甘草各二两　干姜　黄芩各三两　桂四两

上每服五钱，水二盏半，煎至一盏，去滓服。

治伤寒肢节疼，内寒外热，虚烦者，宜服之。

甘草汤　治咽喉痛，阴阳毒未较①。

甘草一味五钱

上水一盏煎，去滓服。

沉香连翘散　治一切肿毒疼痛欲死者，立止。

青木香　沉香　升麻　麝香　乳香　丁香　独活　桑寄生
连翘　木通以上各一两　川大黄煅②，五两

上为粗末，每服三钱，水二盏，煎至一盏，空心热服。半日以上未利，再服。本方有竹沥、芒硝，斟酌虚实用之。

内化丹　治脑背疮疽，初觉肿硬，未有头脑，并诸肿不消，始觉便服此药，微利数行，其肿免致出脓。

南乳香半两　没药半两，另研　川乌大者，水浸一夕，炮，去皮脐，半两　海浮石醋淬七次，半两　巴豆四十九粒，去皮，不出油

上为细末，将川乌末余药和研匀，以浮石醋打，面糊丸如桐子大，量虚实加减，空心五七丸，温酒下，忌热物。

夺命丹　治恶疮脑疽发背。

大黄切作块，大磁器内盛之，搅九九八十一遍，如此飞过，一两　牡蛎一两　生姜一两　没药　乳香各一钱

上为粗末，转作丸子，用好酒一升，木炭火熬一沸，耗二分，用碗盛之，夜露一宿，早晨去滓，空心服之，不可乱传。

---

① 　较：较量。《老子》："长短相较。"
② 　煅：四库本作"煨"。

治发背疮方　苍耳子炒黄，擦去其刺，再炒深黄，不见风，碾细末，每服五钱匕，好热酒调服，食前临卧。一则用大黄、牡蛎；二则用苍耳，则知有内外之不同也。

前有夺命丹，二药表里不同，何以然？乃膏粱之变，脉沉而滑，地之湿气害人皮肉、筋脉，脉浮而滑，所以有泄之、发之之异也。煮法一与前内托散，论议相通。

大补十全散　参芪术茯草，芍地桂归川。三五钱秤用，生姜枣水煎。妇人虚弱用，名美号十全。

治男子妇人诸虚不足，五劳七伤，不进饮食，久病虚损，时发潮热，气攻骨脊，拘急疼痛，夜梦遗精，面色痿黄，脚膝无力，一切病后气不和，失精，忧愁思虑，伤动血气，喘嗽中满，脾胃气弱，五心烦闷，并皆治之。此药性温不热，平补有效，养气育神，醒志止渴，顺正辟邪，温暖。

川芎　桂　芍药　甘草　黄芪　当归　人参　白术　茯苓
熟地黄_{各等分}

上粗末，每服五钱匕，水一盏半，生姜三片，枣二枚，煎至七分，无时温服。且参、术、茯苓、甘草，四君子汤也；川芎、芍药、当归、地黄，四物汤也。以其血气俱衰，阴阳并弱，天得地之成数，故名曰十全散。保命救生丹出十全例。

内托散_{此方在补虚门}　当官人芷桔，芎芪草厚风。可治膏粱变，补托有神功。

本方注云：未发者消散，已发者早脓，兼治时气，服者当求脉之原，若其人本虚脉虚宜用此，若脉不虚不宜用此，反此则害人多矣。经云地之湿气，感则害人皮肉筋脉，而生疽者，宜此药托之。上膏粱之变，饶生大丁①者不宜用之，宜以羌活、连翘、大黄、生地黄汤下之。荣气不从，逆于腠理乃生痈肿，荣逆血郁，郁则热聚为肿。《正理论》曰：热之所过，则为痈肿，荣气不从，亦有不热者乎？答曰：膏粱之变，芳草之美，金石之过，气血太盛，荣卫之气充满而抑遏不能行，故闭塞血气，腐而为痈也，当泄之，以夺盛热之气。若其人饮食疏，精神衰，气血弱，肌肉消薄，荣卫之气短促而涩滞，故寒薄腠理，闭郁而为痈肿也，当补之，以接虚怯之气，亦当以脉浮沉别之，既得盛衰之异，泄之则连翘、大黄，补之则内托散之类是也。故经云：膏粱之变，饶生大丁，陷脉为瘘，留连肉腠，此之谓与欤。疮疡自外而入者不宜灸，自内而出者宜灸，外入者托之而不内，内出者接之而令外，故经云陷者灸之。灸而不痛，痛而后止其灸。灸而不痛者，先及其溃，所以不痛，而后及良肉，所以痛也。灸而痛，不痛而后止其灸。灸而②痛者，先及其未溃，所以痛，而次及其将溃，所以不痛也。《圣惠》治脑疽发背用阳明药，如犀角、麻黄、石膏之类，以其变在手太阴。发渴，或相火在中，故不用太阳药，只用阳明也。海藏黄芪汤与四物汤相合，亦名托里汤也，内加桂、沙参尤佳，以其气血齐补也。

易简胃风汤　治大人、小儿风冷，乘虚入客肠胃，水谷不化，泄泻注下，及肠胃湿毒下如豆汁，或下瘀血，日夜无度。

人参　茯苓　川芎　桂　当归　芍药　白术各等分

上咬咀，每服二钱，水一大盏，粟百余粒，同煎七分，去滓，稍热服，空心食前，小儿量力减之。此方加熟地黄、黄芪、

---

① 丁：四库本作"疔"。
② 而：此下原衍"不"字，据嘉靖本删。

甘草等分，足为十味，名十补汤，大治虚劳。嗽加五味子，有痰者加半夏，发热加柴胡，有汗加牡蛎，虚寒加附子，寒甚加干姜，皆依本方等分。此须脾胃壮者可服，稍不喜食则不可用，往往今人只依脾虚停积痰饮发为劳治之，服此等药，愈伤胃气至于不效者，比比皆是，不可不知也。若骨蒸发热，饮食自若者，用十①补汤加②柴胡各二两，分作十服之。人参治气短，茯苓小便不利，川芎脉涩弦，官桂恶寒，当归脉涩，白芍药腹痛，白术胃热湿盛。先便后血者，血在上也；便血相杂者，血在中也；先血后便者，血在下也。

洁古云：防风为上使，黄连为中使，地榆为下使。血瘀色紫者，陈血也，熟地黄；血鲜色红者，新血也，生地黄。寒热者，加柴胡；肌热者，加地骨皮。此证乃甲欺戊也。风在胃口中焦③，湿泄不止，湿既去尽，而反生燥，庚欺甲也。本无金气，以其甲胜戊亏④，庚为母复仇也。故经曰亢则害、承乃制，是反制胜己之化也。若脉洪实痛胜者，加酒浸大黄。人参、芍药、桂、川芎、当归、白术、茯苓七味为粗末，姜煎服之，主胃风。

人参黄芪甘草三物汤　治疮疡发渴。

黄芪甘草二物汤　治肤痛内加防己，为防己黄芪汤。十全散减黄芪、甘草、熟地黄即胃风汤也。《内经》有结阴便血一条。初结一升，再结二升，三结三升。

---

① 十：原作"大"，据正脉本改。
② 加：原无，据正脉本补。
③ 焦：原作"上"，据《证治准绳·杂病·诸血门》改。
④ 亏：嘉靖本作"虚"。

芍药甘草例

仲景芍药甘草汤

白芍药_{四两}　甘草

芍药白补而赤泻，白收而赤散也。酸以收之，甘以缓之，酸甘相合，同补阴血。上二味，㕮咀，水三升，煮取一升半，去滓，温服。

甘草干姜汤《内经》曰：辛甘发散为阳，甘草、干姜以复阳气

甘草炙，四两　干姜炮，二两

上㕮咀，如前煎服之。

四逆汤

甘草　干姜　附子

上三味，依法煎服。

芍药甘草附子汤

芍药甘草黄芩汤

甘草一物汤　《伤寒类要》又：甘草一物汤治伤寒脉代，见心悸动，危困者。

甘草二两

水三升，煮取一升半，服七合，日二，亦治肺痈。

仲景炙甘草汤　治伤寒脉结代，心悸动，此汤主之，属太阳证也。

甘草　生姜　人参　桂枝　大枣　麻仁　生地　麦门冬阿胶麸炒熟。各等分

上㕮咀，每服用五钱，水一盏半，酒一盏，煎至八分，去滓，入胶尽服。

东垣先生芍药甘草例

芍药二甘草一汤 脉弦加防风、川芎，脉洪加黄芩，脉缓加桂枝，脉涩加当归，脉迟加干姜，大便软加白术，小便涩加茯苓。杂病腹痛，服诸药不效，神应丸。

桂苓例

桂苓丸

乌梅肉一两 桂半两 茯苓二两

上焙梅干，桂、苓皆忌见火，三味同为极细末，炼蜜丸如鸡头大，每服十丸，细嚼，白汤送下，津咽亦可。

荔枝煎

乌梅肉焙干，一两 干木瓜半两 神曲七钱，微炒 白茯苓七钱 豆粉一两，生用 桂去浮皮，净秤，半两

上曲粉别为细末，余四味碾极细，后入曲粉，和匀，炼蜜作挺，每挺一两，可作十丸，津化下。草豆蔻御方、思食丸同。

千里浆一名水葫芦，并见《集古》

木瓜半两 紫苏叶 桂去皮。各半两 乌梅肉 赤苓各一两

上为细末，炼蜜丸弹子大，每服一丸，细嚼，津化，新汲水亦得。

乌梅散 治下痢津液少，大渴引饮不休。

乌梅焙，半两 茯苓去皮，一两 木瓜一两 一法加桂三钱

上㕮咀，每服五钱匕，水一盏，生姜三片，煎至七分，去滓服。

紫苏汤 治烦闷，口干多渴，咽膈不利，手足烦热。

紫苏叶三两 甘草五两 乌梅肉四两 杏仁一两，去皮尖 盐

五两

上为细末，每服二钱，汤点服。

大顺散此法出桂枝干姜甘草例

桂　干姜炮。各八分　甘草炙，六两　杏仁八两

桂苓白术丸

五苓散内去猪苓，加姜屑、半夏、陈皮，糊丸。又：加黄
连、黄柏为坚中丸。

又：**千里浆**

麦门冬　紫苏叶　木瓜　甘草炙　白茯苓　乌梅肉　杏仁去
皮、尖。各半两　川百药煎①一两

上为细末，酒糊为丸，如樱桃大，噙化。一法去牵牛蜜丸，
腊②固剂，一丸噙之，亦名水葫芦。

又方：

百药煎　乌梅　紫苏　人参　甘草　麦门冬

上各等分，为末，热汤点服。

荔枝汤

乌梅　甘草各三两　白芷半两　百药煎二两　白檀二钱半

上为末，点服。

梅葛散

百药煎　乌梅肉　甘草各一两　丁香

上细末，煎服。

---

①　百药煎：为五倍子同茶叶等经发酵制成的块状物。功能润肺化痰、
止血止泻、解热生津。主治久咳劳嗽、咽痛、口疮、牙疳、暑热口渴等。

②　腊：原作"蜡"，据嘉靖本改。

桂浆出一斗料例

桂三两，去浮皮　白茯苓去皮，三两　麦蘖面①半两　神曲半斤②

上四味为细末，蜜三斤，熟水一斗。一法加乌梅。

蜜酒

好蜜二斤　水一碗　细曲二升　好干酵二两

上先熬蜜水，去花沫，令绝冷，下曲③、酵，每日三搅，三日熟。

神术汤拾遗

神术加藁本汤

神术木香汤　通治雾露之气。

菩萨散　治眼。

是神术汤内加荆芥、白蒺藜，细末，盐汤点眼，酒亦可。

仲景乌梅丸　治伤寒呕吐后，又用治下利。

乌梅三百二十个　细辛一两半　干姜二两半　黄连四两　当归一两　附子二两　蜀椒一两　桂枝一两　人参二两　黄柏二两

上将乌梅好醋浸一宿，去核蒸之五斗米下，饭熟杵成泥，和药令相得，臼中与蜜杵二千下，丸如桐子大，食前饮下十丸，日二服，加二十九丸，分两随证，主治加减。此方当在厥阴条。

钱氏芍药柏皮丸

芍药　黄柏

守真柏皮丸

芍药　黄柏　黄连　当归

---

① 麦蘖面：四库本作"麦门冬"。蘖（niè 聂）：酿酒的曲。

② 斤：四库本作"两"。

③ 曲：原无，据正脉本补。

四信散

黄连　黄柏　芍药　干姜

孙用和治血痢以腻粉五钱，定粉三钱，同研匀，水浸，蒸饼为丸，绿豆大，每服七丸，或十丸，艾十枝①，水一大盏，煎汤下，汤多尤佳。

古方驻车丸②

黄连六两　干姜　当归　阿胶各二③两

上以三味捣筛，以三年米醋煮阿胶令消，和药，众手捻丸梧子大，每服三十丸，饮下，日三。如无三年醋，只用酽④醋。

柏皮汤⑤　专治久血利甚验。

柏皮　黄芩各二两

上㕮咀，每服四钱，水二盏，煎至一盏，去滓，入阿胶三片，再煎胶化服。腹痛甚者加栀子一两，小便不利者加茯苓六分⑥。

活人黄连阿胶汤　治热毒入胃，下利脓血。

栀子　黄连　黄柏

上㕮咀，依法煎服。

活人三黄熟艾汤　治伤寒三四日，大热下利，热药不能止。

黄芩　黄连　黄柏　熟艾

海藏云：以上苦寒之药，原病不经内伤冷物者宜服，亦当察人之虚实及以脉别之。

---

① 枝：原作"枚"，据嘉靖本改。
② 丸：原作"汤"，据嘉靖本改。
③ 二：四库本作"三"。
④ 酽（yàn 燕）：指茶、酒、醋等饮料味浓厚。酽醋，浓醋。
⑤ 汤：原作"丸"，据嘉靖本改。
⑥ 分：四库本作"钱"。

经曰：脾脉外鼓沉为肠澼久不已，外鼓谓动于臂外也。肝脉小缓为肠澼易治，肝脉小缓为乘肝，故易治。肾脉小搏沉为肠澼下血，小为阴气不足，搏为阳气乘之，热在下，故下血也。血温身热者死。然血温身热，阴气丧乱，故死。心肝澼亦下血，肝藏血心养血故澼，皆下血也。上二脏同病者可治，心火小，木火相生，故可治。其脉小沉涩为肠澼，心肝脉小而沉涩者澼。其身热者，是火气内绝，去心而归于外也，故死。火成数七，故七日死。

仲景治痢紫参汤

紫参半斤　甘草二两

上以水五升煮紫参，取汁二升，入甘草再煎，去一升，分作三服，放温服之。

扁鹊云：若衄血、吐血，脉当沉细，若反浮大而牢者死。

叔和云：衄血吐血沉细宜，忽然浮大命倾危。经云：泄脱血而脉实，若遇于此，皆曰难治。又云：血温身热者死。

单黄连加减例①当在手少阴条下，以其利在肠胃，故列于此

黄连

加豆蔻、木香为豆蔻香连丸；加陈皮为柏连丸②；加诃子、木香为小香连丸；加黄柏为二圣丸；加木香、白附子为白附香连丸；加榆仁为榆仁丸；加阿胶、茯苓为阿胶丸；加阿胶、干姜、当归为驻车丸。

牛蒡子根散国医孙用和传　治汗不流，古方罕言之，此是汗

---

① 单黄连加减例：以下黄连加减方原为图表形式，因图表设计欠妥，今依四库本改为文字表述。

② 柏连丸：四库本同，从其药味组成来看，疑为"陈连丸"。

出时盖覆不周，汗出不匀，以致腰背手足挛搐。

牛蒡根二十条　麻黄二两　牛膝二两　天南星二两　地龙一①两

上牛蒡根去皮切，并诸药入砂盆内研细，好酒一升，同研烂，新布取汁，后用炭火烧一地坑子，内通红去炭扫尽，药汁内坑中，再以火烧黑色，将出于乳钵内，细研，每服半钱，温酒调下，日三服。用和亲患三年，服之大效。

玄胡丸海藏评解利伤寒丸药杂例并本方注后

玄胡　当归　青皮　陈皮　三棱　广茂　木香　干姜另为细末。各半两　雄黄三②钱，研粉，入姜末同研

上醋糊丸桐子大，每服三二十丸，白汤下，解利内外伤。诗曰：

玄归三广木，青陈姜与黄，醋糊丸桐大，偏宜内外伤。

紫霜丸　治伤寒温壮，内夹冷实，或已得汗，身热不除，及变蒸发热，日久不解，因食成痫，俗呼为食迷风。

代赭石火烧醋淬　赤石脂上末。各一两　巴豆三十个，去皮、脐，炒研　杏仁五十个，去皮、尖，面炒，另研

上用研匀，汤浸，蒸饼为丸，黄米大。小儿初生三十日以外，可服一丸；半岁、一年、二年可用三丸，乳下，米汤亦得。

无名丸解内外与四生例相似，在半夏例条下

贯众　茯苓　代赭石各一两，醋淬　自然铜三两三钱，醋淬九遍寒水石烧成粉，四两　黑豆去皮，研细，四两

上件为细末，小麦面为丸，绿豆大，生姜汤送下三五十丸。

无名丸此药不知来例，别无解利味数，止是贯众治头风，

---

① 一：四库本作"二"。
② 三：四库本作"二"。

有毒解毒，大抵解疫疠毒气则效，非若古法之分经也。本草云：代赭石苦甘寒，主鬼疰贼风。自然铜辛平无毒，疗折伤，散血主痛。贯众治头风。半夏治伤寒寒热；巴豆辛温，主伤寒，温疟寒热；豉煎亦解利。此三药虽云治伤寒，止治因内感而发出之外多效，若外感一日，太阳受之，不宜用此，不知药性者，不可执此解利外感，此药大抵止治内不能行经，若欲行经，非汤液不能也。代赭石、自然铜二味，兼以醋淬煅，以苦酒与火力同能上行，故解利也。若以代赭、自然二石，以性论下行之体无疑，更当详紫霜丸主治伤寒温壮，内夹冷实一句，只知无名体也。

天麻朱砂丸　治内外伤。

天麻一两　雄黄半两　朱砂二钱　巴豆去皮膜、油，半两，约二百粒

上为细末，腊和作铤子，旋丸如黍米大，每服三五丸，温酒白汤送下俱得，食后。玄明丸内有雄黄、干姜、苦酒，与此一体。本草云：雄黄味甘，治百节中大风，所以解利。

安先生传易老解利二药：

狼毒　大戟　草乌头生用。各等分

上为细末，醋糊丸，桐子大，每服五七丸或十丸，温水下。

解利伤寒嗜药

干山药　藜芦连须，一钱

上为细末，纸捻嗜之。

杨氏内解丸

芫花　红药各等分

上为细末，生用，醋糊丸，如绿豆大，温水下一丸，少顷，以葱醋米汤投之，无时。

四生丸

天南星　半夏　芫花　自然铜各等分

上为细末，醋打，荞麦面为丸，绿豆大。酒积、痰饮、胸胀腹满、食饮不消，五丸，临卧温水下，忌热物；伤寒、时疾，豆豉汤下十五丸，三服；解心气大痛，温醋汤下。

卷　三

阳明证 <small>先足经从汤液，次手经从杂例</small>

仲景白虎汤　治身热头疼，鼻干不得卧，尺寸脉俱浮而长。又治伤寒脉浮滑，此表有热，里有寒，非寒冷之寒，寒邪之寒热也。

石膏<small>四钱</small>　甘草<small>半钱</small>　知母<small>一钱半</small>　粳米<small>一勺</small>

上粗末，每服五钱匕，水一盏半，米熟，去滓，温服。

白虎加人参汤　治动而伤暑大渴。

白虎加苍术汤　治静而伤暑不渴。

白虎加桂汤　治中暑自汗微恶寒。

白虎加栀子汤　治小便淋而烦。

白虎加五味汤　治嗽而少津液。

竹叶石膏汤　治伤寒解后，虚羸少气，逆欲吐。

石膏<small>二钱</small>　人参<small>半钱</small>　粳米<small>百粒</small>　半夏<small>二钱半</small>　甘草<small>一字</small>　竹叶<small>五片</small>　麦门冬<small>一钱</small>

上为粗末，每服五钱匕，水一盏半，煎至米熟，温服。

张仲景炙甘草汤　本方在太阳门《伤寒类要》甘草一物汤后。此本太阳证，当列于太阳条下。胸者，肺之府也，故入阳明例。

活人五味子汤　治伤寒喘促，脉伏而厥。

五味子<small>半两</small>　人参①　陈皮<small>去白</small>　杏仁<small>去皮尖</small>　生姜　麦门冬<small>去心。各二钱半</small>　枣<small>三枚</small>

---

①　人参：四库本此药剂量为"三钱半"。

上剉如麻豆大，水二盏半，煎至一盏，去滓，分二服，熬猪肚汤。益气之源以消阴翳，则便溺有节，羊肉冬瓜汤。膏瘅①饮水溲多，肾气丸。胃热，消谷善食而瘦，地黄丸。

消渴手太阳不止，消中足阳明，消肾足少阴瘅成。消中而数少便，内化丹、麦门冬饮、易老顺气散小承气汤也。风髓丹、化水丹，壮水之主以制阳光，则渴饮不思。

仲景诸泻心等汤，手少阴也，以其心下痞，故入阳明例。况服栀子、黄芩、黄连、黄柏、大黄为上泻心经之剂，安得不例阳明乎？

大黄黄连泻心汤　治太阳病，医发汗，遂发热恶寒，因复下之，心下痞，表里俱虚，阴阳血气并竭，无阳则阴毒，复加烧针，因胸烦面青黄肤瞤者难治；若色微黄，手足温者易愈。心下痞，按之濡，其脉关上浮者。

大黄二两　黄连一两

加黄芩为伊尹三黄汤。

上二味，剉如麻豆大，沸汤二升渍之，须臾绞去滓，分温再服。

附子泻心汤　治心下痞而复恶寒汗出。本以下之，故心下痞，与泻心汤，痞不解，其人泻而躁烦，小便不利而口干渴者，五苓散主之②。

大黄　黄连　黄芩　附子

生姜泻心汤　治伤寒汗出解之后，胃中不和，心下痞硬，干噫食臭，胁下水气，腹中雷鸣下利者，此汤主之。

---

①　瘅：古同"疸"，黄疸病。

②　本以下之……主之：此段为《伤寒论》第156条文句，此处与附子泻心汤证混杂，当予识别。

生姜　半夏_{各二两}　甘草　黄芩　人参_{各一两半}　干姜　黄连_{各半两}　枣_{六枚}

上八味，以水五升，煮取三升，去滓，再煎取一升半，温服半升。

易老门冬饮子_{一名生脉散}　治老弱虚人大渴。

白茯苓_{去皮}　人参_{各二钱}　麦门冬_{去心}　五味子_{各半两}　枸杞子　甘草_{炙。各三钱}

上㕮咀，生姜水煎。此药与内化丹相表里，手太阴、足少阴，子母上下经也。

王朝奉录《千金》方　此方本意出竹叶石膏汤例，以此知仲景群方之祖也。治劳复，能起死人，气欲绝者主之。有效用麦门冬汤。

麦门冬汤①

麦门冬_{一两}　甘草_{炙，二两}　粳米_{半合}

上麦门冬去心，为细末，水二盏，煎粳米令熟，去米，约得汤一小盏半，入药五钱匕，枣二枚，去核，新竹叶十五片，同煎至一盏，去滓，大温服，不能服者，绵滴口中。后人治小儿不能灌药者，宜用之绵滴法。此方不用石膏，以其三焦无大热也。兼自欲死之人，阳气将绝也，故不用石膏。若加人参尤妙。

玉露散

寒水石_{半两}　石膏_{半两}　甘草_{二钱，半生半炙}

上为细末，汤调服。

---

① 麦门冬汤：正脉本此下有杜思敬"治劳复欲死、人气欲绝者，用之有效"批语。

《外台》：蒸病，一曰骨蒸，二曰脉蒸，三曰皮蒸，四曰肉蒸，五曰内蒸。各随脏主。又二十三蒸。各应见汤液主之尽矣。五曰内蒸，所以言内者，必外寒热，把手附骨而热也，其根在五脏六腑之中心。

因病后得之，骨肉自消，饮食无味，或皮毛燥而无光泽，蒸极之时，四肢渐细，足肿趺起。石膏十两，碾如乳粉法，水和服方寸匕，日再服，以体凉为度。

《类要》治膏瘅，饮少小便多：

秦椒一分，出汗　瓜蒂二分，末

上水调服方寸匕，日三服，此方服之令人多吐，宜约量多少，不可大过，一升分三。

伊尹甘草泻心汤　治伤寒中风，医反下之，其人下利，日数十行，米谷不化，腹中雷鸣，心下痞硬而满，干呕心烦不得安，医见心下痞，谓病不尽，复下之，其痞益甚，此非结热，但以胃中虚，客气上逆，故便硬也。宜此汤主之。

甘草二两　半夏一两　黄芩　干姜各三两半　黄连　人参各半两　枣六枚

上七味，以水五升，煮取三升，去滓，再煎，取一升半，温服半升分三。《伊尹汤液》此汤也七味，今监本无人参，脱落之也。伊尹三黄汤无黄芩，亦后人脱落之也。

半夏泻心汤　治下利而不痛者为痞也，痛即为结胸。

半夏一两一钱半　黄芩　人参　甘草炙　干姜各两半　黄连半两　大枣六枚

上水五升，煮取三升，去滓，再煎一升半，温服半升，分三服。

钱氏泻心汤一物

易老亦用一物。导赤散泻丙，泻心汤泻丁。

导赤散

生地黄　木通　甘草　竹叶各等分

上㕮咀，水煎，去滓服。一法去甘草，加黄芩，为火府丹。炼蜜为丸，弹子大，细嚼，竹叶汤送下。

一物泻心汤　张子秀①先生为泄斑汤，其法见斑论改误。

伊尹三黄汤，钱氏改为丸，治吐血黄疸。

《活人》黄连解毒汤四味，无大黄亦得，与四物汤相合，为各半汤，守真为既济解毒丸。《活人》解毒四味，海藏加防风、连翘为五黄丸，亦合防风。金花丸治风热，加柴胡治小儿潮热，加葛根治酒毒，加芦荟、青黛为衣，治小儿肝热并痞热，食涂上掷②，面黄腹大而足细，久则不治。

仲景茵陈蒿大黄汤　治湿热发黄。

茵陈蒿六　大黄三　栀子二

栀子柏皮汤二物　治燥热发黄。

文潞公《药准》

仲景茵陈蒿大黄汤　治发黄，大便自利不止者，加黄连、黄柏各三两，今加大黄用之多效。栀子柏皮汤加大黄、黄连，《活人》合而用之，改名解毒汤。仲景本方无黄芩，奉议方复有黄芩。《活人》用之，《伊尹汤液》大黄、黄芩并脱落之也。文潞公：连柏二物汤治黄有神，寒热者加小柴胡汤。

李思训论议：

---

①　张子秀：四库本作"张子修"。
②　食涂上掷：意思不明，疑误。

发黄有阴阳，然当犹为末也。云阳者，大渴而不与水，炎热而不通风是也；云阳黄者鲜之，原药过剂施之，而遂寇阳和，既言此二句，当时本无阴候，但言黄证，皆阳坏而成阴，不必直指有阴证，故治黄茵陈蒿为君，佐以栀子、大黄之属是也。若太阴有黄，不必茵陈蒿，内用干姜，只用理中温药足矣。既有茵陈蒿干姜汤，则知热证坏而成寒也，学者要穷其源，故大病主药内加热以温之也。谓如桂枝加芍药、桂枝加大黄，皆于本药外所可宜者加之也。大黄黄连泻心汤，文潞公：《金匮要略》为三黄丸，钱氏改为三黄汤。去黄芩为二圣丸，二味等分，细末，猪胆汤煮熟，如绿豆大，每服一十丸，米饮下。

香连丸　治泄利。

橘连丸　疳瘦。胆煮粟米粥为丸。

杂病发黄，痹虚也。黄久不去者，有积也。补脾磨积则可，不可用凉泻之药。

活人酒煮黄连丸　治暑毒伏深久不差，无药可治，大渴者，宜此。上黄连四两，无灰酒浸上一寸，以重汤熬干，碾为细末，糊丸绿豆大，热水下三十丸，胸中清凉不渴为愈。《肘后》治黄疸，医所不能治，水苽①汁顿服一小升，平旦服食后，须臾小便出愈，不尔再服。

红丸子　治大人脾积气滞，胸膈满闷，面黄腹胀，四肢无力，酒积不食，干呕不止，脾连心胸及两乳痛，妇人脾血积气诸般血癥气块，及小儿食积，骨瘦面黄，腹②胀气急，不嗜饮食，渐成脾劳，不拘老小③，并宜服之。

---

①　苽（gū 菇）：同"菰"。

②　腹：嘉靖本作"肚"。

③　小：嘉靖本作"少"。

京三棱_{三斤，水浸令软，切作片子}　蓬莪术_{五斤}　陈皮_{五斤，拣净}
胡椒_{三斤}　青皮_{五斤}　干姜_{三斤，炮}

上六味同为细末，醋糊为丸，桐子大。矾红为衣，每服二①十丸，食后姜汤送下，小儿临时加减服之。

易简红丸子_{修合治例②之法并见前方}

蓬莪术　京三棱　陈皮　青皮　胡椒　干姜　阿魏　矾红

上每服六十丸，姜汤送下，大治大人小儿脾胃等患，用极有神效。但三棱、蓬术本能破癥消癖，其性猛烈，人不以此为常服之剂，然今之所用者，以出产之处隔绝，二药不得其真，乃以红蒲根之类代之，性虽相近，而功力不同，年老、虚人、小儿、妊妇，以其治病不能伤耗真气，但服之无疑。此药须是修合令精细，用好米醋煮陈米粉为丸。若自修合之时，当去阿魏、矾红，名小橘皮煎，寻常饮食所伤，中脘痞满，服之应手而愈。大病之后，谷食难化及治中脘停酸，并用姜汤下。脾寒疟疾，生姜橘皮汤下。酒疸谷疸，遍身皆黄，大麦汤下。两胁引乳作痛，沉香汤下。脾食积，面黄腹胀，时或干呕，煨姜汤下。妇人脾血痛，及血癥气瘕，并经血不调，或过而不来，并用醋汤下。寒热往来者，尤宜服之。产后状如癫痫者，此乃败血上攻，迷乱心神所致，当以此药，用热醋汤下，其效尤速。男子妇人有癫痫之疾者，未必皆由心经蓄热者，亦因脾气不舒，遂致痰饮上迷心窍，故成斯疾。若服凉药过多，则昏乱益甚，当以此药，辰砂为衣，以橘皮煎汤下，名小镇心丸。妇人恶阻呕逆，全不纳食，诸药不效，惟此最妙，仍佐以二陈汤服之，

---

① 二：四库本作“三”。
② 例：四库本作“剂”。

疑其堕胎，必不信服，每每易名用之，特有奇功，然恐妊妇服此之后，偶尔伤动，归咎于此药，故不敢极言其妙矣。痰迷者红丸子，心热者妙香丸。

发黄兼诸杂证①

小便不利，烦躁喘渴，加茯苓、猪苓、滑石、当归、官桂；烦躁，喘呕不渴，加陈皮、白术、半夏、生姜、茯苓；四肢遍身冷，加附子、甘草。

茵陈蒿汤加减②：治肢体逆冷，腰上自汗，加附子、干姜、甘草；身冷汗不止者，加附子、干姜。

茵陈附子汤未已，其脉不出③，加吴茱萸、附子、干姜、木通、当归。

韩氏立名，虽曰茵陈茯苓汤、茵陈橘皮汤、小茵陈汤、茵陈四逆汤、茵陈附子汤、茵陈茱萸汤，大抵只是仲景治阴证加茵陈也，用者要当识之。此证言是温热与寒湿，故入阳明例，谓关天五之气。

丹砂丸 劳复后目中及遍身黄。

丹砂　马牙硝　麦门冬　犀角　牛黄　金箔

上治下后不任承气汤④，宜丹砂丸，腻粉一钱下之，用砂糖、轻粉新汲水调下。烦躁，《病源》云：阴少阳胜也。阴病亦有烦躁病。少阴病吐利，烦躁四逆者，死。结胸证有烦躁者，死。大青龙证亦有烦躁而燥。金匮竹皮大丸主虚烦佳。又：茯

---

① 发黄兼诸杂证：原无，据正脉本补。
② 汤加减：原无，据正脉本补。
③ 不出：四库本、正脉本作"尚伏"。
④ 汤：嘉靖本作"者"。

卷三

六一

苓散、猪苓汤并主烦躁。少阴病吐利手足逆冷，烦躁，茯苓四逆汤。发汗吐下后复烦不解者，茯苓四逆汤。少阴病吐利，手足逆冷，烦躁欲死者，吴茱萸汤。又：八正散治烦躁佳。

仲景栀子豉汤　治懊憹烦躁不得眠。

栀子四个　豉半两

上水二盏，煎栀子至一盏，入豉煎至七分，温服，得快止后服。一法加甘草三钱半，本非吐药，以燥湿郁甚，以此攻之，不能开通，则反吐，因吐则发泄郁结之气，及行津液，而血气宣行。若少气加甘草，以其邪在上焦而不受药，故吐之。栀子甘草豆豉汤，呕者加生姜三钱。

栀子厚朴汤　治伤寒下后，心腹胀满，起卧不安。

栀子四两　厚朴一两　枳实一枚　生姜三片

水煎服。

栀子干姜汤　治阴黄伤寒，医以丸药下之，身热不去，微烦。

栀子四枚　干姜半两

上水煎服。

以上五法，皆汗下吐后用之，以邪气陷于胸中，居最高之地，故随证加减用之。经曰：其高者因而越之。

活人薤白汤　治下利如烂汁。

栀子　豉　薤白

上剉，先煮栀子，次下薤白，次豉，水三升，煮取一升，温服。

凉膈散　此药阳明兼少阳气中之血药。

栀子　大黄　芒硝　黄芩　薄荷各半两　桔梗　甘草各一两
连翘七钱半

上咬咀，每服五钱匕，水煎，临卧时服，加生姜煎亦可。苦泄之剂下行居膈中，铁渡江非舟楫不能载，此药大概治左寸沉实而可下者。本方无桔梗，一法加防风。治肺金邪热，嗽有痰者，加半夏。易老减大黄、硝，解伤寒杂病，六经中热。凉膈与四物汤各半服，能益血泄热，一名双和散。

文潞公《药准》注李琬方：

山栀子　防风　连翘　柴胡　甘草

《活人》栀子连翘防风甘草汤兼少阳，钱氏去连翘，加藿香、石膏为泻黄散。《内经》云：诸气膹郁，皆属肺金。凡人有此疾，不可不用薄荷，故刘禹锡用此药以治膹气发肿，利关节也。易老凉膈散去大黄、硝，治六经中热，说得极有理，何以知？陈士良云：柴胡能引诸药入荣卫，疗阴阳毒，伤寒头痛，四季宜服。又云：柴胡主风气壅并攻胸膈，当茶食之。以此知易老之言有自来矣。

薄荷例<small>此药手太阴兼厥阴，故入阳明例</small>

薄荷煎<small>主疗并见《局方》，今用《御药院》料例</small>

薄荷叶<small>半斤</small>　甘草<small>一两</small>　防风<small>三钱</small>　缩砂仁<small>三钱</small>　桔梗<small>一半两</small>
芎<small>七钱半</small>

《御药院》蜜料药一斤，蜜三斤，煨开便和。去砂仁，加姜、羌活、荆芥、甘菊、大黄、白芷、人参为八风丹，朱砂为衣。

局方川芎丸

川芎<small>七钱半</small>　细辛<small>半钱</small>　防风<small>二钱半</small>　薄荷<small>七钱半</small>　桔梗<small>一两</small>
甘草

上细末，炼蜜丸一两半，分作五十丸，嚼一丸，茶清下①，食后服。一法川芎丸加枳壳，除热痰嗽。去桔梗，加荆芥、白僵蚕、天麻、羌活、白附子、川乌头、全蝎，名为不换金丹，朱砂为衣。

防风丸

防风　川芎　甘草　天麻以上各二两

上为细末，蜜丸，朱砂为衣，荆芥汤茶酒任下，每服作十丸。

生明丸

薄荷叶　川芎各七钱半　缩砂仁　甘菊花各半两

上为细末，蜜丸，每两分十丸。

二白丸　海藏法治虚人，禁凉药。

白檀　白芷　人参　川芎　白茯各三钱　防风七②钱　藿香一两　桔梗半两　细辛　砂仁各三钱　甘草三钱半　薄荷叶一两

上为细末，蜜丸，弹子大，嚼一丸，茶清下。

枳壳丸

薄荷煎加苍术、木贼、甘菊、枳壳、荆芥。

薄荷汤　治风壅痰涎，精神不爽。

薄荷一两二钱　瓜蒌根一钱二分　甘草六③钱半　荆芥　砂仁各半两　盐炒，四钱八分

上细末，每服一钱，点服。

清神散

薄荷叶三两　石膏四两，飞过，研　细辛五钱　荆芥穗　白檀

---

① 下：原无，据嘉靖本补。
② 七：四库本作"三"。
③ 六：四库本作"七"。

甘草各二两　人参　羌活　防风各一两

上细末，每二钱点服。

上清散

细辛三钱　干菊　川芎　薄荷　石膏　甘草　防风　羌活
荆芥穗以上各一两

上细末，茶①汤调服。

香甲散

川芎　青皮　白檀　干菊　甘草

上为细末，茶调服。

消风散主治、修制并见《局方》

川芎　羌活　人参　茯苓　藿香　防风　甘草炙　僵蚕炒
蝉壳各半两　厚朴制　陈皮洗炒。各一钱三分　荆芥穗半两

上为细末，茶酒任下。治沐浴感风寒。小儿用乳香荆芥汤
调下半钱，无时服。

神芎散　治偏正头痛，夹脑风，沐浴伤风等证，脱着同②。

甘草半两　薄荷　石膏　羌活　独活　干菊　荆芥　川芎各
一两

上细末，茶清下。如觉头风，两角痛，客主人是也，俗呼
为太阳穴。

又：点鼻法

人中白　地龙去土。各等分

上为细末，羊胆丸芥子大，用一丸，新水化开，点鼻中
立止。

化风散　治痰厥偏正头痛，一切伤风。

---

① 茶：原无，据嘉靖本补。

② 脱着同：意思不明，疑误。

荆芥　甘草_{各三两}　石膏_{四两}　薄荷　人参　羌活　细辛
防风　白檀_{各一两}

上滚水茶清调下。

化风丹　太阳阳明合病。

防风_{半斤}　羌活　白芷_{各四两}　麻黄　川乌_炮　甘草_{炙。各三两}
川芎　藁本_{各二两}　桂_{去浮皮}　干姜_炮　皂荚_{去皮、弦、子。各一两}

上为细末，酒浸，蒸饼为丸，鸡头子大，嚼二丸，茶酒任下。

三阳头痛：

羌活　防风　荆芥　升麻　葛根　白芷　石膏　柴胡　川芎　芍药　细辛　葱白

若阴证头痛，只用温中药足矣，如理中、姜附之类。本草注：桃花汤、赤石脂例当在手阳明条下。

仲景桃花汤　治伤寒下利不止，便脓血，治证全文并见本经。

赤石脂_{一斤半，一半全用，一半末用}　干姜_{一两}　粳米_{半合}

上以水七升，煮米熟为度，去滓，每服七合，内石脂末方寸匕，日三服，愈后止再服，不必尽剂。

乌头赤石脂丸　主心痛彻背者。

乌头_{炮，一钱}　附子_{炮，二分}　赤石脂　干姜　蜀椒_{各三①两}

上为细末，炼蜜丸如桐子大，先服一丸，不知稍增。

桃花丸亦治妇人崩中漏下。下痢脓血，桃花汤；纯下血，栀子柏皮汤。治大冷洞泻，腹滑下赤白，腹痛，驻车丸。孙用和治下利又血热痛，柏皮汤。若尿血，可用延胡索散。

---

① 三：四库本作"一"。

古方驻车丸

黄连六　干姜二　当归二　阿胶六①

上先以醋煮胶令消，入前三药，和匀，众手丸桐子大，米饮下三十丸。

古方三黄汤　后人以为柏皮汤。

黄连一　黄芩二　黄柏三

每服四五钱，水一盏半，煎至一盏，去滓，内阿胶二片，煎化服之。痛者加柏子，小便不利加茯苓，兼久血痢甚效。

延胡索散　治尿血。

延胡索一两　朴硝三分

上以水煎服之。

东垣二红丸　治小肠下利，夜多昼少，左手寸脉弦细，此从丙至壬，下补丹田，四肢厥冷，手足心反温，是为效也。

朱砂半两　附子　干姜　赤石脂各二钱

上为细末，酒糊丸桐子大，米汤下，少时以物压之，急剂不可缓也。

东垣三白丸

干姜一两　白石脂　寒水石　龙骨烧。各半两

上细末，生姜自然汁打糊为丸，桐子大，米汤下，少时以物压之。

以上六味药，东垣先生制药性云：白石脂一名白符，恶马目毒公②，味甘辛，涩大肠。

---

① 六：原缺，据四库本补。
② 马目毒公：鬼臼的别名，为小檗科植物八角莲的根茎。功能化痰散结、祛瘀止痛、清热解毒，主治咳嗽、咽喉肿痛、瘰疬瘿瘤、痈肿疔疮、毒蛇咬伤、跌打损伤、痹证。

东垣调气方　治赤白痢。黄连胶腊煮散，并见《本草》。宋王微①《桃饴赞》云：阿胶续气。并见阿胶条下。

白石脂　干姜各等分

上百沸汤和面为丸，搜和，并手丸桐子大，晒干，米饮下三十丸，久痢不定加至六十丸。霍乱，煎浆水为使。

赤石脂散

甘草二②钱　赤石脂半两　缩砂仁四两

上细末，米汤点服。脉弦者加防风，脉洪者加黄连，脉涩者加当归，脉迟者加干姜，无论寒热久病者亦加干姜。一法加龙骨、肉豆蔻，为豆蔻固肠丸。

《千金翼》曰：治痰饮吐水无时节者，其源以饮冷过度，遂令脾胃气弱，食不消化，饮食入胃，则皆变冷水，反吐不停，赤石脂散主之。

赤石脂一斤

捣筛服方寸匕，酒饮任服，稍稍加至三钱匕，服尽一斤，终身不吐冷水，又不下利，补五脏，令人肥健。有人痰饮，服诸药不效，服此即痊。小儿脐汗出不止，兼赤肿，以白石脂细末，熬温，扑脐中，日三良。

仲景赤石脂禹余粮汤　此当在手太阳条下。

治不应下而下之，泄不止，医与理中之类，其泄益甚，此寒在下焦，故以赤石脂禹余粮汤主之。

---

①　王微：原作"玉徽"，据文义改。王微，字景玄，南朝时期人。初司徒祭酒，转主簿，后任太子中舍人，以父孺忧去官，元嘉二十年（443）卒。有集十卷，内容包括"茯苓赞""黄连赞""桃饴赞"等。

②　二：嘉靖本作"五"。

震灵丹 紫府元君南岳魏夫人①方，出《道藏》，一名比金丹。此丹不犯金石飞走有性之药，不僭②不燥，夺造化冲和之功，大治男子真元虚惫，五劳七伤，脐腹冷疼，肢体酸痛，上盛下虚，头目眩晕，心神恍惚，血气衰微，及中风瘫痪，手足不遂，筋骨拘挛，腰膝沉重，容枯肌瘦，目暗耳聋，口苦舌干，饮食无味，心肾不足，精滑梦遗，膀胱疝坠，小便淋漓，夜多盗汗，久泻久利，呕吐不食，八风五痹，一切沉寒痼冷服之如神。及妇人血气不足，崩漏虚损带下，久冷胎脏无子，服之无不愈者。

禹余粮火煅醋淬不计遍次，以手捻得碎为度　丁头代赭石如上制　赤石脂　紫石英以上各四两

以上共四味，并作小块，入干锅内，盐泥固济，候干，用炭一十斤煅通红，火尽为度，入地坑出火毒二宿。

好乳香二两，另研细　没药一两，去沙，另研　五灵脂二两，去沙石，研　朱砂一两，水飞过

上前后八味为细末，以糯米粉煮糊为丸如小鸡头大，晒干，出光，每一粒空心温酒下，冷水亦得，常服镇心神，主颜色，温脾肾，理膝腰，除尸疰蛊毒，辟鬼魅邪厉，久服轻身，渐入仙道，忌猪羊血，恐减药力。妇人酸汤下，孕妇不可服。极有神效，不可尽述。

《易简》震灵丹加减例：

药八味同前，修合治疗之法前方并见。

---

① 南岳魏夫人：名华存，任城（今山东济宁）人，西晋司徒魏舒之女。自幼好道慕仙，嫁与南阳刘文为妻，后夫病故，潜心静养，至晋成帝咸和九年（334）乃托剑化形而去，享年83岁，后世称其为南岳真人、紫虚元君。

② 僭（jiàn 鉴）：过分。

上每服三粒，随病汤使咽下。妇人崩中下血，调香附末下；带下赤白，炒艾醋汤下；男子遗精白浊，米饮汤调茯苓末下；自汗盗汗，黄芪煎汤下；大便溏泄，浓米饮下；老人血利，白梅茶下；阴证伤寒，发热自利，煎附子汤下；沉寒痼冷，温酒咽下；肠风便血，调百草霜下；若休息痢疾，乌梅汤下。治疗汤大概如此。若男子应有走失或泄泻之后当服者，以枣汤下；妇人应是虚损，或失血之后常服，当用醋汤，就中汤使，或是服饵不便者，当斟酌易之。此药极固秘元气，无飞走之性，服之不致僭燥。但是微渴并肥伟人，不宜用此，常服恐涩滞气血，为痈疖之患。若用以治病，极有功效，不拘此说。

桃花丸

赤石脂二　干姜一　或加乌、附炮，半

上为细末，稀糊为丸，桐子大，每服三五十丸，米饮下，久痢便紫血者，当归汤下。治丙赤，石脂、干姜、附子；治庚白，石脂、附子、干姜。

局方赤石脂缩砂仁茯苓甘草散

活人赤石脂丸

赤石脂　干姜　当归　黄连

上蜜丸桐子大，米汤下二十丸。

五物厚肠丸

赤石脂　干姜　附子　吴茱萸　肉豆蔻

固肠丸

赤石脂　干姜　厚朴　肉豆蔻　缩砂仁　木香各半两。炮制蒸如法

上细末，糊丸桐子大，生姜米汤下，空心服。

旋覆代赭石例

仲景旋覆代赭石汤　坏证。

上伤寒吐下后，发汗虚烦，脉甚微，八九日，心下痞硬，胁下痛，气冲咽喉，眩冒，经脉动惕者，久而成痿，或伤寒发汗，或吐或下解后，心下痞硬，噫气不除者。

旋覆花三字　人参半钱　半夏半钱，姜制　生姜一钱一字　代赭石一字　甘草三字　大枣一枚。凡言一字者二分半也，正初补正

上㕮咀，每服五钱匕，水一盏半，煎至八分，温服。

旋覆花汤　治风热面生赤痱，鼻头赤，面紫黑者，当刺出血。

人参　生姜　甘草　茯苓　旋覆花去枝萼　黄芩　芍药　柴胡　枳实麸炒。以上各一钱

上粗末，以水四盏，慢火煎至二盏半，去滓，分三服，温饮。又：葛根升麻汤加黄芩、枳壳。

仲景治妇人，有三物旋覆花汤。胡洽①治痰饮在两胁间胀满等证，旋覆花丸。

酒齄　日华子云：山茱萸暖腰膝，助水脏，除一切风，逐一切气，破瘕②，治酒齄。汗出见湿，乃生痤痱，痱为疮癣也。劳汗当风，薄为皶，郁乃痤，痤色赤，膜内有脓血。

---

①　胡洽：南北朝时宋医家。一作胡道洽。广陵（今江苏江都）人。爱好音乐，精于医理，毕生以拯救为事，以医术知名。撰《胡洽百病方》二卷，已佚。

②　瘕：嘉靖本作"癥"。

旋覆花丸

旋覆花三两　防风　白芷　干葛①　天麻　天南星炒　半夏姜②制　石膏　川芎　陈皮以上各半两　白附子半两　蝎梢炒　僵蚕炒。各三钱

上细末，姜糊丸，桐子大，姜汤下食后三五十丸。

活人金沸草散　治伤寒中脘有痰，令人壮热，头痛筋急，时发寒热，皆类伤寒。

旋覆花即金沸草　荆芥　前胡各一两　甘草　赤茯苓　细辛半夏制。各三钱

上细末，每服三钱，水一盏，生姜十片，枣一枚，同煎七分，热服。

局方金沸草散　治风化痰，头项强，寒热，身体疼，咳嗽满喘，及时行疫气，壮热恶风。

旋覆花去梗　荆芥穗　前胡　麻黄去节。各一两　炙甘草　赤芍药　半夏制。各三钱

上咬咀，姜、枣煎，无时服。寒邪则汗出，风邪则解利。

千金翼旋覆花汤　治胸喉中痰结如胶，脐下膀胱留饮。

旋覆花　细辛　前胡　甘草炙　茯苓　半夏各一两半　生姜八两　桂心四两　乌头五枚，去皮脐

上九味，切，以水九升，煮取三升，分为三服。忌猪、羊等肉及生菜。加泽泻尤妙，更忌饧饴③。

外台旋覆花丸　治心头痰积宿水，呕逆不下食。

---

①　干葛：四库本作"干姜"。本方《御药院方》有载，干葛作"甘菊花"，录之互参。

②　姜：嘉靖本作"麦"。

③　更忌饧饴：嘉靖本无此四字。

人参　甘草　白术　枳实各半两　半夏姜制　泽泻　大黄　旋覆花各三钱

上细末，生姜糊为丸，桐子大，生姜汤下，无时。

范汪旋覆白术茯苓汤　治胸中痰结，脐下弦满，又治风水证。

旋覆花　白术　陈皮　茯苓各一两　桂去皮　当归各半两　细辛根　附子炮　半夏制。各半两

上九味，剉，每两分三四服，水二盏，生姜十片碎，同煎至七分，去滓①，食后、临卧服。忌猪羊肉食、饧饴、生菜、滋味等物。

仲景茯苓饮　治胸中停饮，心下宿水，吐水气满，不饮食。

茯苓　白术各一两　人参七钱半　枳实七钱　陈皮五钱

上剉，每料分四服，每服水二盏，生姜一钱，同煎至七分，取清饮，无时服。

千金翼大五饮丸胡洽②方同　主一留饮心下；二澼饮胁下；三痰饮胃中；四溢饮膈上；五留饮肠间。凡此五饮，酒后伤寒饮冷，渴多，故有此疾。

远志去心　苦参　藜芦　白术　乌鱼骨　甘遂　大黄　石膏　桔梗　五味子　半夏炮　紫菀　前胡　芒硝　栝蒌　桂心　苁蓉　贝母　芫花　人参　当归　茯苓　芍药　大戟　葶苈　黄芩以上各一两　常山　甘草　薯蓣　厚朴　细辛各三分　巴豆三十粒，去皮、心，熬

上三十二味，细末，蜜丸桐子大，酒下三丸，日三，稍加之。忌肉、生物、饧饴、冷水等物。

---

① 去滓：四库本作"饮清"。
② 洽：原作"合"，据文义改。

海藏五饮汤①

人参 陈皮 枳实 旋覆花 白术 茯苓 厚朴 泽泻 前胡 桂心 芍药 甘草 猪苓 半夏_{以上各等分}

上㕮咀，每料分四服，水二盏，姜十片，同②煎至七分，去滓，无时温服。所忌同上及滋味等物。

海藏云：五饮虽胸膈、心下、胁间、膀胱、胃中、大小肠，脏腑不同，俱在身以前，故入阳明例。五饮汤，若因饮酒有饮者加葛花、缩砂仁。

① 海藏五饮汤：正脉本此下有杜思敬"一留饮心下，二饮胁下，三痰饮胃中，四溢饮膈上，五流饮肠间，凡此五饮。酒后伤寒，饮冷过多，故有此疾"批语。

② 同：原作"碎"，据正脉本改。

卷　四

阳明证_{王朝奉集注谵语例}

谵语无次也。凡胃实有燥屎则谵语，故经曰实则谵语，虚则郑声。郑声者，重语也，非轻重之重。谵语有数种：有胃实谵语，有下证也；有合病谵语者，乃三阳合病也。其证腹满身重，口不仁，面垢，谵语遗尿，白虎汤；有少阳谵语，少阳不可发汗，只宜小柴胡汤；有火劫谵语，以火劫发汗，热气入胃故也，救逆汤；有汗多亡阳谵语，不可下也，宜柴胡桂枝汤和其荣卫，以通津液自愈；有下后谵语，伤寒八九日下之，胸满烦惊，小便不利，谵语，身重不可转侧者，柴胡加龙骨牡蛎汤；有热入血室谵语，阳明病下血谵语者，热入血室，但头汗出，刺期门。又妇人中风，经水适来，谵语，为热入血室，小柴胡汤，刺期门穴；有肝乘脾谵语，伤寒腹满谵语，寸口脉浮而紧，此肝乘脾也，名曰横，刺期门穴；有昼则明了，夜来谵语，此热入血室，无犯胃气及上二焦，不治自愈。

仲景调胃承气汤　治正阳明而不满。

大黄_{酒浸，五钱}　芒硝_{三钱}　甘草_{一钱}

上剉，作一服，水煎服，加生姜亦得。调胃承气汤与四物汤各半，一名玉烛散。

大承气汤　治大实大满。

枳实_{痞，麸炒}　厚朴_{满，姜制}　大黄_{实，酒浸}　芒硝_燥

小承气汤　治太阳阳明实而微满。

枳实_{麸炒}　厚朴_制　大黄_生

海藏云：调胃承气汤治实而不满，即正阳阳明是也。大承气汤治大满大实，即太阳阳明是也。小承气汤治实而微满，少阳阳明是也。太阳阳明、正阳阳明为最高之分，大黄但用酒浸，从巅而下之也。惟少阳阳明为最下之分，处三经之内，故大黄不用酒浸也，非若二经而高尔。若最高之分，用最下之药，则耳目昏冒，咽颊肿痛，神痴不清之病，有不免矣。若最下之分，用最高之药，则胸中气消，日久不复，虚损成劳之病，又不免矣。故仲景三承气汤，各有主治，随经而异，即不同也。又：年老虚人伤寒可下者，大承气汤、调胃承气汤皆去硝，慢火熬成，玄明粉量轻重而下之。

炼玄明粉法

朴硝二斤，淘净生好牙者，用砂锅一枚，叠实，以炭火十斤煅之，徐徐轻沸，可住大火，令大沸定，以炭盖之，复以炭十五斤，紧煅至火尽，放冷一伏时，出锅中药，放纸上，摊匀，就地上以盆盖之一伏时，日晒干，入甘草二两，炒微黄，剉碎，同捣细末，量热轻重沸点二三钱亦可愈。正经云：味辛甘性冷则治热病明矣。兼味辛又咸，此能润燥而软坚也，非大便燥结，脉滑有力及洪大者不宜服。却言暖水脏，女子服之补血脉，有失用药寒热之本意。经云：咸能胜血，岂能补血哉？又方治阴毒一句，其言又为错矣。若与硫黄、附子及诸阳药，多寡相佐而行，则可以治阴中有伏阳也。若是阴毒，别无伏阳，杀人甚速矣。太清伏炼法云：硝能制伏阳精，解火石之毒，则不治阴可知，用者审详也。

仲景治杂病三物厚朴汤

厚朴半斤　枳实五斤　大黄四两

上以水一斗二升，煎厚朴、枳实取五升，内入大黄，再煎取三升，温服一升，腹中转动矢气是也，更服一服下之，不效再服。易老治消渴在中，为顺气散。

调胃承气汤加蒡子、寒水石为细末，炼蜜调服，治疫气大头病。加当归为涤毒散，治时气疙瘩，五发，疮疡，喉闭，雷头。大便软，升麻荷叶汤，阳震之象也。王朝奉举常器之①云：有大小便不通、气结一条。有大便不通，连服三承气汤及诸下汤不通者，多是气结必死矣。可针阴会穴，在两阴之间，此数有救得者，因此亦有承气内兼巴豆下而通者，不可不知，加郁李仁佳。蜜导、姜锐二法在后。气结者②，《食疗》云：酒服郁李仁四十九粒，更泻尤良。

仲景厚朴七物汤　治腹痛胀满。

厚朴半斤　大黄三两　生姜五两　桂二两　甘草三两　大枣十两　大枳实五枚

上以水一斗，煎取四升，去滓，温服八合，日三服。呕者，加半夏五合；下痢者，加大黄；寒多者，加生姜半斤。杨氏治身体肿满水气，急卧不得，郁李仁一大合，为细末，和曲搜作饼子与食，入口即大便通利，气便差。

仲景桃仁承气汤，此下证脉在左手中，其热邪侵尽无形之气，则入有形血也。调胃承气汤加桂、桃仁引而入血也。此当在蓄血条下。

仲景枳实理中汤　炼蜜作丸如桐子大，白汤下三十丸。

深师消饮丸　治宿酒停饮，胸满呕逆，目视䀮䀮③，腹中水声痛，不思饮食。

---

① 常器之：宋代医家。名颖士。南宋绍兴二十四年（1154）为国医，术精，尤长于伤寒之诊治。于《伤寒论》颇有研究。

② 者：原作"会"，据《食疗本草》改。

③ 䀮（huāng 荒）䀮：视物不明貌。

白术二两　茯苓半两　枳实麸炒　干姜各七钱

上细末，蜜丸，桐子大，空心温水下三十丸，日三服，半月愈。

仲景神奇枳实汤　治心下水。易老改二味作丸，老年内伤便软。

梅师治痞方

白术　泽泻

生姜煎服，与枳术汤相合，四物作丸亦可。

五苓平胃各半散　生姜调服治心下水。五苓加石膏、寒水石、甘草为甘露饮，又治心下水并饮酒水泻者，生姜调三五钱，清浊立分。

雄黄锐散　治下部蟹疮。

青葙子　雄黄　苦参　黄连各三分　桃仁去皮尖，一分

上为散，以生艾捣汁和丸如枣核，绵裹内下部，扁竹汁更佳，冬无艾，只用散绵裹内亦得。狐惑与蟹皆为虫证，伤寒热入食少，肠胃空虚，三虫行作求食，蚀人五脏及下部为蟹病，其候齿无色，舌尽白，唇黑有疮，忽忽喜眠。上唇有疮，食其脏也；下唇有疮，食其肛也，害人甚急。治蟹，桃仁汤、黄连犀角汤、雄黄锐散。

小便不通例①

仲景猪苓汤　本少阴之剂，以其有五苓味三，故列阳明条下。又治中脘与脐下有水，或小便不通。

猪苓　茯苓　泽泻　滑石　阿胶

---

① 例：原作"利"，据正文标题改。

上每服五钱匕，水二盏，煎至一盏，去滓，内胶烊尽，温服，日三。小便不通，一切利小便药不效，以其服附子太过，消尽肺阴，气所不化，师用黄连芩解毒而得通。又刘子安病脑疽，服内托散后泄不止，小便大不通，亦消肺阴之过，诸药不效，郭子明辈用五苓木通导之愈秘，予用陈皮、茯苓、生甘草之类，肺气下行遂通，若止用利小便药，其不知本甚矣。

《灵苑》① 治五肿淋疾，劳淋、血淋、气淋、石淋至甚者，透格散。

硝石一两，无泥白者，研为细末，每服二钱

虚人宜玄明粉。

诸淋各依汤使于后：

劳倦虚损，小便不出，小腹急痛，葵②菜子末煎汤，通后便须服补虚人参散；血淋，小便不出，时下血，疼痛满急；热淋，小便热，赤色，淋沥不快，脐下急痛，并用冷水调下；气淋，小腹满急，尿后常有余沥，木通煎汤下；石淋，茎中痛，尿不能出，内引小腹，膨胀急痛，尿下沙石，令人闷绝，将药末先入铫子内，隔纸炒至纸焦，再研细，温水调下。小便不通，小麦汤下。卒患诸淋，并宜冷调并空心，先调使药散如水即服之，更以汤使送下，服诸药不效者，服此即愈。三焦热淋，玄明粉主之，如石膏尤佳。本草云：玄明粉调下。刘禹锡云：偏主石淋并五淋难产。冷淋小肠不利，茎中急痛，用石斛叶为末，每服三钱，水一盏，葱白七寸，煎至六分，去柤③，食前温服。

卷 四

七九

---

① 灵苑：即《灵苑方》，宋·沈括撰。原书已佚，佚文散见于《证类本草》《幼幼新书》等后世医药著作中。

② 葵：原作"菜"，据《医学纲目》卷十四引《灵苑方》改。

③ 柤（zhā渣）：古同"渣"，渣滓。

兼治吐血，去葱白不用。冷淋、热淋，俱用葱白连须，取其润而腻也。

《千金翼》治淋，黄芩四两，袋贮之，水五升，煮三升，分三服。小便卒大数，非淋也，令人瘦，以石膏半斤，碾细，水一斗，煮五升，稍温饮五合抱朴子。石淋若不通，石在小肠中，觅取淋中药煎呷，有神效。

抵圣散 治五淋，小肠不利，茎中痛。

槟榔_{面裹煨，三钱} 赤芍药_{一两}

上㕮咀，每服三钱，水一大盏，煎至七分，去粗，温服，食前。

《千金》：难产经数日，不能生出，子死腹中，母欲死者，瞿麦煎浓汁服。亦治竹木刺不得出肉者，服此瞿麦汁效。

八正散_{主治、修制并见《局方》}

大黄 瞿麦 木通 萹蓄 滑石 栀子 灯草 甘草 车前子_{等分，水煎}

本证外又治饮食过度，前后阴间有疮，诸药不效，宜服此散，兼以马齿苋及青黛为散上之，可得痊愈。_{出《衍义本草》马齿苋条下。}

瞿麦汤

瞿麦 木通_{各一两} 甘草_{三分} 茯苓 黄芩 猪苓 滑石 萹蓄 通草_{各一分}

上㕮咀，水煎服。渴，发热加瓜蒌根；小便赤加黄芩；小便少加车前子；小便涩淋加石韦、冬葵子、续随子；脐下悸动加桂枝、石韦。

石韦散

石韦 木通 瞿麦_{各二两} 王不留行 甘草 当归 芍药_以

上各一两　滑石　白术　葵子以上各三两

上为细末，汤调服。

六一散

滑石六两　甘草一两

上为细末，调服。加当归、井泉石为四血散，治衄血、吐血、便血。淋者加栀子；茎中痛加蒲黄；水泻加车前子，米饮调服。

栀子散　治五淋。见《钤注》

车前子散　治水泻，完谷不化，三二年久不愈者，瘦弱气脱，诸药难治。

车前子去沙土，炒　陈皮各二两　甘草一两

上为细末，米饮调下。

立效散

瞿麦一两　甘草三分　栀子半两

上咬咀，连须葱白、灯草、生姜同煎。加连翘四两，桔梗一两，蜜丸，治瘿瘤结核。

金钥匙散　治产后大小便不通、腹胀等证。

滑石　蒲黄各等分

上为细末，酒调下。

滑石治妇人过忍小便致胞转。滑石为末，葱白汤调下二钱或三钱。

涂脐法　治大便不通。

甘遂末内脐下，白面糊纸花子帖，仍及脐下近阴处，别用甘草汤服之。

《伤寒类要》：腹痛满、不得小便及天行病，雄黄细末，蜜

丸如枣核大，内溺孔中。雄黄灭瘢痕黑斑①。梅师治妊娠淋涩②
不通，水道热，车前子、葵根水煎服之。

蓄血 小便应秘而反自利甚，色白。

小便自利。

肾虚 下焦不收，胞有遗溺而频。

杨氏产乳子母二方 治妇人妊娠小便不利。

芜菁子末，水调服方寸匕，日二服。芜菁即蔓青也。

麻仁例

手阳明大肠经亦可利之，太阴津液不行之根。

麻仁丸

脾约丸

神功丸

润肠丸

三脘丸

五柔丸

三和散

七圣丸

七宣丸

大麻仁丸 风热燥寒秘用半硫丸、快活丸。

仲景麻仁丸古方料 治脉实多汗，浮芤相搏为胃热，浮涩
相搏为便难，此三者皆燥而损湿，故曰脾约。

麻仁二升 芍药半斤 枳实半斤 大黄一斤 厚朴一尺 杏仁

---

① 斑：原作"发"，据医理改。

② 涩：四库本作"沥"。

一斤，去皮尖，熬，研作脂

上六味为细末，炼蜜丸如桐子大，饮下十丸，日三服，渐加，以和为度。

活人脾约丸　见料大抵溲数则大便难。

麻仁半斤　芍药　大黄各二两　厚朴二两半　枳实　杏仁各二合半

上细末，炼蜜丸桐子大，饮下十丸，未和益之。汗多、胃热、便难，三者皆燥而乏液，故曰脾约，脾约者，束置而不行也。

《千金翼》并①范汪、张文仲、崔氏等方，煎与仲景同。许学士治年老虚人秘。

大麻仁　紫苏子各半合

上碾烂，取汁，分二作粥食之，后不服药而愈。

局方大麻仁丸主治、修制并见《局方》

陈皮　杏仁　木香

润肠丸蜜丸

陈皮　丁香

血加桃仁。

活人五柔丸主治、修制并见《局方》

大黄　前胡　半夏　苁蓉酒浸　当归　芍药　茯苓　细辛葶苈

上蜜丸桐子大，温水下二十丸。

局方中三和汤散

活人神功丸主治并见《局方》

麻仁五两，研　人参半两　大黄　诃子肉②各二两

---

①　并：原作"拜"，据嘉靖本改。

②　肉：四库本作"皮"。

上细末，炼蜜丸桐子大，温水下二十丸。产后秘者，米饮下。

局方七宣丸<small>主治、修制并见《局方》</small>　东垣云：治在脉则涩，在时则秋①。

大黄　枳实　木香　柴胡　桃仁　甘草　诃子皮

上炼蜜丸，如桐子大，米饮下二十丸。

七圣丸<small>主治、修制并见《局方》</small>　东垣云：治在脉则弦，在时则春。

槟榔　木香　川芎　羌活　桂心　大黄　郁李仁

上炼蜜丸，桐子大，温水下十五丸。

活人三脘散<small>主治、修制并见《局方》</small>

独活　白术　陈皮　木香　甘草　大腹皮　紫苏　木瓜　沉香　川芎　槟榔

上㕮咀，水煎服。

半硫丸　治老弱虚人大便秘者，此能利之。《易简》云：此润剂也。

硫黄　半夏<small>主治、修制并见《局方》条下</small>

快活丸　治中满虚痞，此燥剂也。

良姜　干姜　枳实　陈皮　木香　吴茱萸

上细末，面糊丸桐子大，生姜陈皮汤下。

海藏已寒丸　此丸不僭上，阳生于下。

治阴②证服四逆辈，胸中发热③而渴者，或数日大便秘，小

<small>① 东垣云……在时则秋：此句原在下文"米饮下二十丸"下，据下方"七圣丸"体例，故移于上。</small>

<small>② 阴：原作"阳"，据正脉本、嘉靖本改。</small>

<small>③ 热：正脉本、嘉靖本均作"燥"。</small>

便赤涩。服此丸上不燥，大小便自利。

肉桂　附子炮　乌头炮　良姜　干姜　芍药　茴香各等分

上细末，米糊丸桐子大，空心温水下五七十丸，或八九十丸，食前亦得，酒醋、糊丸俱可①。仲景云：趺阳脉浮而涩，浮则胃气强，涩则小便数，浮涩相搏，大便则难，主病人溲数、大便亦难。海藏云：已寒上五味虽热者，芍药、茴香润剂引而下之，阴得阳而化，故大小自通，如得春和之阳，冰自消矣。

五燥大便秘：

东方　其脉弦，风燥也，宜泻风之药治之。

独活　羌活　防风　茱萸　地黄　柴胡　川芎

南方　其脉洪，热燥也，宜咸苦之药治之。

黄芩　黄连　大黄　黄柏　芒硝

西南方　其脉缓，土燥也，宜润温之药治之。

芍药　半夏　生姜　乌梅　木瓜

西方　其脉涩，血燥也，宜滋血之药治之。

杏仁　麻仁　桃仁　当归　气结用木香　槟榔　枳实　陈皮　地黄　郁李仁

北方　其脉迟②，寒燥也，宜温热之药治之。

当归　肉桂　附子　乌头　硫黄　巴豆去皮　良姜

仲景：吐下之后，不大便五六日，至十余日，日晡所发潮热，不恶寒，独语如见鬼状，剧者发则不识人，循衣摸床，惕而不安，微喘，但发热谵语者③，属大承气汤：

---

① 可：原作"得"，据"正脉本"改。

② 迟：此下原衍"缓"字，据嘉靖本删。

③ 者：此下原有"上诫则戏，今慌语也"句，据《伤寒论》阳明病篇删。

枳实　厚朴　大黄　芒硝另入

上煎如常法，一服利者止，不必尽剂。《千金翼》并同。海藏云：此治下之后，大便涩也。循衣摸床者，热之极也。自气而之血，上而下之至厥阴之分，循衣摸床，撮空，惕而不安，掷手扬视，手太阴也，此下而复上也，热而不得出，故厥阴复传于太阴也。

地黄黄连汤　治妇人血气①证，因大脱血，崩漏或前后血，因而枯燥，其热不除②，循衣、撮空、摸床，闭目不省，掷手扬视，摇动不宁，错语失神，脉弦浮而虚，内燥热之极也，气粗鼻干而不润，上下通燥，此为难治，当服此药。

防风二两　川芎　当归　生地黄各七钱　栀子　黄连各三钱黄芩　赤芍药各二钱

上㕮咀，每服三钱，水二盏，煎七分，取清饮，无时徐徐与之。若脉实者加大黄下之。大承气汤，气药也，自外而内之内者用之；地黄黄连汤③，血药也，自内而之外者用之。血气合病，循衣撮空，其证相同。自气而之血，血而复之气，大承气汤下之也；自血而之气，气而复之血，地黄黄连汤主之。二者俱不得大便。东垣先生议论撮空证并见《难知》。许学士云属厥阴，洁古云属太阴，自下而上也。

蓄血例

衄血，蓄血上焦；心下手不近，蓄血中焦；且脐腹小肿大痛，蓄血下焦。蓄血上焦，或呕或衄或吐。此胸中手不可近也。

---

① 气：正脉本作"风"字。
② 其热不除：原作"阴热不"，据正脉本改。
③ 气药也……黄连汤：原无，据正脉本补。

活人犀角地黄汤　易老云：此药为最胜。

犀角如无，以升麻代之　芍药　生地黄　牡丹皮

上㕮咀，水煎服。热多者加黄芩；脉大来迟，腹不满自言满者，无热也，不用黄芩。升麻与犀角性味主治不同，以升麻代之，以是知引入阳也，治疮疹大盛。如元虚人，以黄芩芍药汤主之。

活人黄芩芍药汤　治虚不能饮食，衄血吐血。

白芍药　黄芩　甘草

二药治伤寒衄血、吐血、呕血。一法加生姜、黄芪。

地黄散　治衄血往来久不愈。

生地黄　熟地黄　地骨皮　枸杞子

上等分，焙干为细末，每服二钱，蜜汤调下，无时。

犀角地黄汤　治心经邪热，及言语蹇涩，发狂，心惕恍惚，惑忘之疾。

生犀角　朱砂　黄连　牡丹皮　甘草各一钱　白茯苓　生地黄各一钱半

上为粗末，水煎。钱氏又治伤寒少阳阳明合病。

必胜散　治男女血妄行、吐血、呕血、咯血、衄血。

人参　当归　熟地黄　小蓟根　川芎　蒲黄　乌梅肉

上等分，粗末，水煎，去滓，无时温服。

柏皮汤　治衄血、吐血、呕血皆失血虚损，形气不理，赢瘦不能食，心忪少气，燥渴发热。

生地黄　甘草　黄柏　白芍药各一两

上㕮咀，用醇酒三升渍之一宿，以铜器盛，米饮下蒸一炊时久，渍汁半升，食后时服，对病增损。《肘后》用熟地黄，水酒煎，饮清。

芪石汤 治产后血迷，不省人事。

海浮石研　黄柏末　陈皮去白　甘草各等分

上为细末，陈米饮调下三五钱，才分娩连三服至差，更无产后病。大破血，点鸡冠上化水为验。

治室女月露滞涩、心烦恍惚：

铅白霜细碾为末，每服一钱，地黄汁一合调下，如无汁，生地黄煎水亦得。治鼻衄血，铅白霜末，新水调下一字。

蓄血中焦：

仲景桃仁承气汤 此即心下手不可近。

易老用此独治中焦，以其内有调胃承气之汤。

桃仁　大黄　甘草　芒硝

上治牙齿等蚀，数年不愈，当作阳明蓄血治之，此药为细末，炼蜜丸桐子大服之。好饮辈多有此疾，屡服有效。

蓄血下焦：三焦蓄血，脉俱在左手中。

张仲景抵当汤 修制并见本方

水蛭　虻虫各三十个　桃仁二十个　大黄三两

上剉，水煎服。

许州陈大人①**传张仲景百劳丸** 治一切痨瘵积滞，疾不经药，坏证者宜服。

当归炒　乳香　没药各一钱　虻虫十四个，去翅、足　人参二钱 大黄四钱　水蛭十四个，炒　桃仁十四个，浸，去皮、尖

上为细末，炼蜜为丸桐子大，都作一服，可百丸，五更用百劳水下，取恶物为度，服白粥十日。百劳水，勺扬百遍，乃仲景澜水也。

---

① 人：嘉靖本作"夫"。

抵当丸与汤　四味同，但分两减半，捣细，水调服。前之百劳丸，乃是此抵当丸内加人参、当归、没药、乳香，蜜丸，澜水下。

通经丸　方乃仲景抵当丸内加穿山甲、广茂、桃仁、肉桂，蜜丸。妇人伤寒妊娠不可以此丸下，当以四物①大黄各半汤下之，在厥阴例四物汤条②下。

四血散出《诊治明理论》　治鼻血、口血、大小便血，服时随病上下，食前后。

　　紫苏　丹参　蒲黄　滑石

　　上各等分，细末调。

　　又方　卫州张推官在戡院，王公以职医官③直夜④，口传此方，治人效者，不可胜数，寻常凝滞，其效尤速，任冲不调，经脉闭塞，渐成癥瘕。

　　虻虫面炒，四十个　水蛭炒，四十个　斑蝥去翅、足，炒　杜牛膝各一⑤两　当归　红花各三钱　滑石二钱半

　　上细末，每服一钱，生桃仁七个，细研，入酒调下。如血未通，再服，以通为度，食前。

　　《韩氏微旨》方：

地黄汤　治病人七八日后，两手脉沉迟细微，肤冷，脐下满，或喜，或妄，或狂，或躁，大便实而色黑，小便自利者，此蓄血证具也。若年老及少年气虚弱者，宜此方主之。

---

① 物：此下原衍"汤"字，据卷十一"四物汤例"删。
② 条：原作"调"，据文义改。
③ 官：四库本作"宿"。
④ 直夜：夜间值班。
⑤ 一：四库本作"二"。

生地黄自然汁一升，如无生地黄，只用生干地黄末，一两　生藕自然汁半升，如无藕，以蓟刺汁半升，如无蓟刺汁，用刺蓟末一两　蓝叶一握，切碎，干者，末，半两　虻虫三十个，去足、翅、炒黄　大黄一两，剉如骰子大　桃仁半两，麸炒　水蛭十个

上同一处，水三升半，同慢火熬及二升以来，放冷，分三服，投一服至半日许，血未下，再投之。此地黄汤比抵当汤丸，其实甚轻也。如无地黄汁与藕汁，计升数添水同煎。

生漆汤　病人七八日后，两手脉沉细而数，或关前脉大，脐下满，或狂走，或喜妄，或谵语，不大便，小便自利，若病人年少气实，即血凝难下，恐抵当丸力不能及，宜此。

生地黄汁一升，如无汁，只用生干地黄三两半　犀角一两，镑为末　大黄三两，剉碎如骰子大　桃仁三十个，拍碎

上作一处，用水三升，好酒一升，慢火熬三升以来，倾出，滤去滓，再入锅，投点光生漆一两半，再熬之，至二升即住，净滤去滓，放冷，作三服，每投服候半日许，血未下，再投一服，候血下，即止服药。如无生地黄汁，更添水一升同煎。

海藏云：蓄血可用仲景抵当汤丸，恐庸医不知药性，用之大过，有不止损血之候，老弱虚人之禁也，故立生地黄汤虻虫、水蛭、大黄、桃仁内加生地黄、干漆、生藕、蓝叶之辈也。又云：生漆汤一方，亦恐其抵当汤丸下之大过也，是以知干漆为破血之剂，比之抵当汤则轻，用之通则重，用之破积治食则重也。食药内干漆、硇砂非气实不可用也。

活人大黄汤　治阳毒伤寒未解，热结在内，恍惚如狂者。

桃仁二十个，麸炒黄　官桂七钱，去皮　大黄一两　甘草一两　芒硝二钱半　木通一两　大腹皮一两

上㕮咀，每服四钱，水一钟，煎至六分，去粗，温服，无

时。此方细末，炼蜜丸，桐子大，温酒下二三十丸，治妇人经闭或不调。上妇人经闭或不通，当在此条下，亦在少阳例。经云：二阳之病发心脾，不得隐曲，女子不月。注云：男子少精亦同。若登高坠下，重物撞打，箭镞刃伤，心腹胸中停积，郁血不散。以上中下三焦部分分之，以易老犀角地黄汤、桃仁承气汤、抵当汤丸之类下之，亦有以小便同酒煎治之者，更有内加生地黄、当归煎服者，亦有加大黄者。又法：虚人不禁下之者，以四物汤加穿山甲煎服妙。亦有同花蕊石散以童子小便煎服或酒调下。此药与寒药正分阴阳，不可不辨也。若瘀血已去，以复元通气散加当归煎服亦可。又法：筋骨损伤，用左经丸之类，或用草乌头、枣肉为丸服之，以行诸经者，以其内无瘀血，改用之。药剂寒热温凉不一，惟智者能择之而不可偏执也。

掌中金丸　治妇人干血气。

穿山甲炮　草乌头　猪牙皂角各二钱　苦丁香　苦葶苈　川椒　甘草　白附子　巴豆各一钱。合①用研

上为细末，生葱绞汁，和丸弹子大，每服一丸，新绵包定，内阴中，一日即白，二日即赤，三日即血，神效。

五通丸　治妇人月水不通，脐腹硬痛，寒热盗汗。

干漆炒　红花　丁香　牡丹皮　当归　官桂　广茂各半两

上醋丸，桐子大，每服三十丸，当归酒下，米饮亦得。

女子不月，帝曰：何以知其妇人之怀子也？岐伯曰：身有病而无邪脉。若身有病而脉亦病，尺亦不至，是经不调也，胞闭亦同。

桃花散　治室女经闭不通，五心烦热。

---

① 合：正脉本作"全"。

红花　当归　杜牛膝　桃仁炒，去皮

上等分，每服三钱，温酒调下。

通经丸　治室女经不通，或疼痛或瘕。

桂心　大黄　青皮　干姜　川乌头炮　川椒　广茂　干漆炒
当归　桃仁

上为细末，先以四钱，米醋熬成膏，和余末七钱，丸桐子
大，空心醋汤下，加至三十丸，温酒亦得。

结胸例

大小陷胸汤丸主治并见仲景本方

仲景大陷胸汤

大黄　芒硝　甘遂

上先煮大黄至八分，去滓，下硝，一沸止，后调甘遂末一
字，温服，利止后服。

小陷胸汤

大黄　黄连　栝蒌实

上水二盏，先煮栝蒌实至一盏半，下诸药，煎取八分，温
服，未利再服，下黄涎。

大陷胸汤

大黄　葶苈　芒硝　杏仁

上上二味为末，下二味研，和末如弹子大，每服一丸，入
甘遂末半字，白蜜少许，水二盏半，煎至一盏，顿服，一宿未
利，再服。

活人大陷胸汤主治并见本经

桂枝　甘草　人参各三两　大枣三枚　栝蒌实一枚，去皮，用四
分之一

上剉麻豆大，水二盏，煎至八分，去相，温服，胸中无坚物者勿服。

治结胸圣饼子灸法

黄连七两　巴豆十四枚，通去皮用

上为细末，唾和成膏，安填入脐中，以艾炷灸其上，候透方止，神效。许学士治结胸，内药脐中，并见前治[1]法。

本草治结胸，蛴螬一个，碾，生绢绞汁，井花水调下。后见少阳䗪虫丸条。

王朝奉云：大小陷胸汤丸不效，宜增损理中丸：

干姜炮，半两　人参　栝蒌　甘草　牡蛎各二[2]两　枳实炒，二十四个　黄芩去皮，枯，一两　白术二两

上细末，炼蜜丸弹子大，白汤半盏煎服，不歇复与之，不过五六服，胸中豁然矣。用药神速，未尝见也。本方渴加瓜蒌根，不渴者除之。汗者加牡蛎，不汗者勿用。

宿食停留结胸具见《微旨》方。此非若已病饮水过多，成水结胸也，韩氏茯苓陷胸汤主之。

妇人血结胸：海蛤散在少阴仲景大䗪丸后。《活人》治妇人伤寒，血结胸膈而痛，不可抚近者宜。

海蛤散　治妇人血结胸，法当刺期门，仲景无药，此方疑非仲景之言，然而颇有理，姑存之。

海蛤一两　滑石一两　芒硝半两　甘草一两

上为细末，每服二钱，鸡子清调下，小肠通利则胸膈血散，膻中血裹则小肠壅滞，胸中血不流，宜此方。若便利血行，宜

---

① 治：原作"活"，据嘉靖本改。

② 二：四库本作"三"。

桂枝红花汤治之。

仲景文蛤散 治病在阳应以汗解之，反以冷水噀之，若灌之，其热被劫①不得去，弥更益烦，肉上粟起，意欲饮水，反不渴，宜文蛤散。若不差者，服五苓散。寒实结胸无热证者，与三物白散。庞安常云小陷胸丸，非也。文蛤一两，为散，沸汤和服方寸匕。

《外台》治五蒸五方，内有芒硝、苦参、蜜及青蒿、艾叶、大黄、石膏、生地黄之类，皆不出汤液，用者各随经虚实、内外、浅深治之，尽矣。

古今录验解五蒸汤

甘草一两　竹叶二把　茯苓　人参　知母　黄芩各二两　干地黄　葛根　石膏②碎。各三两　粳米一合

上十味，以水九升，煮取二升半，分为三服，亦可以水三升，先③煮小麦一升，乃煮药。忌海藻、菘菜、芜荑、米醋，《范汪》同。一方无甘草、茯苓、人参、竹叶。

又：**五蒸丸**

乌梅　鸡骨　紫菀　芍药　大黄　黄芩　细辛各五分　知母四分　矾石炒，二分　栝蒌　桂心各三分

上十一味，细末，蜜和丸桐子大，饮服十丸，日二。忌生姜、生菜。一方无桂心。自汗者，加地骨皮；无汗者，加柴胡根。

五蒸：

实热　黄连、黄芩、黄柏、大黄。

---

① 被劫：原作"蔽却"，据《伤寒论·辨太阳病脉证并治》改。
② 石膏：四库本此药剂量为"二两"。
③ 先：原无，据"正脉本"补。

虚热　乌梅、秦艽、柴胡、气也；青蒿、鳖甲、蛤蚧、小麦、牡丹皮，血也。

肺_{鼻干}　乌梅、紫菀、天门冬、麦门冬。

皮_{舌白唾血}　石膏、桑白皮。

肤_{昏昧嗜卧}　牡丹皮。

气_{遍身气热、喘促鼻干}　人参、黄芩、栀子。

大肠_{鼻口孔干痛}　芒硝、大黄。

脉_{唾白浪语，经络血脉缓急不调}　当归、生地黄。

心_{舌干}　黄连、生地黄。

血_{发焦}　地黄、当归、桂心、童子小便。

小肠_{下唇焦}　木通、赤茯苓、生地黄。

脾_{唇焦}　芍药、木瓜、苦参。

肉_{食无味而呕}　芍药。

胃_{舌下痛}　石膏、粳米、大黄、芒硝、葛根。

肝_{眼黑}　前胡、川芎、当归。

筋_{中焦}　川芎、当归。

胆_{眼白失色}　柴胡、栝蒌。

三焦_{作寒作热}　石膏、竹叶。

肾_{两耳焦}　石膏、知母、生地黄、寒水石。

脑_{头眩冈}　羌活、地黄、防风。

髓_{髓沸、骨中焦}　当归、地黄、天门冬。

骨_{齿黑、腰痛、足逆、变疳、食减①}　鳖甲、当归、地骨皮、牡丹皮、生地黄。

---

① 减：原作"藏"，据正脉本改。

肉①_{肢细趺肿，脏腑俱热}　石膏、黄柏。

胞_{小便黄赤}　生地黄、泽泻、茯苓、沉香、滑石。

膀胱_{左耳焦}　泽泻、茯苓、滑石。

　　凡此诸蒸，皆因热病后食肉、油腻、行房、饮酒犯之而成，久蒸不得除，变成痨病，即死矣。上二方数条当在前《外台》五蒸议论条下。

　　仲景蜜导煎法外，又有猪胆和醋法灌谷道中，崔氏依仲景法，亦用猪胆汁灌下部中，立通。又有姜兑_{一作锐法}：削生姜如小指长，二寸，盐涂之，内下部中，立通，虚人不可下者宜用，以其先结后溏也。崔氏云：若胃有燥屎，令人错语，宜承气汤。若大便利，错语，宜黄连解毒汤。又云：承气汤旧有芒硝，以其有毒，故去之，用之甚安。如服汤不得利者，用姜兑法。用此又不得利者，始可用加芒硝汤下之。海藏云：古人详细不妄用如此，今人好用凉药过泄之者，宜观此为鉴戒也。以上诸蒸，或脏病，或腑病，或脏腑俱病，脉络气血，交经相连，用药皆当合而用之，君臣佐使，上下奇偶，表里虚实，逆从通塞，汗下吐补，俱在其中矣。

---

　　① 肉：原作"内"，据四库本改。

卷　五

少阳证_{先足经从汤液，次手经从杂例}

海藏论男子妇人伤寒同一法

《活人》云：妇人伤寒，治法与男子不同，举男子调气，女子调血，以为大略；举脉紧、脉缓、脉洪为伤寒、伤风、热病为一证，当汗当下不必调血而后行。仲景不分男女，良以此欤。此论然①当，犹为未也。仲景亚圣也，世医所知，仲景不知有是理乎？圣人创物，贤者述之，事可以为天下，则圣人已先据之矣，何待世人明之乎？圣人不言，以其男女同诊也。后人不知汤液之源，故立为妇人法则异于男子，常人所易，明眼者肯以此为是乎？然以药考之，则可知也。假令桂枝、芍药固荣而闭卫，非血药如何？麻黄、防风虽为之发汗，本治乳子余疾，非血药如何？白虎、小柴胡中知母则治肾，柴胡则调经，皆气中之血药也。当归、地黄不言可知为血药，白术、人参皆以为气剂，本草言能利腰脐间血，非血药乎？大抵用之在阳，便是气药；用之在阴，便是血药。若男子与女人伤寒，皆荣卫受病，其证一也，何必云男先调气、女先调血也。此二句云岐子以为治杂病法之常体，非为伤寒设也。其所以异者，以其任冲盛而有子，月事行有期。有热入血室一证，不得不异也。在妊孕不得不保，在经血不得不调，表里汗下何尝有异也。无汗下药中增损，自有调保之义。《活人》云：妊娠不用桂枝、半夏、桃

---

① 然：四库本作"固"。

仁，柴胡汤减半夏为黄龙汤，是则是矣，必竟蓄血极而邻于死，须抵当汤丸，则安得不用，止是减剂从轻可也。故黄帝云：重身毒之何如？岐伯曰：有故无殒亦无殒也。大积大聚，可轻犯也，衰其大半乃止，过者死，此所以有从轻之义。《活人》注中举似其言甚当，仲景不言男子妇人有异，其意盖由诸此，以知桂枝、半夏、桃仁可用处必用，不可全无，但当从轻则可，以保安丸中有桂、附、牛膝，皆堕胎之剂，以其数多之中些少，是亦从轻而无妨也。又为引用，必须少而不可无也。大意如此，后之君子，更宜详定。保剂多破剂，少破者从其保；破剂多安剂，少安者从其破，此理不可不知。又：寒热多少例，寒者多，热者少，热不为之热；热者多，寒者少，寒不为之寒。

此妇人之病，多在经血不调，故妇人伤寒一条，列少阳条下。

仲景小柴胡汤　治往来寒热，胸胁痛而耳聋，或咳或呕，尺寸脉俱浮而弦。

柴胡三两　人参　半夏　黄芩　甘草

上㕮咀，生姜、枣煎。本经加减七法：此方亦治疟与杂病中外不相及。杂病寒热往来，经水不调加秦艽、芍药、当归、知母、地骨皮、牡丹皮、川芎、白术、茯苓，去半夏；治妇人虚劳发热，加蛤蚧、赤茯苓。小柴胡汤与四物汤各半，一名调经汤。无孕呕者，加半夏亦可；无汗者，加柴胡；恶寒者，加桂；有汗者，加地骨皮；嗽者，加紫菀；通经，加三棱、广茂；劳者，加鳖甲。

又小柴胡后加法：若胸中烦不呕者去半夏、人参，加栝蒌实二枚；若渴者去半夏，加人参合前成四两半，栝蒌根四两；若腹中痛者，去黄芩，加芍药三两；若胁下痞硬者，去大枣，加牡蛎四两；若心下悸、小便不利，去黄芩，加茯苓四两；若不渴、外有微热，去人参，加桂三两，温覆取微汗愈；若嗽，去人参、大枣、生姜，加五味子半两，干姜二两。血弱气尽，腠理间邪气因入，与正气相搏，结于胁下，正邪分争，往来寒热，发作有时，默然不欲饮食，脏腑相连，其痛心①下，邪高痛下，故使呕也，小柴胡汤主之。

易简小柴胡汤　治伤寒温病，身热恶风，头项强，胸满胁痛，烦渴呕哕，小便不利，大便秘硬，或过经未解，潮热不除，非汗非下之证，并宜服之，及产后劳复，发热头疼，往来寒热；及妇人伤寒，经水适来适断，发热发寒，昼则明了，夜则谵语，此为热入血室，则血必结，故使寒热如疟状，此药主之。小儿温热悉能治疗。

柴胡二两　半夏　黄芩　人参　甘草各二分②

上㕮咀，每服五钱，水钟半，生姜五片，枣一枚，煎至六分，去滓，食前服。若腹痛，去黄芩，加芍药半两；心悸，去黄芩，加茯苓一两；若不渴、外有热者，去人参，加桂三分，温服，令有汗则解；若咳嗽，去枣，加五味子三分，干姜半两；胸中烦而呕者，去半夏、人参，加栝蒌实半两；渴者，去半夏，加栝蒌根一两；胸中痞硬者，加煅了牡蛎一两。伤寒十三日不解，胸胁满而呕者，日③晡则发热，已而④微利，医以丸药利之，非其治也，宜加芒硝一两。伤寒十余日，结热在里，往来寒热，或心下急，郁郁微烦，或口生白苔，大便不通，或发热

---

① 心：嘉靖本作"必"。
② 分：嘉靖本作"两"。
③ 日：原无，据《伤寒论·辨太阳病脉证并治》补。
④ 而：原无，据《伤寒论·辨太阳病脉证并治》补。

汗出，或膈中满痛，或日晡发热如疟，或六七日目中不了了，睛不和，无里证，大便难，身发热者实也，去人参，加枳实、大黄一两，名大柴胡汤，服之以利为度。热除不宜遽①用补药，仍忌羊肉、腰子并酒、难化之物。或有所伤，是名食复，难以治疗，切宜忌之。

逍遥散主治、修制并见《局方》

柴胡二两　当归　芍药　白术　茯苓　甘草炙。各半两　薄荷少许

上㕮咀，生姜煎服。丹溪②云：治妇人大人小儿男女同法。

易简逍遥散　治血虚劳倦，五心烦热，肢体疼痛，头目昏重，心忪颊赤，口燥咽干，发热盗汗，减食嗜卧，及血热相搏，月水不调，脐腹胀痛，寒热如疟，又疗室女荣卫不和，痰嗽潮热，肌体羸瘦，渐成骨蒸。

白茯苓　白术　当归　白芍药　柴胡各一两　甘草半两

上㕮咀，每服四钱，水一钟，煨生姜一块，切片，煎至六分，去滓，热服无时。

一方名人参饮，治妇人血热，虚劳骨蒸，兼治邪热客于经络，肌热痰嗽，五心烦躁，头目昏疼，夜多盗汗，补正气解劳倦，用人参、白术、茯苓、柴胡、半夏、当归、赤芍药、干葛、甘草、黄芩各等分。上剉，每服四钱，水钟半，生姜四片，枣二枚，煎至六分，不拘时服。应有劳热证者，皆可服之，热退即止。但妇人寒热，亦因有经血结闭者，致令五心烦热，及骨节间热，或作虚劳治之，反以为害，积日既久，乃成真病，法

---

① 遽（jù据）：急；骤然。
② 丹溪：原作"勿谓"，据四库本改。

当行其经血。若月事以时，自然平治，或以《局方》大圣散用红花煎酒调服，不能饮者，以醋代之，仍以红丸子醋汤咽下。此二药大治经事不调，或腹有血块，若久无子息，服之数月，其效特异，非可数服，责其无功。或因下血过多，发为寒热，当用当归、地黄之类，如大建中，药令养劳，双和辈是也。然有痰饮停积之人，则难用此，盖当归、地黄与痰饮不得其宜，及①伤胃气，因是不进饮食，遂成真病，至于不救者多矣。痰饮中积，致生寒热者，宜以二陈汤、参苏饮等药疗之，应手其②效。更或③有服退热冷药太过，因而咳嗽，下利，发热自汗，皆不可用之，惟真武汤增损，名固阳汤，仍以震灵丹服之，病轻者可疗，重者当别求治法。

钱氏地骨皮散

秦艽鳖甲柴胡甘草汤

秦艽青蒿乌梅甘草汤

文潞公《药准》注李琬方：

柴胡　连翘　山栀子　防风　甘草

活人连翘栀子防风甘草汤

连翘饮子

四顺饮子　一名清凉饮子，治夜则在血，热而不厥。加荆芥、白术、麻黄，为洗心散。

守真柴胡饮子　治便硬气血各半。

柴胡煮散

钱氏黍粘子荆芥防风甘草汤

---

① 及：四库本作"反"。

② 手其：四库本作"乎有"。

③ 或：原作"是"，据四库本改。

局方消毒散 减防风，余三味。

古^①卿举败散 治妇人产后伤寒，风痉，角弓反张。

柴胡桂枝汤 小柴胡汤加桂枝芍药是也。

柴胡桂枝干姜汤

柴胡　黄芩　甘草　栝蒌根　桂枝　干姜　牡蛎

柴胡龙骨牡蛎汤

小柴胡去甘草，加铅丹、桂枝、龙骨、牡蛎、茯苓、大黄。

小柴胡加芒硝汤 治十三日过经不解。大抵须看少阳证不退而脏结，宜用小柴胡加桂汤，治疟疾兼支^②结。

大柴胡汤主治数条并见本经并《活人·药证》

柴胡　黄芩　半夏　生姜　大枣　芍药　枳实　大黄

《活人》举《伊尹汤液》大柴胡汤八味，今监本无黄芩，脱落之也。

洁古老人云：治表证仍在，里证已急，不如此不可用，小柴胡去参、草，加枳实、大黄。如缓治，不减人参、甘草。

深师黄芩汤 治伤寒六七日，发汗不解，呕逆下利，小便不利，胸胁痞满，微热而烦。

茯苓四钱　柴胡　半夏各八钱　桂心　黄芩各三钱

上㕮咀，生姜水煎服。

易简参苏饮 治感冒发热头疼，或因痰饮凝积，发而为热，并宜服之。若感冒发热，亦如服养胃汤法，以被盖卧，连进数服，微汗即愈。尚有余热，更宜徐徐饮食服之，自然平治。因痰食发热，但连日频进数服，以热退为期，不可预止，虽有前

① 古：原作"举"，据嘉靖本改。
② 支：四库本作"便"。

胡、干葛，但能解肌耳。既以枳壳、橘红辈，自能宽中快膈，不至伤脾，兼大治中脘痞闷，呕逆恶心，开胃进食，无以逾此，毋以性凉为疑，一切发热，皆能作效，不必拘其所因也。小儿、室女尤宜服耳。

前胡加三分　橘红　紫苏　干葛　半夏　茯苓　枳壳　陈皮甘草　桔梗　木香各半两

上㕮咀，每服四钱，水一钟半，生姜七片，枣一枚，煎至六分，去滓，不拘时候服。素有痰饮者，俟热退，以二陈汤或六君子汤间服。本方治痰饮停积，中脘闭塞，眩晕嘈烦，忪悸呕逆，及痰气中人，停留关节，手脚𤺊曳①，口眼㖞斜，半身不遂，食已即呕，头疼发热，状如伤寒者，悉主之。一方用此药三两，加四物二两，合和名茯苓补心汤，大治男子妇人虚劳发热，或五心烦热，并治吐血、衄血、便血，并妇人下血过多致虚热者，并得其宜。亦有用心过度发热者，用之亦有神效。往来寒热尤宜服之。

易简温胆汤　治大病后虚烦不得睡，兼治心胆虚怯，触事易惊，或梦寐不祥，或异象眩惑，遂致心惊胆慑，气郁生涎，涎与气搏，变生诸证，短气悸乏，或复自汗，或四肢浮肿，饮食无味，心虚烦闷，坐卧不安，悉能主之。

半夏一两　枳实二两　橘红二两半　甘草四钱半　茯苓三钱

上㕮咀，每服四钱，水一钟半，生姜七片，枣一枚，竹茹一块如钱大，煎至六分，去滓，食前热服。竹茹即刮竹青也，大治伤寒后虚烦。若伤寒后尚有余热，并热在上焦，兼汗下后表里俱虚，不可攻者，宜用人参竹叶汤。下利者，于竹叶汤中

---

① 𤺊曳（duǒyè 朵夜）：这里指手脚瘫痪。𤺊，下垂；曳，牵引，拖。

去石膏，加熟附，名既济汤。呕者，二陈汤。一法治伤寒坏证，时或发热，消渴烦躁，用新罗参不拘多少，煎汤，浸令水冷后①候，盛渴之时，与之顿服，热则随去矣。大抵伤寒渴者，不可多与水，水多积胸中，便为结胸矣，然亦濡沫之可也。伤寒之后，有吃逆者，此证最危，其他证有此亦然，当用半夏一两，生姜半两，白水煎服。一方用丁香十粒，柿蒂十五枚，煎汤半钟，乘热无时顿服。

易简降气汤 治虚阳上攻，气滞不快，上盛下虚，膈塞痰实，咽干不利，咳嗽中满，喘急气粗，脐腹膨胀，满闷虚烦，微渴引饮，头目昏眩，腰痛脚气，四肢倦怠，此药专治脚气上攻，中满喘急，下元虚冷，服补药不效②者立效。

前胡 厚朴 甘草 当归各二③两 肉桂 陈皮各三两 半夏五钱④

上哎咀，七味并紫苏子五两，缘难得真者，不若⑤用紫苏如前胡之数代之，共为八味，每服四钱，水一钟半，生姜五片，枣一枚，煎至七分，去粗，食后服。凡人中风、中气、肿满及脚气等患，多是虚气上攻，胸膈不快，不进饮食，此药大能降气，真俞山人降气汤后加参、附、五味、大腹皮之类，却非其真。若素脚气，只是上气喘急不得卧者，宜用橘皮、紫苏、人参、五味子、桔梗各等分，名神秘汤，甚者⑥用此调钟乳粉，下养正丹。脚气入腹，大便秘，不任冷药者，宜用养正丹，以

① 后：原作"候"，据《普济方》卷一百四十"伤寒门"改。
② 效：四库本作"差"。
③ 二：嘉靖本作"一"。
④ 钱：嘉靖本作"两"。
⑤ 若：原作"治"，据四库本改。
⑥ 者：原无，据四库本补。

温利之。一方以八味丸加川芎、细辛、桔梗、茯苓共十二味，名大降气汤，治法一同。若尊年人虚气上壅，当间以生附，加生姜煎，临熟磨以沉香，服之尤为稳当。

许学士地黄丸此方当在大薯蓣丸①后

地黄②　秦艽　黄芩　柴胡　赤芍药各半两

上细末，蜜为丸，乌梅汤下三十丸，无时，日二服。学士云：褚澄治寡妇、僧尼、室女别得其法，诊其脉左手关独出寸口过鱼际，乃知女子思男而不可得也。或云寡妇、师尼不可言僧字，然要当以《经》证③之。二阳病发心脾，不得④隐曲，故女子不月。此一条本为女子而言，王注内复云男子少精，是《经》言女而注言男，皆劳也。言僧一字，亦兼男之义。《仓公传》济北王侍人女病腰膝疼热，仓公曰：病得之欲男不可得，何以知之？诊其脉弦出寸口，是知之。妇人以血为本，血盛所以思男。褚澄云：僧尼则异于妻妾，学士改僧字为师字甚当。经云女子不月条下，王注云男子少精，兼之意也，又知僧字兼男之义。易老云：仲景治妇人经不调，尽在小柴胡调治条下，以此推之。

活人栀子乌梅甘草黄芩柴胡汤　治懊憹烦躁不得眠。

上五味粗末，生姜水煎，加竹叶、盐豉三十粒。

仲景治少阴心悸，不致水火，调其中而治本也。仲景云少阴证四逆条下，言或咳嗽，或悸，或自便，是假令一证，并不是上下一条通为一证也，或悸而反举之。言姑以四逆散主之，

---

①　丸：原无，据嘉靖本补。
②　地黄：嘉靖本作"生姜"，四库本此下有"二两"二字。
③　证：原作"劳"，据四库本改。
④　得：原作"言"，据嘉靖本改。

若果四逆，必不用于此也，何以然？下文云悸者加桂，腹痛不利者加附子，即知云岐子于此正条内去或悸二字并散，便用四逆汤下所主甚当。

金匮大薯蓣丸 治虚劳诸不足风气百病。

薯蓣三十分　甘草炙，二十分　当归　桂枝　熟地黄　大豆黄卷　曲各十分　阿胶蛤粉炒成珠　人参各七分　芎劳　麦门冬去心　芍药　白术　杏仁去皮尖，炒　防风各六分　柴胡　茯苓　桔梗各五分　干姜三分　白蔹二分　大枣百枚为膏

上二十一味，细末，炼蜜丸弹子大，空心酒下一丸，一百丸剂。

《外台秘要》、仲景、《病源》《小品方》：

太阳病过经十余日，及二三下之后四五日，柴胡汤证仍在者，先与小柴胡，呕不止，心下急一云呕不安，郁郁微烦者，为未解也，可与大柴胡汤，下之即愈。

半夏汤洗　柴胡各半斤　黄芩　芍药各三两　大枣二十个，擘破　生姜五两　枳实四个，炒

上七味切，以水一斗二升，煮取六升，去滓，更煎取三升，温服一升，日服。一方加大黄二两，今不加大黄，恐不名为大柴胡汤也。忌羊肉汤，兼治天行。《千金翼》《肘后》同。海藏云：正经呕家虽多阳明证，不可下，大柴胡主治但言呕不止，心下急，大柴胡汤下之，不可疑也。及点示正方，即内无大黄，却与本条相合。注中小字亦作呕止小安，仍未解者，即宜大黄也。故注后有加大黄一句，若全用有大黄，却是易老法治表证仍在，里证已急者也。古人用药，其精妙如此。

龙脑鸡苏丸增损比之《御药院》尤妙　除烦①解劳②，下气散郁，去肺热咳衄③，心热惊悸，脾胃④热口干、吐血，肝胆热泣⑤出、口苦，肾热神志不定。上而酒毒、膈热、消渴，下⑥而血利、五淋、血崩。此药清神爽气润肺，开心益志，滋肝补肾，令人身强体轻，耳目聪明，又能利膈化热痰，去膀胱中积热，三焦永无滞塞。

鸡苏叶龙脑薄荷是　新蒲黄　黄芪　人参　木通各二两　麦门冬去心，四两　甘草一两半　黄连一两　干地黄六两，为末　阿胶炒焦，二两　柴胡银州鼠尾红色者，二两，剉，同木通沸汤半升浸一日夜，绞取汁

上为细末，用西路好蜜二斤余，先炼一二沸，然后下生地黄末，不住手搅，徐徐入绞下者木通柴胡汁，慢火熬成膏，勿令火紧焦了，然后将其余药末和丸，如豌豆大。每服二十丸，白汤下。虚劳烦热，栀子汤下；肺热，黄芩汤下；心热，悸动恍惚，人参汤下；唾咯吐衄血，去心麦门冬汤下；脾胃热，赤芍药生甘草汤下；肝热，防风汤下；肾热，黄柏汤下。以上诸证，并食后临卧。治五淋及妇人血崩漏下，车前子汤下；茎中痛，蒲黄、滑石各一钱，温水调下；室女虚劳，寒热潮作，煎柴胡人参汤下；痰嗽，生姜汤下；气逆，橘皮汤下。

黄芪膏子煎丸

人参　白术各一两半　甘草炙　白芷各五钱　柴胡拣净　黄芩

---

① 烦：原作"劳"，据正脉本改。
② 劳：原作"热"，据正脉本改。
③ 衄：原作"血"，据正脉本改。
④ 胃：原作"胸"，据正脉本改。
⑤ 泣：原作"气"，据正脉本改。
⑥ 下：原无，据四库本、正脉本补。

各一两　鳖甲一个，半手①大者，酥②炙

上细末，黄芪膏子丸如梧桐子大，每服三十丸至五十丸，百沸汤食前服。制黄芪膏，用黄芪半斤，粗末，水二斗，熬至一斗，去滓，再熬，不住手搅成膏至半斤，入白蜜一两，饧一两③，再熬，令蜜、饧熟，得膏子十两，放冷丸药。此为夏④剂，冬约量用之。

地骨皮枳壳散　治骨蒸劳⑤热，肌肉消瘦，力少困乏，夜多盗汗。

地骨皮　秦艽　柴胡　枳壳　当归　鳖甲醋炙黄　知母

上等分为末，水一钟，桃柳枝头各七个，姜三片，乌梅一个，每服三钱，煎至七分，去滓，临卧空心温服。

黄龙汤　治胎前产后寒热。

小柴胡去半夏，加芍药是也。一法以四物汤加蒲黄，亦名黄龙汤。

柴胡鳖甲散　大便硬者，柴胡鳖甲散；大便溏者半气半血，逍遥散。

柴胡　知母　贝母　地骨皮　鳖甲醋炙黄

上细末，蒿心七叶，乌梅三个，同煎。

王氏秦艽散

鳖甲醋炙黄　秦艽各一两半　知母　甘草各一两，炙　柴胡二两

上㕮咀，枣煎服。

---

① 手：原作"豊"，据正脉本改。
② 酥：嘉靖本作"醋"。
③ 饧一两：原无，据正脉本补。
④ 夏：原作"下"，据四库本改。
⑤ 劳：正脉本作"壮"。

局方秦艽鳖甲散

局方沉香鳖甲散

局方人参荆芥散以上三方主治、修制并见《局方》　孙用和小柴胡治瘴疫久疟，面黄肌瘦，不以明浅深，悉皆治之。心胸痞，不思饮食，加陈皮；渴者，加栝蒌根；喘者，加杏仁；便秘，加大黄；胁痞硬者，加牡蛎去皮三五剂。去半夏，加人参、栝蒌根，名曰黄龙汤。虚烦热，竹叶汤，此温热证与湿热证与伤寒稍别。疗伤寒，一桂枝，二麻黄，三青龙，四白虎，五柴胡，精当不差，立时见效，不必须候转泄，其间变坏，悔之晚矣。如色脉交乱，须辨明白无疑。阳盛热多，则白虎、竹叶；阴盛寒湿，则四逆、理中，以此思之，又岂有三百九十七法耶？云岐子论正法，与此同意。王朝奉举杜士云：凡春夏宜发汗，秋冬不宜汗，秋冬伤寒，只用小柴胡，顿服自愈，无汗亦愈。若未便伤寒，疑是风气痰壅等，皆治之。若浑身痛，小柴胡加桂尤妙也。

生犀散　治小产①骨蒸，日晚潮热，夜间盗汗，能饮食无肌肉，病后余毒，伤寒后服热物发热不除，及食羊肉物。

羚羊角　地骨皮　秦艽　枳壳　大黄　麦门冬　赤芍药
茯苓　柴胡　人参　桑白皮　黄芪　鳖甲醋炙黄色。各等分

上咬咀，青蒿水煎，去粗，温服。

《活人》妊妇伤寒加减例

妊妇伤寒，仲景无治法，非无治法也，以其有岐伯有故无损、可犯衰其大半一条，更不必云谓纷纷也。所以不言明者，

---

① 产：四库本作"儿"。

当识谓如《痉湿暍》一篇无药，仲景岂无治法而不知药？恐后人有所遗耳。《活人》治妇人伤寒，妊娠服药，予谨考而详之，无论有胎无胎，产前产后，主治药味，皆不出此圣人意。详云俗方可采者，与其间参用，则知其间亦有达古人意者，何必云以法考之，疑非古方也。发热恶寒，不离桂枝、芍药；往来寒热，不离柴胡、前胡；大渴，不离知母、石膏、五味子、麦门冬；大便滑者，不离桂、附、白术、干姜；大便燥结，不离大黄、黄芩；经水适来适断者，小柴胡；安胎，不离人参、阿胶、白术、黄芩；发汗，不离生姜、豆豉、麻黄、旋覆花；头疼，不离前胡、石膏、栀子；伤寒头痛，不离柴胡、石膏、甘草；满闷，不离枳实、陈皮；胎气不安，不离黄芩、麦门冬、人参；发斑变黑，不离黄芩、栀子、升麻。观此数条皆不出古人意，岂可云仲景无治法，不言妇人妊妇之的方也？仲景一书，妇人小儿兼之矣。《活人》论妇人伤寒，但云仲景，不言其意已足，不可云仲景无治法，以治之药求之，皆仲景本意，曷①尝出古人哉？《活人》此言虽失，亦急为后人不知汤液者言之也，岂敢云仲景不知也。《活人》之言失之过而不甚的当耳。

不老丹例

不老丹

何首乌　苍术　桑椹

煎②如法，并见《活人》。

局方何首乌苍术地黄煎　上地黄膏子煎与苍术煎合点服，

---

① 曷（hé 河）：岂；难道。
② 煎：四库本作"制"。

全养气血，无上神药也。

不老丹歌：皇甫敬之作，为德甫服此七十而无白发。

苍术四斤泔浸软，竹刀刮皮切作片。

一斤炒以四两盐，一斤椒炒黄色变。

一斤各用酒醋浸，三味出之以日见。

何首赤白各二斤，泔浸竹刮切来匀。

枣豆五升同一甔，枣豆烂时曝干成。

地骨①二升通捣细，椹汁和之如面剂。

置在盆中手按平，仍浇椹汁高三指。

夜取月精昼日华，吸尽椹汁药乃佳。

其药精干摩作块，亦用石臼捣无害。

捣之细熟须细罗，炼蜜为丸桐子大。

空心酒服一百丸，此是人间不老丹。

又方：

何首乌一斤，赤白相半 枣一升，入锅内用河水煮了，却以竹刀切开，炒干，去核同用 牛膝酒浸，焙干，一两 防风用水洗净，去芦，二两

上为细末，石臼杵，枣肉丸梧桐子大，空心，温酒下五十粒。

又方：

何首乌一斤 牛膝一两 熟地黄二两 蒲黄一两 干桑椹二两

上为细末，蜜丸桐子大，枣、蜜各半丸亦得。

逐风丹 治风痰通身疙瘩。

地骨皮一两 何首乌一斤 荆芥穗 甘草各四两 黑豆三升，

---

① 骨：四库本作"黄"。

河水煮，晒干

上为细末，酒调服三钱，或蜜丸弹子大，细嚼一丸，茶酒任下。

治瘰疬方　瘤气瘿起，结疣，瘤赘病。

上用黑熟桑椹二升，新布绞汁，砂锅内熬，不犯铁釜，后①成膏子，沸汤点服。

又：治瘰疬经年久不瘥者，以玄明粉末敷之，日二次。

消瘿丸　治结核瘰气。

连翘　栀子　桔梗　甘草　干柿　防风　牡蛎　玄参　丹参　荆芥　续断　鼠李　海藻　昆布　何首乌　白僵蚕　牛李②子　白头翁各等分

上为末，炼丸，食后，茶酒任下。

治瘤气瘿起：

连翘　栀子　瞿麦　防风　干柿　桔梗　甘草各等分

上细末，蜜丸桐子大服。

五香连翘汤　治痈疽瘰疬，风结肿气，恶疮毒气，疮气入腹，呕逆恶心，并皆治之。

木香　沉香　独活　升麻　甘草　麝香各半两　连翘　干葛　大黄　桑寄生　薰陆香各二两　淡竹茹　鸡舌③香

上㕮咀，水煎，终入竹茹。

治瘿鷥鵏丸

海燕　海带　海蛤　木通　青皮　昆布　诃子去核　连翘各等分　晚蚕沙　款冬花

---

① 后：四库本作“候”。
② 李：四库本作“荔”。
③ 舌：原作“心”，据《千金方》卷五改。鸡舌香，即丁香。

上细末，炼蜜丸鸡头实大，每服一丸，食后临卧嚼化，津液咽下。

孙尚药方 治小儿盗汗，潮热往来。

南蕃胡黄连　柴胡_{各等分}

上细末，炼蜜丸鸡头实大，每服二丸至三丸五丸，银石铫子内，用酒少许化开，更入水五分，重汤煮二三十沸，放温，食后和滓服。

治伤寒劳复①身热大小便赤如血色者：

胡黄连　山栀子_{去壳。各一两}　蜂蜜_{半两②}

上件和炒微焦，二味为细末，用猪胆汁和丸桐子大，每服生姜三片，乌梅一个，童子小便三合，浸半日，去粗，食后，暖小便令温送下十丸，临卧再服妙。

青蒿散 治骨蒸，便软，渴者。

青蒿　乌梅　秦艽　甘草_{各等分}

上㕮咀，同小麦煎服。

《金匮要略·疟病脉证并治证》三条、方六首。

师曰：疟脉自弦，弦数者多热，弦迟者多寒，弦小急者下之差，弦迟者可温之，弦紧者可发汗针灸也，浮大可吐之，弦数者风疾也，以饮食消息吐之。问曰：疟以月以日发，当以十五日愈。设若不差，当月尽解也。如其不差，当云何？师曰：此结为癥瘕，名曰疟母，急治之，宜鳖甲煎丸。

鳖甲煎丸

鳖甲_{十三分，炙}　乌扇③_{二分，烧}　黄芩_{三分}　柴胡_{六分}　石韦

---

① 复：嘉靖本作"后"。
② 蜂蜜半两：嘉靖本无此四字。
③ 扇：原作"犀"，据《金匮要略·疟病脉证并治》改。

二分，去毛　厚朴三分　瞿麦二分　紫葳二分　半夏一分，炮　人参一分　牡丹皮五分　虻虫五分，熬　阿胶三分，炒　蜂窠四分，熬　芒硝十二分　蜣螂六分，炙　大黄二分　芍药五分　桂枝三分，去皮　葶苈二分，熬　桃仁三分，去皮、尖，熬焦　鼠妇①一分，熬　干姜三分②

上二十二味，为末，取煅灶下灰一斗，清酒一斛五斗浸灰，候酒尽一半，着鳖甲于中，煮取泛烂③如胶漆，绞取汁，内诸药煎，为丸，如桐子大，空心服七丸，日三服。

师曰：阴气孤绝，阳气独发，则热而少气烦满，手足热而欲呕，名曰瘅④疟。若但热不寒者，邪气内藏于心，外舍分肉之间，令人消铄肌肉。温疟者，其脉如平，身无寒，但热，骨节烦疼，时呕，宜用白虎加桂枝汤主之。

知母六两　甘草炙，二两　石膏一斤，碎　桂枝三两　粳米六合

上五味，咬咀，以水一斗二升，煮米熟去滓，煎至三升，温服一升，日三，汗出愈。

蜀漆散　治疟多寒者名曰牡疟。

上杵为细末，未发前以浆水服三钱。温疟加蜀漆半分，临发时服一钱匕。一方云母作云实。

牡蛎汤　治牡疟。

麻黄去节　牡蛎熬。各四两　蜀漆洗，去芦　甘草炙。各二两

上咬咀，以水八升，先煮蜀漆，麻黄去上沫，得六升，内诸药，取二升，去粗，温服一升，吐则勿更服。见《外台》

---

① 妇：原无，据《金匮要略·疟病脉证并治》补。
② 干姜三分：原无，据《金匮要略·疟病脉证并治》补。
③ 烂：原作"泛"，据《金匮要略·疟病脉证并治》改。
④ 瘅：原作"痹"，据四库本及《金匮要略·疟病脉证并治》改。

小柴胡去半夏加栝蒌汤 见《外台》,《经心录》治劳疟

柴胡八两　黄芩炒,二两　生姜三两,切片　大枣十二枚　人参　栝蒌根各四两

上六味,㕮咀,以水一斗二升,煮取六升,去粗,再煎取三升,日三服。

柴胡桂姜汤　治寒多微有热,或但寒不热,服一剂如神,故录之。

柴胡八两　桂枝去皮　黄芩各三两　牡蛎炒　甘草炙　干姜各二两

上七味,㕮咀,以水一斗二升,煮取六升,去粗,再煎取三升,温服一升,日三,初烦汗出愈。出《伤寒论》。

九转灵砂丹　治疟。

紫河车一钱八分,研细,和后二味　铅一钱　信①一钱

上用雄黑豆一百粒,水浸一宿,去皮透时,研如泥,和三味匀末,丸桐子大、绿豆大、黍粒大三等,量虚实、老幼、大小服之。每服一二丸,或三丸,临晨日未出,面东,无根水下,不发日服。经曰:当其盛必毁,因其衰也,是必大昌。此之谓也。

又方　治疟久不愈。

上用蒜不以多少,杵和铅丹,丸鸡头实大,每服一丸,临晨面东新水下。

海藏疟论

暑之为病,以疟舍于荣卫之间,得秋之风寒所伤而后发。

———

① 信:信石,即砒霜。

亦有非暑感风寒而得之，邪并于阳则发热，冰水不能凉；邪并于阴则发寒，汤火不能温，并则病作，离则病止，故有时而休。在气则发之早，在血则发之晏①，浅则日作，深则间之，或在头项，或在背中，或在腰脊，虽上下远近之不同，在太阳则一也。或在四肢者，风摇之所及，随所伤而作，不必尽当风火也。先寒而后热②者，为之寒疟，先热而后寒者，为之温疟，二者不当治水火，当从乎中治，中治者，少阳也。渴者燥盛也，不渴者湿胜也。疟虽伤暑，遇秋而发，其不应者，秋病寒甚，太阴③多也；冬病寒不甚，阳不④争。春病则恶风，夏病则多汗，二者手少阳虚也。其病随四时而作，异形如此。又有得之于寒而发之于暑，邪舍于肾，足少阴也。有藏于心，居之于内，热索于肺，少阴也。至于少气烦冤，首足热而不寒，为之瘅⑤疟，足阳明也。治之奈何？当其盛而必毁，因其衰也，是必大昌矣。治法易老《疟论》备矣。

　　问曰：妇人经痛，大人小儿内热潮作，并疟寒热，其法同否？帝又问曰：病中外何如？岐伯曰：从内之外者调其内，若盛于外者，先治内而后治外。此言表里而出之异也。又云：中外不相及则治主病。中外不相及者，半表半里也。自外而入者有之，自内而出者亦有之，外入内出虽异也，在半表里则一矣。此从外之内者治其内，若盛于内者，先治外而后治内，中外不相及为少阳也，治主病者，治少阳也。帝问：大热之病，恶寒

---

① 晏（yàn 宴）：晚。
② 热：原作"疟"，据四库本改。
③ 阴：嘉靖本作"阳"。
④ 不：嘉靖本作"下"。
⑤ 瘅：原作"瘴"，据医理改。

发热如疟，或发一日，或发间日？岐伯对曰：以胜复之气，会遇之时有多有少，阴多阳少，其发日远，阳多阴少，其发日近，此胜复相搏，盛衰之节，疟亦同法。疟者，少阳也，少阳者，东方之气也，逆之则发寒，顺行则发热，故分之气异往来之不定也。妇人经水适来适断，病作少阳治之，伤寒杂病一体。经云：身有娠而脉有邪，经闭也。又云：月事不来者，胞脉闭也。经闭者尺①中不至，胞闭者生化绝源，二者皆血病，厥阴主之，厥阴病则少阳病矣，累及其夫也。小儿外感内伤，若有潮作寒热等证，并同少阳治之，男女同。以上男子妇人小儿闺女，或大寒或大热，或虚变成劳，脉有浮中沉之不同，故药有表里和之不一。察其在气在血，定其行阳行阴，使大小不失其宜，轻重各得其所，从缓从急，逆顺而②举则无不当，乃可以万全矣。此少阳一治，不可不知也。

《素问》五脏药证汤液

肝疟令人色苍苍然，太息，其状若死者，通脉四逆汤主之。

胃疟令人病也③，善饥而不能食，食而支满，腹大，建④中汤、理中丸主之。

心疟令人烦心甚，欲呕清水，及寒多不甚热，桂枝加黄芩汤主之。

脾疟令人寒，腹中痛，热则肠中鸣，鸣已汗出，小建中汤、芍药甘草汤主之。

---

① 尺：四库本作"赤"。
② 从缓从急逆顺而：四库本作"逆从缓急"。
③ 也：原作"已"，据四库本改。
④ 建：嘉靖本作"理"。

肺疟令人心寒，寒甚热，热间善①惊，如有见者，桂枝加芍药汤主之。

肾疟令人洒洒，腰脊痛，不能宛转，大便难，目眴眴然②，手足寒，桂枝加当归芍药汤主之。

《素问》六经药候汤液

少阳令人身体解㑊③，寒不甚，热不甚，恶见人，见人心惕惕然，热多汗出甚，小柴胡汤。

厥阴令人腰痛，小腹满，小便不利如癃状，非癃也，数便意，恐惧，气不足，肠中悒悒④，四物玄胡苦楝附子汤。

阳明令人先寒洒淅，寒甚久乃热，热去汗出，喜日月火光，气乃快然，桂枝二白虎一黄芩芍药加桂汤。

太阴令人不乐，好太息，不嗜食，多寒热汗出，病至则善呕，已乃衰，小建中汤、异功散。

太阳令人腰痛，头重，寒从背起，先寒后热，熇熇暍暍然⑤，热止汗出难已，羌活生地黄汤、小柴胡加桂汤。

少阳令人闷呕吐，甚则⑥寒热，热多寒少，欲闭户牖而处，其病难已，小柴胡加半夏汤。

小柴胡汤议论

小柴胡汤，不汗、不下、不利小便，故洁古名三奈汤也。

---

① 善：嘉靖本作"若"。
② 眴（xuàn 眩）眴然：眩晕貌。
③ 㑊：原作"伤"，据《素问·刺疟》改。
④ 悒（yì 异）悒：郁滞不通畅。
⑤ 暍（yē 噎）暍然：形容热盛之貌。
⑥ 则：原作"之"，据四库本改。

后人用六乙、凉膈和解之，不知何意？凉膈，气中之下药；六乙，则杂病膀胱中和小便药也。少阳证当阳明与太阴之间，故云半表里，所以小柴胡不汗、不下、不利小便，今六乙、凉膈既利而复下之，故有蓄血、心下痞证，岂可轻用为哉？若以利下之剂为可用，则古人麻黄、承气、五苓合而用之也，岂为有矣？古人之意，其害非轻，明者当识半在表乃身后之表，半在里非下之半在里，乃身前之里，则药不至于差惑也。

舌苔滑例王朝奉证治论脏结附

舌上苔滑，此丹田有热也。脉阴阳俱紧者，口中气出，唇口干燥，倦卧足冷，鼻中涕出，舌上苔滑，勿妄语也。到七八日以来，微热手足温为欲解，或八日以上反大发热者为难治。设使恶寒者，必欲呕也，可以柴胡去半夏加人参栝蒌汤，出小柴胡汤加减法。腹中痛者，可理中丸。脏结如结胸状，饮食如故，时时下利，脉浮，关脉小沉细紧，名曰脏结，舌上苔滑者难治，可刺关元穴。脏结无阳证，不往来寒热（一云寒而不热），其人反静，舌上苔滑者难治也，可刺关元穴，服小柴胡汤佳。阳明病脉浮而紧，咽燥口苦，腹满而喘，发热汗出，不恶寒，反恶热，身重，若下利则胃中虚，客热熏膈，心中懊恼，舌上苔滑者，服小柴胡汤，胃气和，汗出而解。

三焦热用药大例

上焦热：清神散、连翘防风汤、凉膈散、龙脑饮子、犀角地黄汤。

中焦热：小承气汤、调胃承气汤、洗心散、四顺清凉饮、桃仁承气汤。

下焦热：大承气汤、五苓散、立效散、八正散、石韦散、四物汤、抵当汤丸。

海藏云：此内热之大略也。有外热者，当求别法。兼此例有轻重气血之分，用者当择其可焉而已矣①。

---

① 已矣："正脉本"此下有"气分热，柴胡饮子、白虎汤；血分热，清凉饮子、桃仁承气汤；通治大热，三黄丸、黄连解毒汤。三焦寒用药大例：上焦，桂附丸、铁刷汤、胡椒理中丸；中焦，二气丸、附子理中丸、大建中；下焦，还少丹、八味丸、大真丹。气分寒，桂枝加附子汤、桂枝加芍药、人参新加汤；血分寒，巴戟丸、神珠丹。通治大寒，大巳寒丸、四逆汤。以上内有寒热之大略也，若外有寒热当求别法"一段文字。

卷 六

三阳拾遗例

海藏通圣散评议

通圣散治杂病最佳，治伤寒伤风有失其故，何也？防风、麻黄、葱、豉，汗也；大黄、芒硝，下也；栀子、滑石，利小便也。经云：发表攻里，本自不同，故发表不远热，攻里不远寒。仲景云：当汗而反下之者逆也，当下而反汗之者亦逆也。又云：桂枝下咽，阳盛则毙。承气入胃，阴盛乃亡。既有汗药而复有下药，发表攻里合而并进，有失古人用药之本意，兼日便不宜遽利，若利之过则燥而蓄血，汗之不当则生黄，下之不当则结胸。若药随虚实而变，上行则有汗多亡阳之证，下行则有下多亡阴之证，其害非轻，可不慎欤！在大定间，此药盛行于世而多效，何哉？当时虽市井之徒，口腹备，衣著全，心志乐，而形不苦，虽然用凉药亦多效而少失。如今之时，乃变乱之余，齑盐糟糠有所不充，加以天地肃杀之运五十余年，敢用凉药如平康之世耶？故多失而少效，有如仲景用桂枝当汉之末也，韩祗和解桂枝当宋之隆也，其时世之异，不可不知也。兼药犯三禁：伤风不宜汗而汗之，一也；伤寒不宜下而下之，二也；小便不宜重利而利之，三也。若知此而不犯，亦无生黄、蓄血、结胸之证，故余有白术、神术二汤，以革世医之弊云耳。

《韩氏微旨》论和解因时法李思训《保命伤寒论》亦出此书论

伤寒病有可汗者，论中但统言其汗证及可汗脉，或云脉浮弱，或云脉浮而数，或云脉浮紧，或云脉浮无汗而喘，或云脉浮为在表，今略举数条，后人但凭其脉之大概，并不分脉浮有阴阳虚实之理，又不分有可汗不可汗之趣，误投发表药，则多变成阳毒之患。今举病人有汗恶风、无汗发热分为三等，及据立春已后至立秋已前气候轻重各方治之，庶学者易为开误耳。

病人二三日已前，两手脉浮数，或缓，或急紧，按之则①软，寸关尺若力齐等，其力不甚大不甚小者，亦未可便投解表药，此是见表证未见表脉也。直候寸脉力小，如关尺脉大，即可投表药。大抵治伤寒病见证不见脉，未可投药；见脉不见证，虽少投药，亦无害矣。凡治杂病，以色为先，脉为后；治伤寒病②，以脉为先，证为后。病人两手脉浮数而紧，名曰伤寒，若关前寸脉力小，关后尺脉力大，虽然不恶风，不自汗出，此乃阴气已盛，先见于脉也。若不投药和之，后必恶风及自汗出。若立春已后至清明以前，宜调脉汤主之；清明已后至芒种以前，宜葛根柴胡汤主之；芒种以后至立秋已前，人参桔梗汤主之。

调脉汤

葛根一两　防风去芦　甘草炙。各半两　前胡去苗，三分

上为粗末，每服二钱，水一钟，生姜一块如小指大，擘破，煎至七分，去粗，温服。如寸脉依前力小，加枣三个，去核③，同煎。

葛根柴胡汤

葛根二两半　柴胡去苗，二两　芍药二分　甘草炙　桔梗各三分

上咬咀，每服二钱，水一钟，生姜二片，煎至七分，去滓，

---

① 则：四库本作"差"。
② 病：嘉靖本无此字。
③ 去核：嘉靖本作"擘破"。

热服。如寸脉依前力小，加葱白三寸，同煎服。

人参桔梗汤

人参　桔梗　甘草炙。各三分　麻黄去节，一两　石膏三两

上㕮咀，每服二钱，水一钟，荆芥五穗，煎至七分，去粗，热服。如寸脉依前力小，加麻黄二分，去节，同煎服。病人两手脉浮数而缓，名曰中风，若寸脉力小，尺脉力大，然不恶风自汗出，此乃阴气已先见于脉，若不投药和之，后必恶风自汗出。若立春已后清明以前，宜薄荷汤主之；清明以后至芒种以前，宜防风汤主之；芒种以后至立秋以前，宜香芎汤主之。

薄荷汤

薄荷一两　防风去芦　葛根各半两　甘草炙　人参各三分

上㕮咀，每服三钱，水一钟，煎至七分，去粗，热服，如三五服，寸脉力尚小，加薄荷三分。

防风汤

防风去芦，一两　厚朴去粗皮，炙，涂生姜汁①　桔梗各三分　甘草炙　旋覆花各半两

上㕮咀，每服三钱，水一钟，生姜一块如指大，擘破，煎至七分，去滓，热服。如三五服，寸脉力尚小，加荆芥五七穗同煎。

川芎汤

川芎一分　升麻三分　石膏二两　厚朴姜汁炒　甘草炙。各半两

上㕮咀，每服三钱，水一钟，煎至七分，去粗，温服，如三五服后，寸脉尚小，加细辛二分。

前二段又将伤风与伤寒各立法者何？盖谓病人始得病三日

---

① 汁：嘉靖本无此字。

以前，或因伤风脉缓，或因伤寒脉紧，然脉虽先见，而病证犹未见，尚可以药解之，故各立方耳。

　　病人两手脉浮数或紧或缓，寸脉短反力小于关尺脉者，此名阴盛阳虚。若自汗出而恶风者，是邪气在表，阴气独有余也，《素问》曰阴气有余为多汗身寒是也，即可投消阴助阳发表药治之。若立春已后清明以前，宜六物麻黄汤主之；清明以后至芒种以前，宜七物柴胡汤主之；芒种以后至立秋以前，宜发表汤主之。

六物麻黄汤

麻黄_{去节，一两}　苍术①_{泔浸}　葛根②_{各半两}　甘草_炙　人参_{各半两}

　　上㕮咀，每服三钱，水一钟，枣二枚，煎至七分，去滓，热服。如三五服后，汗未止犹恶风者，加荆芥半两③；如三五服后，不恶风犹汗自出者，加舶上丁香皮半两。

七物柴胡汤

柴胡④_{二两}　苍术_{去黑皮}　甘草_炙　荆芥穗_{各一两}　麻黄_{去节，一两}

　　上㕮咀，每服二钱，水一盏，生姜一块如指大，擘破，枣二枚，擘破，同煎至七分，去滓，热服。如服三五服后，汗未止犹恶风者，入葱白三寸；如三五服，汗犹未止者，加当归一两，每服加枣二⑤枚，同煎服。

---

① 苍术：四库本此药剂量为"三分"。
② 葛根：四库本此药剂量为"三分"。
③ 半两：四库本作"三分"。
④ 柴胡：四库本此下注有"去苗"二字。
⑤ 二：嘉靖本作"三"。

发表汤

麻黄_{去节，一两五钱}　苍术_{去黑皮，三两}　当归_{去芦}　人参_{各半两}
甘草_{炙，五分}　舶上丁香皮二①分

上㕮咀，每服三钱，水一钟，入生姜一块如指大，擘破，枣三枚，擘破，同煎至七分，去滓，热服。如三五服后，汗未止犹恶风者，加桂枝三分；如汗未止，更加细辛半两，以汗止为度。病人脉浮数或紧或缓，其脉上出鱼际，寸脉力大如关尺者，此名阳盛阴虚也。若发冒闷，口燥咽干者，乃是邪气在里②，阳气独有余也。《素问》曰：阳气有余为身热无汗是也。可投消阳助阴药以解里③。若立春以后至清明以前，宜人参汤主之；清明已后至芒种以前，宜前胡汤主之；芒种已后至立秋以前，宜石膏汤主之。

人参汤

人参_{半两}　芍药_{三分}　石膏_{二两}　柴胡_{去苗，一两}　甘草_{炙，三分}

上㕮咀，每服三钱，水一钟，生姜一块如指大，擘破，同煎至七分，去滓，热服。如三五服后，依前热未解，每服入豉三十粒，水一钟，同煎至八分，去滓，热服。

石膏汤

石膏　黄芩_{各三两}　芍药_{一两}　升麻_{三分}　柴胡_{去芦④}　甘草_{去红皮⑤。各一两}

上为末，每服三钱，水一钟半，入豉一合，煎至八分，去

---

① 二：嘉靖本作"三"。
② 里：嘉靖本作"表"。
③ 里：四库本作"表"。
④ 芦：四库本作"苗"。
⑤ 皮：四库本此下有"炙"字。

粗，热服。如服三五服后，热未解，加知母一两；又热未解，加大青一两。病人两手脉浮数或紧或缓，三部俱有力，无汗恶风者，此是阴阳气俱有余。《素问》曰：阴阳有余则无汗而寒是也，可用药平之。若立春以后至清明以前，宜解肌汤主之；清明以后至芒种以前，宜芍药汤主之；芒种以后至立秋以前，宜知母汤主之。

解肌汤

石膏二两　麻黄去节，三分　升麻　甘草炙。各半两

上咬咀，每服三钱，水一钟半，入豉半合，煎至八分，去滓，热服。如三五服后，犹恶风者，加麻黄半两，石膏一两。

芍药汤

芍药　荆芥穗各一两　石膏三两　炙甘草半两

上咬咀，每服三钱，水一钟，入姜一块如指大，擘破，同煎至七分，去滓，热服。如三五服后，犹恶风，每服加生姜一块如指大，擘破，同煎。

知母汤

知母　石膏　麻黄去节　升麻各一两　炙甘草半两

上咬咀，每服三钱，水一钟，入生姜一块如指大，擘破，同煎至八分，去滓，温服。三五服后，犹恶风，加麻黄半两，升麻半两。

仲景云：伤寒为病，脉缓者名伤①风，脉紧者名伤寒。今分此二端者，何也？始因冬寒毒之气中人，其内伏之阳沉潜于骨髓之内，每至春夏发时，因外伤寒引内邪出，或外伤风而引内邪出，及乎内邪既出，而为病一也。故古人立此二端，恐后

---

① 伤：嘉靖本作"中"。

疑其紧脉与缓脉治法别也。若伤风与伤寒脉异，何故仲景无别法治之，此乃后人不究仲景之心也。

前三段又将伤风与伤寒一法治者何？盖病人始得病后，脉与证俱见，若投解利药，必不得愈，故立前方同法而治之。

病人始得病一二日至五六日，尚有表脉及表证者，亦可以依脉证投药，凡投解表及发表药，每日可饮三服，若证甚可至五服外，不可频服药也。如证未解，次日依前再投，如证依前未解，可作热粥内加葱白亦可也。汗出勿厚衣盖覆，恐出汗太过，作亡阳证也。

伤于风者上先受之，伤于湿①者下先受之。

海藏云：《韩氏微旨》可汗一篇，有和解因时发，言伤寒之脉头小尾大，伤风之脉头大尾小。李思训《保命新书》亦分寸尺，与韩氏同之，非若前人总言尺寸脉浮而紧，尺寸脉俱浮而缓，紧则为伤寒无汗，缓则为伤风自汗。又有伤寒有汗者，有伤风无汗者，脉亦互差，与证不同，前人已尽之矣。惟韩、李所言，头小尾大即为伤寒，尾小头大即为伤风也，人病间有脉证异于尺寸者，故韩、李之述为和解因时发也。又恐后人疑其不与圣合，遂于本方药又立加减数条，亦不越前人之意，何其当哉！兼二公者，当宋之盛时，故有戒桂枝、麻黄不可轻用，故用石膏、麻黄、葛根、柴胡之平剂，当时则非，百世常行，时世迁移之活法也。可汗一篇，若从汤液随证应用，自有定规，虽明哲不可逾。又：寸口脉小，饮冷与雾露所伤，同作中焦治之。韩、李云伤寒寸小者，勿认与饮冷雾露同伤一体也。饮冷雾露寸口举按全无，是阴气在胃不和，阳气不能升越也。伤寒

---

① 湿：原作"温"，据嘉靖本改。

寸口小者，只与关以下至膀胱本部见之，寸口虽小，只是举之微小，沉得有也，非若饮冷雾露，举按全无也。若果寸口举按全无，即不可解利，则只宜温中，不可不知耶！

韩氏十四药定经

调脉汤，阳明少阳也；葛根柴胡汤，阳明少阳也；人参桔梗汤，太阳阳明也；薄荷汤，阳明也；防风汤，阳明也；香芎汤①，阳明也；六物麻黄汤，太阳阳明也；七物柴胡汤，太阳少阳也；发表汤，太阳也；人参汤，阳明少阳也；石膏汤，阳明少阳也；解肌汤，太阳阳明也；芍药汤，太阳阳明也；知母汤，太阳阳明也。

上韩氏十四药，以经络求之。各有部分，轻重缓急，自有所宜，运气加临。各极其当，因而在其中矣，不必分至之远近，寒暑之盛衰，而谓之因时也。

仲景瓜蒂散例

仲景瓜蒂散 病人桂枝证，头不痛，项不强，寸脉微浮，胸中痞硬，气上冲咽喉，不能太息者，此为胸中有寒也，当吐之，宜瓜蒂散。

瓜蒂 赤小豆各等分

上为细末，每服一钱匕，豉一合，汤七合，先渍之，须臾煮作稀粥，去粗，调散，温顿服②，不吐，少少加之，得快吐乃止。诸亡血虚家不可用此。

---

① 汤：嘉靖本作"散"。
② 顿服：原作"服顿"，据嘉靖本乙转。

宋氏《仲景钤法》嚪药瓜蒂散

瓜蒂十四个　丁香一个　黍米四十九粒

上细末，嚪水一口，嚪鼻，下黄涎。

治偏正头痛久不愈，服诸药及针刺莫能效者，以其湿气在头也。一味细末，一味者瓜蒂也。少许嚪之鼻中，清水徐徐出一昼夜，湿尽痛止为度，此亦吐之意也。经云：湿气在上，以苦吐之。故邪在胸中者服之，邪在头目者嚪之，皆吐之属也。张子和云：点目出泪，嚪鼻沥涕，口食漉涎，皆有以同乎吐也。

又：湿在胸中，故发头痛，瓜蒂末一钱，赤小豆末半钱，米汤调下，吐之，或醋浆亦得。湿气在头者，此药亦能吐之，然莫若嚪之为愈也。

瓜蒂散治伤寒三四日者，或觉心满坚硬，脚手心但热，变黄不治而欲死者，宜瓜蒂为细末，每用一字，吹鼻中，令黄水出，余残末用水调饮之，得呕黄水一二升乃愈。

小儿久患风痫，缠喉风痹，及大人风涎，潮热，发不省人，酒积，食劳，黄疸，脾湿肿满，劳热上喘，肌热咳嗽，中满眩晕，膈实痰饮，痰厥头痛，一切胸上病患，脉沉实按之有力者，并约量剂料轻重多少服之。以上瓜蒂吐不止，用麝香汤解之。

胜金丸

薄荷半斤　瓜蒂①半斤　藜芦末一两　朱砂半两　猪牙皂角二两

上牙皂槌碎，水一升，与薄荷一处揉取汁，熬成膏子，别将藜芦、瓜蒂、朱砂研匀，用膏子和龙眼大，以余朱砂为衣，温酒化下一丸，以吐为度，得吐而省人事者愈，不省则不可救

---

① 蒂：四库本此下有"末"字。

也。或者谓中气风无吐法，下金虎碧霞①以为戒，且如卒暴痰生，声如拽②锯，牙关不开，汤药不能入，其命须臾，若无此吐法，其误人之旨深矣。

瓜蒂散　治痰饮，酒积，食劳，留饮停滞，或寒结胸中，热郁所化，并宜用之。

瓜蒂　赤小豆各七十五个　人参半钱，去芦　甘草二钱半

上细末，每服一二钱，量虚实加减，酒调，空心辰刻饮之。

三圣散

防风　瓜蒂各三两　藜芦一两或半两

上粗末，每用三钱，以齑③汁一大盏，煎至七分，去滓，温服饮，探引令吐为度。宜静暖室不透风处用，吐至，以好醋葱汤解之。

古今吐法不一，在胸中者或嚏之，在头者或吐之，何也？答曰：头为天之天，肺为天之地，鼻为肺之窍，胸为肺之腑，总而言之，则皆心君之上，无形之中④，至高之分，故用之错而效之同也。

《衍义》云：瓜蒂即甜瓜蒂也。瓜蒂成熟则自落，其蒂在蔓茎上采得，曝干，不以多少为细末，量病轻重服一二钱匕，腻粉一钱匕，以水半合，用调匀灌之。

治风涎暴作，气塞倒仆，服之良久涎自出，或服药良久涎不出，含砂糖一块，下咽则涎出，此物甚不损人，全胜石碌⑤、

---

①　金虎碧霞：丹药名，具体方药不详。宋·周密《齐东野语》卷六："初虞世所集养生必用方，戒人不可妄服金虎碧霞丹。"

②　拽（yè 液）：拖；用力拉。

③　齑（jī 讥）：捣碎的姜、蒜、韭菜等。

④　中：嘉靖本作"神"。

⑤　石碌（lù 陆）：铜矿石。

硇砂等。

《食疗》云：瓜蒂主身面四肢浮肿，杀虫，去鼻中息肉，阴黄黄疸及暴急黄。瓜蒂、丁香各七枚，小豆为末，吹黑豆许嚏于鼻，少时黄水出差。

张文仲治伤寒热病，瘴疟及胸中恶痰饮，须可吐者，盐末一大匙，以生熟汤调下，须臾即吐，吐不快者，宜更服，甚良。又曰：《近效方》与《备急方》用。

《经验方》治遍身如金色黄：

瓜蒂四十九个，六月六日收者佳　丁香四十九个

上二味，用干锅子内烧烟尽度，细碾末，大人一字，小儿半字，吹鼻内及擦牙立效。

《外台》《肘后》方：　疗伤寒汗出不渴三四日，胸中恶心欲吐者。

豉三斤，以绵裹之　盐一两

上二味，以水七升，煮取二升半，去滓，内蜜一升，又煮二服，顿服二升，安卧，当吐不吐，再服。

又方：

苦参二分　甘草一分半　瓜蒂　赤豆各二七①枚

上四味，加以水一升，煎取半升，作一服，服之当吐，若吐不止者，以葱豉粥解之必止，忌海藻、松菜。

又方：

苦参　黄芩各二两　生地黄半斤

上三味，切，以水八升，煎取二升，服一升，或吐下毒物。忌芜荑。

---

① 七：四库本作"十"。

仲景治百合例《金匮》祖方全

百合知母汤

百合滑石代赭石汤

百合鸡子汤

百合地黄汤

又方：

治伤寒腹中痛。

百合一两，炒黄，为末，米饮调服。

孙真人治阴毒伤寒：

百合煮浓汁服之一升良。

《素问》解休

仲景百合诸汤

《活人》说百合证

上仲景百合诸汤名，本草所言备矣，后《活人》主治服饵，载之《百问》，读者当知其祖。

百合知母汤 治百合发汗后者。

百合七枚，擘　知母二两

上先以水洗百合，渍一宿，当去白沫，去其水，更以泉水二升，煮取一升，去滓，别以泉水二升，煮知母取一升，去滓后合和，再煎取一升半，分二，温服。

百合滑石代赭石汤 治百合病下之后者。

百合七个　滑石三两，绵裹　代赭石如弹子大，块碎，绵裹

上先将百合如前法制后去滓，别以泉水二升煮滑石、代赭

石，取一升，去滓后合和，再煮①取一升半，分二，温服。

百合鸡子汤 治百合病吐之后者。

百合七个 鸡子一个，取黄用

上先将百合如前法制后，去相，内鸡子黄，搅令匀，温服。

百合洗方 治百合弥月不解，变成渴者。

百合一升

上水一斗，渍一宿，以洗身，洗已，食煮饼，勿以盐豉也。

百合地黄汤 治百合病不经汗下吐，病形如初者。

百合七个 生地黄取汁，一升

上先以水洗百合，渍一宿，出白沫去之，更换以泉水二升，煮取一升，去滓，内地黄汁，煮取一升，分温再服，中病则止，大便下如漆。

百合滑石汤 治百合病变寒热。

百合一两，炙 滑石三两

上同为细末，米汤调服方寸匕，若微利者，止再服。

百合栝蒌牡蛎汤 治百合②病不差。

百合 栝蒌根 牡蛎以上各等分

上为末，每服方寸匕，日二三服。

海藏百合四君子汤 治老弱虚人不得眠。

解㑊尺脉缓涩，尺为阴部，腹肾主之。缓为热中，涩为无热而无血，故解㑊而不可名之。然寒不寒、热不热、弱不弱、壮不壮，宁不可名为之解㑊也。惟百合一证，与此比比相若。

《病源》《小品》**葳蕤汤** 疗冬温及春月伤风伤寒，则发

---

① 煮：嘉靖本作"煎"。
② 合：原无，据四库本补。

热，头眩疼，咽喉干，舌强，胸内疼，心胸痞满，腰背强，痞者，结病也。

葳蕤一两　白薇　麻黄去节　独活　川芎　杏仁去皮、尖　青木香如无，以麝香一分代之　甘草以上各二两　石膏三分，末之，绵裹

上九味，切，以水八升，煮取三升，分三服。若一寒一热，加朴硝一分，及大黄三两下之。忌海藻、松菜。《古方①录验》同。一方有葛根二两。

《千金》疗伤寒伤风五六日以上，但胸中烦，干呕者，宜栝蒌实汤主之，方祖《金匮》。

栝蒌实一两　柴胡半斤　黄芩　甘草各二两　生姜四两　大枣十枚

上六味，切，勿令大碎，吹去末，以水一斗二升，煮得六升，绞去滓，更煎取三升，温服三日。

千金翼五苓散　论云猪苓散，此当在太阳五苓散条下。

猪苓　茯苓　白术各三分　桂心二分　泽泻五分

上五味，捣筛末，服方寸匕，日三，多饮暖，汗出愈。

甘草泻心汤　伤寒中风，医反下之，其人下利，日数十行，水谷不化，腹中雷鸣，心下痞坚而呕，干呕心烦不能得安，医见心下痞，以为病未尽，复重下之，其痞益甚。此非结热，但以胸中虚，客气上逆，故益②坚，痞转甚，甘草泻心汤主之。

甘草炙，四两　黄芩三两　大枣十二枚　黄连二两　干姜炮，一两　半夏洗去滑，半斤

上六味，切，以水一斗，煮取六升，分六服。一方有人参三两。

---

① 方：按文义疑为"今"之误。

② 益：原无，据嘉靖本补。

医垒元戎 ｜ 一三四

《古今经验》疗中风伤寒，脉浮，发热往来，汗出恶风，颈强，鼻鸣干呕，阳旦汤主之方。

大枣十二枚，破　桂心三两　芍药三两　生姜三两　甘草二两　黄芩二两

上六味，㕮咀，以泉水六升，煮取四升，分四服，日三。自汗者，去桂心，加附子一枚；烦渴者，去桂，加栝蒌三两；利者，去芍药、桂，加干姜三两，附子一枚（炮）；心下悸者，去芍药，加茯苓四两；虚劳里急者，正阳旦汤主之，煎得二升，内胶饴半升，分为再服。若脉浮紧者，不可与也。《千金》同。

海藏十余证脉并药：

伤风脉紧，仲景大青龙汤主之。无汗恶风，仲景葛根汤主之。以上二证，伤风得伤寒脉，伤寒得伤风脉是也。易老断为桂枝柴黄各半汤。

中风伤寒，葳蕤汤；

中风伤寒，阳旦汤；

伤寒中风，栝蒌实汤。

此先后所伤不同，其中变证，所苦各异，故用药杂，非桂枝麻黄之正药也。

尺寸脉盛，重感于寒，变为温疟；

阳脉浮滑，阴脉濡弱，再遇于风，变为风湿；

阳脉洪数，阴脉实大，更遇温热，变为温毒；

阳脉濡弱，阴脉洪紧，更遇温气，变为温疫。

中风伤寒；

伤风见寒；

中暑中湿；

中暑饮冷。

盖因伤于寒邪，又感异气而变。凡此数症，皆重伤也。

海藏云：以上十余证，前后所伤不同，内外变证不一，非精于持诊者，不能别也。

张文仲疗伤寒，白膏摩体中，手当千遍，药力乃行，并疗恶疮，小儿头疮，牛领马鞍皆疗之。先以盐汤洗恶疮，布拭之，着膏上摩，向火千遍，日再，自消。

天雄　乌头炮　莽草　羊踯躅各等分

上四味。各切，以苦酒汤三升，渍一宿，作东向露灶，又作十二聚湿土各一升许，成膏。猪脂三斤，着铜器中，加灶上炊，以苇薪为火，令膏释，内所渍药，炊令沸，下者着土聚尽遍，药成，绞去滓。伤寒头痛，酒服如杏核一枚，温覆取汗；咽痛，含如枣核，日三，咽之，不可近目。《千金》同。

牙齿例

海藏云：牙齿者，足阳明经也，手阳明经也。足阳明之经，走上牙中，手阳明之经，走下齿中。牙齿者，骨之余也，坚则令人强食，或血出、断烂、诸痛、寒热不一，皆手足阳明也。

陈希夷神仙刷牙药　白牙黑发益精神。

猪牙皂角及生姜，西国升麻蜀地黄。

木律旱连槐夹子，细辛荷叶要相当。

青盐等分同烧炼，研煞将来用最良。

擦牙牢齿乌须鬓①，谁知世上有仙方。

上用二两，并剉碎，一新罐子，尽盛其药，用瓦子盖口，

---

① 鬓：嘉靖本作"眉"。

以麻索子系定，上用盐泥固济，约厚半寸许，晒①干，作一地坑子，坑子方阔二尺，深约七寸，先放一方砖，后安药罐子，以口向下坐，用木炭一秤，烧令透后，清烟出，稍存性，去火，发一宿，取出，研为细末，每蘸药刷上下牙齿，温水漱口，吐之。

麝香玉散②

酸石榴皮　诃子各二两　升麻　绿矾枯　何首乌　川芎　白芷　麝香一钱　五倍子　石胆矾各半两　脑子③半钱　猪牙皂灰　百药煎　青黛　白檀二钱　零陵香　木鳖子各二钱　白茯苓一两　藿香叶　没石子各一两半　好荜茇　青盐　细辛　荷叶灰

上细末，用药后茶清漱之。又方无脑子，加麝香三钱。

犀角升麻汤　治阳明受风热，口唇颊连鬓肿痛，鼻额连头痛。

犀角七钱半　升麻五钱　防风三钱半　羌活三钱一字　川芎三钱半　白附子　白芷二钱半　黄芩二钱半　生甘草二钱半

上㕮咀，作一服，水五盏，煎三盏，去滓，分三服。

梧桐泪散　治阳明经虚，风热所袭，流传牙齿，攻断肉则致肿结，妨闷甚者，为断间津液相搏，化为脓汁，宜用此药。

梧桐泪④　石胆矾　细辛根　乳发灰一钱一字　黄矾五钱　芦荟五钱　升麻五钱　麝香一钱　朱砂　川芎　当归　牛膝各二

---

① 晒：嘉靖本作"熬"。

② 麝香玉散：此方四库本组方为"酸石榴皮、诃子各一两，升麻、绿矾（枯）、猪牙皂灰、川芎、白芷、麝香一钱，五倍子、石胆矾各半，脑子半钱，青黛、白檀二钱，零陵香、木鳖子各一钱，百药煎、青盐、细辛、荷叶灰、白茯苓一两，藿香叶、没石子各一两半，好荜茇"。

③ 脑子：即冰片。

④ 梧桐泪：又名石泪，为杨柳科植物胡杨的树脂流入土中留存多年而成的块状物。

钱半

上细末，先以甘草汤漱口，后用药少许敷之，以常用少许擦牙齿，去风退热，消肿化毒，牢固牙齿，永无宣疳血蛀之病。

升麻丸 治阳明有热攻注，牙齿肿痛，脉洪大而实，宜以：

细辛　升麻　防己　羌活

内加牵牛、大黄泻之，加减丸数。

上并等分为末，炼蜜丸梧桐子大，每服二丸，临卧温水下。

白牙齿药

零陵香　白芷　青盐等分　砂锅别研细　升麻半两　石膏别研，一两　细辛二钱　麝香另研，半钱

上除内砂锅、石膏、麝香外，细末，入此五味，同调匀，早晨夜间用药擦牙，温水漱。

又方：升麻散

细辛六钱　川芎二两　升麻一两　藁本一两　石膏一两　皂荚一两　白芷一两

上每用药少许刷牙，温水漱，用沙罗①三次。

三圣散 治齿龈肿痛动摇。

甘葫芦子四两　牛膝二两

上细末，每用五钱匕，水一盏半，煎至一盏，去滓，稍热漱，多时吐之，呕哕不妨，食后临睡。

治齿根宣露动摇方

柳枝　防风　杏仁　青盐　地骨皮　细辛　生地黄各一两
蔓荆子半两

上为细末，药一钱，酒水各一盏，煎至一盏，去滓，热漱

---

① 沙罗："沙"同"纱"。纱罗，古代用条形绞经罗组织特殊工艺形成的织物，可用于过滤。

冷吐。

治牙齿脱落不牢方

熟铜末二两　当归一分　防风一分　地骨皮三两①　细辛根一分

上为末，将当归末和铜末研如泥，粉封齿，日夜各二度，三五日牢，一月内忌硬物。

《简要方》治牙齿肿痛：

白矾一两，枯　露蜂房一两，微炒

上为末，每用二钱，水一盏，煎十余沸，热渫②牙齿痛处，冷吐③之。

二十八宿散　治远年近日发牙痛。

丁香　荜茇　大椒　蝎梢

上各七个，同碾为细末，痛处用津点擦立止。

荜茇散　治风蛀牙疼，牙关紧急。

荜茇　草乌头　细辛　升麻　良姜　蝎梢

上为细末，如牙疼时擦少许，沥涎痛即止。

擦牙药

川芎　细辛　诃子　五倍子　百药煎各二钱半　胆矾半两绿矾半两　麝香如无，以甘松代之

上为细末，再入胆矾、麝香，研匀为度。每用一字，临卧刷之。

立效散　治牙疼。

小椒　露蜂房　青盐各等分

---

①　两：四库本作"分"。
②　渫（xiè谢）：除去，淘去污泥。
③　冷吐：嘉靖本作"涂"。

上为细末，煎数沸，放温漱之，痛即止。

益神散

一法加青黛、枣核、栗蓬①、熏灰，同末，刷牙。

五倍子半两　诃子三个，去核　石榴皮三钱半　胆矾钱半，别研为末　零陵香一钱　白芷一钱　麝香　绿矾半两，炒干一半，生用一半

加：盐半两　《食疗》云：皂角两锭

上同炒令赤，细碾，夜夜用擦牙齿，一月后有动者，齿及血龘并差，其牙坚牢。

返老还童丹

青盐六分　升麻一两　羌活一两　当归两半　五倍子一两　川芎半两　熟地黄一两　猪牙皂角一两

上用罐子一个，随药多少，用自己退发少许，盖药面，用瓦子盖之，盐泥固济，文武火煅香，熟气绝为度，冷取煞研为末，每日早晨及晚擦牙，久而见效。

《病源》曰：手阳明之支脉入于齿，齿是骨之所络，髓之所养，若风冷寒入于经络伤骨，冷气入齿根则齿痛。

海藏云：此骨与大肠俱热，大便秘，经络壅滞②而齿龈痛者，治法不同也。凡齿痛药并见《外台秘要》。

古今巴豆例

本草云：味辛温，主温热寒有毒，可以通塞③，可以开胃，可以磨坚，可以止涩，又可以备急而随肠，或佐以寒，或佐以热，加以五色。各随其脏，具见于后，以其此药多治肠胃手足

---

① 栗蓬：栗子的外刺苞。
② 滞：原作"治"，据医理改。
③ 塞：嘉靖本作"寒"。

阳明之经也，故入三阳拾遗例，《金匮玉函要略》《伤寒论》并杂疗诸方，皆张仲景祖神农法、伊尹体①箕子②而作也。唐宋以来，如孙思邈、葛稚川、朱奉议、王朝奉辈，其余名医虽多，皆不出仲景书也。

仲景备急丸 治卒暴百病，中恶客忤，治口禁停尸卒死。

巴豆　大黄　干姜各等分

上蜜丸，杵千下，丸如小豆大，每服三丸，苦酒下，如斡口不开，折齿灌之。三物，司空裴秀③亦作散，用治心腹诸疾，与上同。巴豆即斩关夺门之将，散不及丸，必用散者，取其急也。

三物须精新好者，细末，蜜丸，和捣千杵，丸如小豆大，胸满卒痛，如锥刀刺，气口急禁，停尸卒死，以暖水、苦酒服之。若不下，棒头斡开灌，令下咽，须臾差，未和，更与三丸，当便肠鸣转，即时吐下得愈。若口禁不开，折齿灌之，药下即生。

仲景白散

桔梗　贝母各一字半，末之　巴豆熬研，半字

上巴豆入散内碾匀服，强人半钱匕，弱人少减。病在上必吐，病在下必利，不利进热粥一杯。不止进冷粥一杯，若汗出已腹痛，与芍药三钱如上方。

---

① 体：礼也。

② 箕子：商代贵族。纣王的叔父，官太师。

③ 裴秀：字季彦，魏晋时期河东闻喜（今山西省闻喜县）人，任晋光禄大夫、司空，著名地图学家，作《禹贡地域图》，开创我国古代地图绘制学。

仲景飞尸走马汤

巴豆二枚，去皮、心　杏仁二枚，去皮、尖

上二味，绵缠，槌令极细，投热汤二合，指捻取白汁，便饮之，食顷当下，量大小老幼虚实加减服之，通鬼击病，忌野猪肉、芦笋。张文仲同。

黑神丸　治心腹诸疾。

巴豆二钱半　盐头四两

上为细末，滴水丸桐子大，麦炒香，水上浮不用，麦酒吞二丸。

状元丸　一名酒痫丸。

神曲炒　葛根各半两　半夏一两，洗　雄黄二钱　巴豆五十个白面一两

上六味，滴水丸桐子大，麦炒香，水上浮不用，麦酒下十二丸。

酒癥丸

巴豆十五个　雄黄六块，皂角子大　蝎梢十五个　白面五两

上为细末，水丸豌豆大，稍干。

神应丸　大治心腹胀满，宿食不消，饮食所伤，不喜饮食，诸药不效。

巴豆一百二十粒　面一斤，炒尽油

上连面一处为细末，醋糊丸绿豆大，冷水下二三十丸，食远。

青娥丸　此后并巴豆杏仁例。

一法加青黛一钱五分　巴豆二钱五分　白矾半两

上蒸饼丸绿豆大，每服二丸，甘草汤下，食后。

红粉丸　一法加胭脂，治妇人血不通。

一法加朱砂。

解毒雄黄丸　治缠喉风，急喉闭，卒倒，失音不语，不省人事。

一法加雄黄一分　郁金一分　巴豆十四个

玉霜丸

一法加轻粉、滑石；一法加白矾。

活人黑神丸

一法加盐豉、五灵脂，治湿痰食积。

钱氏紫霜丸

一法加代赭石、赤石脂；一法加大黄治热结；一法加附子、乌头治寒结。

感应丸主治、修制并见《局方》①

丁香一钱　木香一钱　肉豆蔻三钱　干姜半两　巴豆半两，制　杏仁半两，制　百草霜　蜡二两，醋煮

神应丸　治冷饮注泄者立止，海藏所改法也。

许学士云：此方得之王景长之家，近世名医多用，即知此方乃古方也。惟此为真《局方》，高殿前家亦非也。本方虽云秘者能下，泄者能止，用之少效，予反复本草味药证，但言巴豆得大者良，予改②法为神应丸。

木香一钱　丁香别研　干姜炮，半两　百草霜研细，半两（四味药末和匀）　杏仁半两　蜡二两，醋煮垢，先备下　巴豆半两，炒去油尽，微存性

上同碾为泥，上四味和匀，重罗细，入泥中，溶化蜡，入小油半两匀，同入泥与细末中研匀，及数百回后，至凝可搓作

---

① 局方：原作"本房"，因感应丸出《局方》，按本书体例改。

② 改：嘉靖本作"故"。

挺，蜡纸封聚，每挺可重一钱。

局方感应丸 治虚中积冷，气弱有伤，停积胃脘，不能传化，或因气冷，因饥饱食，饮酒过多，心下坚满，两胁胀痛，心腹大疼，霍乱吐泻，大便频并后重，迟涩久利赤白脓血相杂，米谷不消，除而复发。又治中脘呕吐，痰逆恶心，喜睡，头旋，胸膈痞闷，四肢倦怠，不欲饮食。又治妊娠伤寒，新产有伤，若久有积寒，吃热药不效者，并悉治之。又治久病形羸，荏苒岁月，渐致虚弱，面黄肌瘦，饮食或进或退，大便或秘或泄，不拘久新积冷，并悉治之。大病不过三服，便见痊愈。此药温无毒，并不燥热，不损胃气，亦不吐泻，止是磨化积聚，消逐温冷，疗饮食所伤，快三焦滞气。

新拣丁香一两五钱　南木香去芦，一两五钱　川干姜炮，一两　肉豆蔻去粗①皮，用②仁、子、滑皮，二十个　巴豆七十个，去皮、心膜，研细，出尽油，研如糊　杏仁拣肥者，去灰土，一百四十个，去尖，汤浸一宿，去皮，别研极烂如膏　百草霜用村③庄家锅底上刮者，细研，二两

上七味，除巴豆粉、百草霜、杏仁三味，余四味捣为细末，与前三味同拌，研令细，用好蜡匮和，先将蜡六两溶化作汁，以重绵滤去滓，更以好酒一升，于银石器内煮蜡溶滚数沸，倾酒冷，其蜡自浮于上，取蜡秤用。凡春夏修合，清油一两于铫内熬令末散香熟，次下酒煮蜡四两，同化作汁，就锅内乘热拌和前项药末；秋冬修合，用清油一两半同煎煮热作汁，和匮药末同剂，分作小锭子，以油单纸裹之，旋丸如绿豆大，每服三五粒，量虚实加减，温水吞下，不拘时候常服，进饮食，消酒

---

① 粗：原无，据《局方》卷三"虚中积冷"补。
② 用：原无，据《局方》卷三"虚中积冷"补。
③ 村：原无，据《局方》卷三"虚中积冷"补。

毒，令人不中酒。又治小儿脾胃虚弱，累有伤滞，粪白酢臭，下利水谷，每服五粒黍米大，干姜汤下，不拘时候。前项疾证，连绵月日，用热药攻取，转并不成效者，不拘老幼，虔心服饵，立有神效。

简易感应丸修合治疗之法并见《局方》

丁香　木香　杏仁　豆蔻　干姜　巴豆　百草霜各等分

上用见成丸子半两，入巴豆十枚，去壳，烂碾成膏，用乌梅三个，蒸过取肉，三件一处别碾，令极匀，丸如绿豆大。今人往往见巴豆不去油，不敢辄服，况尊贵之人，既有声色之奉于心，有怯尤不肯用，但巴豆之性，怪以温暖之剂，止能去花茎不动脏气，有饮则行，无饮则利。若病形体虽不甚壮实，既有饮气积气之患，与夫邪气入腹，大便必秘，若非挨动，何由得去，犹豫不决，则病势攻搅，愈见羸乏，莫若于病始萌之时，对证用之，流利之后，或大腑不调，则以石菖蒲解之，自然平治，却于㕮咀方中，选药调理。治心腹疼痛不可忍，服十丸，姜汤下；若未通再服，以利为期。服药之后，痛或愈甚，既以流利，痛或未除，仍阴阳搅乱，脏之未平，且甚痛，甚者至于厥逆，或面青口禁，当先以苏合香丸灌之，次投此药。治恶心呕逆，全不纳食，此药微微利通，方服温脾之药。治赤白痢病，心腹疼痛，先以此药微利，次方断下。兼治男子疝癖，疝气，膀胱奔豚，肾气脚气攻刺入腹，亦用此药微微利之。酒积痰饮为患，妇人血气，并宜服。

五脂丸　一名通膈丸。

五灵脂一两，净　青皮取末，半两　巴豆十余粒

上为细末，水调，捣成丸，大人绿豆大三丸，温水下，食后临卧；小儿米粒大一二丸，量虚实至三五丸。若合得经年陈

久愈佳。中有痰涎相混，不能施化，亦加至七丸。伤寒当下，用承气等汤不能下者，可前承气汤一服，此丸三五丸或五七丸，即可便也。

木香五灵脂丸

木香二钱　丁香二钱　肉豆蔻半两　三棱　青皮　陈皮各半两
牵牛半两　五灵脂五钱　巴豆四个，去皮、油

上为细末，醋糊丸绿豆大，每服十五丸至二十丸，温水下。治胸胁痞闷、气不顺、心腹疼痛、酒食所伤等证。

三倍丸

黄柏三两　蛤粉三两　巴豆去皮膜、油，一两

上将柏为末，入粉匀，再入豆霜，滴水丸桐子大，每服二三丸，水下。

解毒丸

雄黄一分　郁金一分　巴豆去皮、油，七个

上为细末，醋糊丸绿豆大，热茶清下七丸，吐出顽涎，立便苏省，未吐再服，如至死者，心头尤热，口禁药不下，即以铁单匙斡开，或折齿灌之，药下咽喉，无有不活，微吐泄不妨，及上膈壅热，痰涎不利，咽喉肿满，目赤痛肿，一切热毒，并宜服之。小儿喉肿痛，惊热痰涎壅塞，服二丸或三丸，量大小加减。

软红丸　治妇人心痛。

杏仁二十个　巴豆四个，和皮用　干胭脂十个　白面合宜用之
上滴水，丸绿豆大，每服三丸，生姜汤下。

比金丸　治小儿惊风，体热喘粗，涎嗽心忪，颊赤，大小便不利，夜卧不安。

轻粉半两　滑石半两　南星二钱　巴豆二十三个，去油取用　青

黛二钱

　　上细末，糊丸麻子大，每服一岁儿一丸，薄荷汤下。如急惊风头热足冷，口噤面青，筋脉抽掣，膈中顽涎甚者，加一二丸，煎桃附汤下，蕴毒热毒涎出，立便安愈。小儿疮疥后余毒，宜服此药解之，食后。

青娥丸　治喘嗽上热。

巴豆　青黛俱二钱半　白矾半钱

　　上细末，蒸饼丸绿豆大，每服二丸，甘草汤下，食后。

柔金丸　治酒积。

雄黄　杏仁　巴豆各等分

　　上细末，寒食面丸绿①豆大，干糖炒令黄色。

导气丸　治内伤积聚，痰饮等证。

大黄一两　甘草一两，面炒　皂角去皮、核，一两　巴豆去皮，一两

　　上吹咀，醋糊丸，作饼子，以穰草盖如造曲法，发色上有黄衣为度，乘风日干亦得。别入：

丁香　木香　缩砂仁三钱

　　与上同为细末，醋糊丸黍米大，每服二三丸，白汤下，加至四五丸，米汤下，食后。病大者七丸，去黄衣。永②山陈之纲南顿③传得此方。

安中丸

枣十枚，去核　杏仁十五个　白矾　巴豆三十个，和皮用

　　上用蒸饼剂四两，内药三味。各和匀，与枣和饼剂裹，慢

---

　　① 绿：嘉靖本作"菜"。
　　② 永：嘉靖本作"中"。
　　③ 南顿：古代地名，地处河南项城市。

火烧黄熟，去皮，一处捣成膏子如萝卜子大，每服五七丸，白汤下，食后。

透罗丹 治胸膈痞闷，酒食所伤，并咳嗽等证。

半夏一两　皂角二两，去皮、弦、子　杏仁六十个　巴豆六十个

上四味，用麸五升，同炒令黄色为度，去麸不用，为细末，入寒食面二两，炒黄色，醋煮糊丸如绿豆大，每服三丸，生姜汤下，食远临卧。

黄帝问曰：妇人重身，毒之何也？岐伯曰：有故无殒亦无殒也。帝曰：请问其故何谓也？大积聚，其可犯也，衰其大半，及大过者死，衰其大半，不足以害生，故止其药。若过则毒气内余，则败损中和，故遇积聚，洁古老人治积别有法。少壮人无积，虚人则有之，脾胃怯弱，气血两衰，四时有感，皆能成积。若遽以磨坚破结之药治之，疾似去而人已衰矣。干漆、硇砂、三棱、牵牛、大黄之类，药之暂快，药过则依然，气愈消，疾愈大，竟何益哉？故善治者当先补虚，气血壮，积自消，如满座君子，纵有一小人，自然无容地而出矣。不问何脏，先调其中，使能饮食，是其本也。

温白丸 治心腹积聚久癥，癖块大如杯碗，黄疸宿食，朝起呕吐，满上气，时时腹胀，心下坚结，上来抢心，傍及两胁，十肿水病，八种痞塞，翻胃吐逆，饮食噎塞，五种淋疾，九种心痛，积年食不消化，成疟疾连年不差，及疗一切诸风，身体顽痹，不知痛痒，或半身不遂，或眉发堕落，及疗七十二种风，三十六种遁尸疰忤，及癫痫，或妇人诸疾，断续不生，治下淋沥，五邪失心，忧愁思虑，意不乐，饮食无味，月水不调，及腹中一切诸疾，有似怀孕，连年累月，羸瘦困弊，或歌如鬼所使，但服此药，无不除愈。

川乌去皮脐，炮，二两半　　紫菀去苗叶及土　　菖蒲去须，九节者佳　　柴胡洗净，去芦头　　厚朴去粗皮，生姜制　　桔梗去黑皮芦头　　吴茱萸用汤洗七次，焙　　皂荚去弦子，炒　　茯苓用沉水者，去皮　　干姜炮　　黄连去毛　　人参去芦头　　巴豆去油心膜，出油，研炒　　桂去粗皮　　蜀椒去目，炒。各半两

上为细末，入巴豆令匀，炼蜜丸桐子大，每服三丸，生姜汤下，食后临卧服，渐加至五六丸。

易老治五积：

肺息贲：人参、紫菀；心伏梁：菖蒲、黄连、桃仁；脾痞气：温白丸加吴茱萸、干姜；肝①肥气：柴胡、川芎；肾奔豚：丁香、茯苓、远志。

治伏梁气在心下，结聚不散，用桃奴三两，为末，空心，温酒下。桃奴是实著树不落实中者，正月采树上干桃是也。

万病感应丸　主治、修制并见本方后有全注。于上温白丸内加：

羌活两半　　三棱两半　　甘遂两半　　杏仁两半　　防风两半　　威灵仙一两　　加上六味却减蜀椒

万病紫菀丸全注　此药疗治久患痃癖如碗大，及诸黄病，每地气起时，上气冲心，绕脐绞痛，一切虫咬，十种蛊病，及胃冷吐食，呕逆恶心，饮食不消，天行时病，妇人多年月水不通，或腹如怀孕，多血，天阴即发。又治二十②种风，顽痹不知年岁，昼夜不安，梦与鬼交，头多白屑，或哭或笑，如鬼魅所着，腹中生疮，服之皆效。

---

① 肝：原作"肺"，据四库本及《难经》有关"五积"论述改。

② 二十：正脉本作"十二"。

紫菀去苗土　吴茱萸汤洗七次，焙干　厚朴姜汁制，一两①　菖
蒲去毛，九节者佳　柴胡去苗　桔梗去黑皮芦，炒　茯苓去皮　皂荚
去皮、弦、子，炙　桂枝　干姜炮　黄连去毛，八钱　蜀椒去目及闭口
者，微炒　巴豆去皮膜，出油，研　人参去芦。各半两　川乌炮，去皮，
半两加三钱　加：羌活　独活　防风等分

　　上为细末，入巴豆匀，炼蜜丸如桐子大，每服三丸，渐加
至五七丸，生姜汤送下，食后临卧。初有孕者，不宜服，具引
于后。有杨驸马患风气冲心，饮食吐逆，偏身枯瘦，日服五丸
至七丸，服至二十日，泻出肉块虾蟆五六枚，白脓二升。又：
赵侍郎先食后吐，目无所见，耳无所闻，服至五十日，泻出青
蛇五七条，长四寸许，恶脓三升，愈。王氏患大风疾，眉发堕
落，掌内生疮，服之半月，泻出癞虫二升，似马尾长寸许后愈。
李灵患肥气，服五丸，经一月，泻出肉鳖三枚。如黄门卒中风，
病发时服药，泻出恶脓四升，赤黄水一升，肉虫乱发相似愈。
李知府妻杨氏带下病七年，血崩不止，骨瘦着床，日服五丸至
十丸、十五丸，取下脓血五升，黄水一升，肉块如鸡子大愈。
此药治一切风患万病如神，惟初有孕者，不宜服。其痔漏肠风，
酒下；赤白痢，诃子汤下；脓血痢，米饮下；堕伤血闷、四肢
不收，酒下；蛔虫绞心，槟榔汤下；气噎忧噎，荷叶汤下；一
切风，升麻汤下；寸白虫，槟榔汤下；霍乱，干姜汤下；咳嗽，
杏仁汤下；腰肾痛，豆淋汤下；阴毒伤寒，温酒下；吐逆，生
姜汤下；食饮气块，面汤下；时气，井花水下；脾风，陈皮汤
下；头痛及心下痛，酒下；大小便不通，灯草汤下；因物所伤，
本物汤下；吐水，梨汤下；气病，干姜汤下；小儿天风吊搐，

---

①　一两：四库本作"一两半"。

防己汤下；小儿疳病，葱白汤下；小儿乳食伤，白汤下；月信不通，煎红花酒下；妇人腹痛，川芎汤下；怀孕半年后胎漏，艾汤下；有子气冲心，酒下；产晕痛，温酒下；血气痛，当归酒下；产后心腹胀满，豆淋汤下；难产，益智汤下；产后血痢，当归汤下、豆淋汤下；赤白带下，酒煎艾汤下；解内外伤寒，粥饮汤下；室女血脉不通，酒下；子死，葵子汤下。又治小儿惊痫，大人癫狂，一切风及无孕妇人身上顽麻、状如虫行、四肢俱肿、呻吟走痛等疾。

耆婆万应丸

牛黄　麝香俱研　犀角镑　朱砂研，飞　雄黄研　黄连去毛　大戟剉，炒　芫花醋炒令赤　人参去芦　茯苓去皮　干姜炮　肉桂去皮，忌火　当归去芦　芎劳　芍药　甘遂　黄芩　细辛去苗　巴豆去皮心膜，油炒　桔梗去芦　前胡去芦　紫菀去芦　蒲黄微炒　防风去芦　葶苈炒　川椒去目，微炒出汗　桑皮剉，油炒。各一两　蜈蚣二十八节，去头足，炒　禹余粮醋浸，水飞，研　芫青三十八枚，糯米同炒黄色，去头、足、翘　石蜥蜴去头、尾、足，炙，四寸

上为细末，入研药匀，炼蜜丸如小豆大，疗七种癖块，五种癫病，十种注忤，七种飞尸，十二种蛊毒，五种黄病，十二种疟疾，十种水病，八种大风，十二种痹风，并大头，目暗漠漠及上气咳嗽，喉中如水鸡声，不得卧，饮食不作肌肤，五脏滞气，积聚不消，壅闭不通，心腹胀满，连及胸背，鼓胀气坚结，流入四肢，或腹胀，心膈气满，无时举发，十年、二十年不瘥，五种下利，并蛔虫、寸白虫诸虫，上下冷热，久积痰饮，令人多眠睡，消瘦无力，荫入骨髓，便成滞疾，身体气肿，饮食呕逆，腰脚酸疼，四肢沉重，不能久行，并妇人因产冷入子

脏，脏中不净，或闭塞不通，胞中瘀血冷滞①，白带流出不尽，时时疼痛为患，或由此断产，并小儿赤白下利，及狐臭，耳聋，鼻塞等病，服此药，以三丸为一剂，服药不过三剂，万病悉除，说无穷尽，故称万病丸。若一岁以下小儿有疾者，令乳母服两小豆大，亦以吐以利为度。有近病及卒病皆用，多积久病，少服常服，微溏利为度。卒病欲死服三丸，取利瘥；卒中恶口噤，服二丸，浆水一合，微下利即瘥；五注鬼刺客忤服二丸；男女邪病歌哭腹大如妊身，服二丸，日三夜一，间食服之；蛊毒吐血腹痛如刺，服二丸，若不瘥更服；诸有痰服三丸，冷癖服三丸，日三服，皆间服，常令微溏利；宿食不消服二丸取利；癥瘕积聚二丸，日三服；拘急，腹胀满，心痛，服三丸；上气呕逆，胸满不得眠，服二丸，不瘥再服，大利服二丸②，日三服；痔湿，服二丸，以一丸如杏仁大，和酢泔二合，灌下部中；水病服三丸，日再服，间食服之差即止，人弱隔日服；头痛恶寒，服二丸，覆取汗；伤寒天行服二丸，日三，间食服之；小便不通，服二丸，不瘥，明日更服；大便不通，服三丸，又内一丸下部中，即通；耳聋聤耳，以绵裹如枣核塞之；鼻衄服二丸；痈疽、丁肿破肿，服一丸如麻子大，日敷之，根亦自出；犯丁肿血出，以猪脂和涂，有孔则内孔中瘥；癞疮，酢泔洗讫，取药和猪脂涂之；漏疮有孔，以一丸内孔中，和猪脂敷之；痔疮涂绵筋上，内孔中，日别易瘥；瘰疬以猪脂和涂瘥；癣疮以布揩令汗出，以酢汁和涂上，日一易瘥；胸背腰胁肿，以醋和敷肿上，日一易，又服二丸；诸冷疮积年不瘥，以酢泔和涂之，

---

① 滞：原无，据《外台秘要》卷三十一"古今诸家丸方一十八首"补。

② 丸：此下原衍"服"字，据《外台秘要》卷第三十一"古今诸家丸方一十八首"删。

恶刺以一丸内疮孔中即瘥；蝮蛇螫，以少许内螫处，若毒入腹，心烦欲绝者，服三丸，蝎螫以少许涂之，蜂螫以少许敷之；妇人诸疾，胞衣不下，服二丸；小儿惊痫，服一丸如米许，又以涂乳令�咂①之，看儿大小量与服之；小儿客忤，一丸如米大，和乳涂乳头与咂之，以意量之；小儿乳不消，心腹胀满，一丸如米许，涂乳头令咂取瘥；疟疾初发前服一丸，未差更服。

小麝香丸 治鬼注飞尸厉疾。

麝香三分 雄黄别研 当归焙 丹砂别研。各四分 干姜炮 桂心 芍药 细辛各五钱 莽草炙 犀角屑 栀子各三钱 巴豆五十个，去皮、心，生用 乌头炮，去皮脐。各五枚，重半两 附子炮，去皮脐 蜈蚣一条，去头、足，炒

上为细末，和匀，蜜丸，捣至千杵，如绿豆大，或小豆大。每服二丸，日服，渐加至四丸、五丸。

神保丸主治、修制并见《局方》 治膀胱气上至两胁，心腹疼痛，一投而效。

巴豆 胡椒 蝎梢 木香

上末，朱砂为衣。有人病项筋痛，医作风治，不效，久久又注两胁甚苦，合一投而瘥。

以上例中诸药，凡用巴豆，新者峻利力大，陈者缓慢力小，欲急治者宜新，欲缓治者宜陈，或有用新者，云药经年愈，亦待陈之意也。

---

① 咂（zā）：吮吸。

卷 七

太阴证先足经从汤液，后手经从杂例

仲景理中例

仲景理中汤主治、修制并见《金匮》并《伤寒论》及诸方杂例

人参　白术　干姜　甘草

后本经加减八法。钱氏减干姜，为温中丸；仲景甘草干姜汤；仲景治霍乱，改理中丸；《活人》枳实理中丸；《局方》消饮丸；理中汤去人参，加茯苓，为调中丸，亦为调中汤并见阴阳论。桂枝汤解表，四逆汤温里；仲景加桂为人参桂枝汤；《活人》加青陈皮，治胸膈病，名和中汤；许学士蜜和此六味，为补脾丸。虚则补其母，未有子富而母贫者也。脾者太阴湿土，脾不足阴湿之剂以补之，如何用干姜、白术以燥之，是反泄湿也。如何是补脾？海藏云：黄芪汤加减，《阴证论》与四物各半汤补气血。本方言丸不及汤，海藏云：大便软者宜汤，大便结者宜丸，以其肠胃燥湿不同也。如何仲景用丸以治霍乱泄泻？理中去参，加朴，为和中汤。

《衍义》云：今人使理中汤仓卒之间多不效者何也？是不知仲景之意为必效之药，盖用药之人，自有差殊耳。如治胸痹心下痞坚，气结胸满，胁下逆气抢心，理中汤主之，人参、白术、干姜、甘草四物等共十二两，水八升，煮取三升，每服一升，三服，以和为度。或作丸，须鸡子黄大，皆可奇效。今人使一丸如杨梅许，服之病既不去，乃曰药不神，非药之罪，用药之罪也。今引以为例，他可效此。然年高及素虚人，当逐宜

加减甘草。饮冷伤胃吐血，以理中汤理治中脘，分利阴阳，安定血脉，只用本方，并无血药，在王氏《易简》条下。杨氏饮冷泻血，服对金散止，亦理中脘，分利阴阳，安定血脉之意也。饮冷酒过多，啖炙煿热食发衄者，理中汤一料加川芎一两服之。平昔素不饮冷者，栀子黄芩汤之类。海藏云：杨氏三朝三大醉，至醒发大渴，饮冷水三巨杯，次又饮冰茶三碗，后病便鲜血四次，约一盆，先以吴茱萸丸，翌日又与平胃五苓各半散，三大服血止，后①白痢，又与神应丸四服，白痢乃止，其安如故。或问云：何为不用黄连之类以解毒，所用者温热之剂？予曰：若用寒药，其疾大变难疗，寒毒内伤，复用寒药，非其治也。况血为寒所凝，浸入大肠间而便下，得温乃行，所以用温热，其血自止。经云：治②病必求其本，此之谓也。胃既温，其血不凝而自行。各守其乡也。《衍义》云：有一男子，暑月患血痢，医妄用以凉药逆治，专用黄连、阿胶、木香治之，此药始感便治则可，今痢久肠虚，理不可服，逾旬不已，几至委顿，故曰理当别药，知是论之诚在医之通变矣，循经则万无一失，引此为例，余皆仿此。海藏云：暑月久血痢，不用黄连，阴在内也。

王氏易简理中汤　治脾胃不和，饮食减少，短气虚羸而复呕逆，或大病之后，胸中有寒，时喜咳唾，霍乱之后，气虚未禁热药，并宜服之。

人参　干姜　白术　甘草各一两

上㕮咀，每服四钱，水一盏，煎至六分服。为寒气湿气所

---

① 后：嘉靖本作"复"。

② 治：此下原衍"本"字，据《素问·阴阳应象大论》删。

中者，加附子一两，名附子理中汤。霍乱吐泻者，加橘红、青橘各一两，名治中汤。干霍乱心腹作痛，先以盐汤少许顿服，候吐出令透，即进此药。呕吐者，于治中汤内加丁香、半夏一两，每服生姜十片同①煎，泄泻者，加橘红、茯苓各一两，名补中汤。溏泄不已者，于补中汤内更加附子二②两；不喜饮，水谷不化者，再加缩砂仁一两，共成八味。若霍乱吐下，心腹作痛，手足逆冷，于本方中去白术，加熟附子，名四顺汤。若伤寒结胸，先以桔梗、枳壳等分煎服，不愈者及诸吐利后胸痞欲绝，心膈高起急痛，手不可近者，加枳实、茯苓各一两，名枳实理中汤。若渴者，再于枳实理中汤内加栝蒌根一两。一法：霍乱后转筋者，理中汤加火煅石膏一两。一法：脐上筑者，肾气动也，去术，加官桂一两半。医恐燥，故去术；恐作奔豚，故加官桂。悸多者，加茯苓一两。渴欲饮水者，添加术半两。若寒者，添加干姜半两。腹满去术，加附子一两。一法：治饮酒过多及啖炙煿热食，发为鼻衄，加川芎一两。一法：专治伤胃吐血，以此药能理中脘，分利阴阳，安定血脉，只用本方。中附子毒者，亦用本方，或止用甘草、干姜等分煎服，仍以乌豆煎汤解之。

韩氏温中篇

夫伤寒病之说，始自皇帝，以开其端由，至于仲景，方陈其条目，自后肤浅之学，莫知其数。立言者云病在表可发汗，病在里可下之。或云不可汗不可下，即未尝有温中之说。仲景

医垒元戎

一五六

---

① 同：原无，据正脉本补。
② 二：正脉本作"一"。

《伤寒论·伤寒例》云：尺寸俱沉细，太阴受病也；尺寸俱沉，少阴受病也；尺寸俱微缓，厥阴受病也。又《辨太阴证》云：太阴病，脉浮可发汗，宜桂枝汤。又自利不渴，宜四逆汤。又腹满时痛，桂枝芍药汤。《辨少阴证》云：始得之，发热脉沉，麻黄细辛附子汤。又少阴病二三日，麻黄附子甘草汤。又少阴病，身体痛，手足寒，骨节痛，脉沉，附子汤。又少阴病，吐利，手足厥逆冷，烦躁欲死，吴茱萸汤。又少阴病，脉沉，急温之，宜四逆汤。今举仲景论中数条，最是治三阴之良法，于今世用之，尚有未尽证者。愚尝校量，自至和初年迄于今三十余年，不以岁之太过不及，每夏至以前，有病伤寒人十中七八，两手脉俱沉细数，多是胸膈满闷，或呕逆，或气寒，或腹鸣，或腹痛，与仲景三阴病之说脉理同而证不同，因兹岂敢妄投仲景治三阴病药。医者方见脉沉及胸满，便投药下之，往往不救，当斟酌仲景理中丸与服之，其病势轻者，即胸中便快，病势重者，半日许满闷依然。或有病人脉沉细迟，投仲景四逆汤温之，多药力大热，后必发烦躁，因校量此形证，今别立方以治之，多得病，不可不传焉。

病人但两手脉沉细数，或有力，或无力，或关脉短及身小，胸膈塞闭，气短不能相接者，便可随脉证投温中药以治之。

病人两手脉沉迟，或紧或缓，皆为胃①中寒也。若寸脉短及力小于关尺者，此是阴盛阳虚也。或胸膈满闷，腹中胀痛，身体拘急，手足逆冷，宜急温之。若立春以后至清明以前，宜温中汤主之；清明以后至②芒种以前，宜橘皮汤主之；芒种以

---

① 胃：嘉靖本作"胸"。
② 至：原无，据嘉靖本补。

后至立秋以前，宜七物理中丸主之。

温中汤

舶上丁香皮　厚朴去粗皮，姜制。各一两　干姜炮　白术　陈橘皮　丁香各二分

上㕮咀，每服二钱，水一盏，入葱白三寸，荆芥五穗，煎至七分，去滓，热服。如三两服未快，尚手足逆冷，呕①吐，更加舶上丁香皮二分，干姜二分炮。

橘皮汤

七物理中汤

厚朴丸

白术汤

橘叶汤

以上五方并见《韩氏微旨》及《阴证论》。

仲景七物厚朴汤

厚朴半斤　甘草　大黄　生姜　桂各二两　大枣十枚　大枳实五枚

上水一斗，煎取四升，去滓，温服八合，日三。呕者加半夏五两，下痢者去大黄，寒多者加生姜至半斤。

三物厚朴汤　治腹胀，脉数。

厚朴半斤　枳实五枚　大黄四两

上水一斗二升，煎二物，取五升，内大黄四两，再煎，取三升，温服一升。腹中转动更服，不动勿服。

平胃散此当在阳明例，以其与太阴相为表里，故列太阴条下

苍术八两　甘草三两　陈皮　厚朴各五两

---

①　呕：原作"咽"，据《阴证略例》改。

加茯苓、丁香、白术为调胃散，此药亦泻脾湿。一法：加藿香、半夏。加减数例并见《活法》，正气饮续《局方》。《局方》平胃散加干姜，为厚朴汤。平胃散，此方大抵治脉缓，湿胜中寒者，效。温疫、时气二①毒、伤寒头痛壮热，加连须葱白五寸、豆豉三十粒，煎三二服，微汗出愈；如未得汗，以稀粥投之，取汗为度。若中风自汗者，不宜发汗。五劳七伤，脚手心热，烦躁不安，肢节酸痛，加柴胡；痰嗽疟疾，加②姜制半夏；本脏气痛，加茴香；水气肿满，加桑白皮；妇人赤白带下，加黄芪；酒伤，加丁香；饮冷伤食，加高良姜；滑脱泄泻，加肉豆蔻；风痰四肢沉困，加荆芥；腿膝冷痛，加牛膝；浑身拘急及虚瘫，加地骨皮；腿膝湿痹，加菟丝子；白痢，加吴茱萸；赤痢，加黄连；头风，加藁本；转筋霍乱，加楠木皮。以上佐使，止加一铢。此药不问老幼，胎前产后。五劳七伤，六极八邪，耳鸣眼昏，梦泄盗汗，四肢浮肿，腿膝酸痿，妇人宫脏久冷，月水不调者，加官桂。若能每空心一服，注颜容，丰肌体，调三焦，壮筋骨，祛冷气，快心胸，常助元阳，益真气，健脾胃，进饮食，和气祛痰，自然荣卫舒畅，寒暑不侵。此药去厚朴，加防风，疗四时伤寒，极有神效。以上法并用水煎，每服一两许。

陶隐居厚朴汤　治心下至小腹痞满。

厚朴　甘草　枳实　桂各等分

上细末，每服二钱，生姜汤调服③。

易简平胃散　治脾胃不和，不思饮食，心腹胁肋膨胀刺痛，

---

① 二：原作"温"，据正脉本改。
② 加：此下原衍"干"字，据正脉本删。
③ 汤调服：四库本作"水煎"。

口苦无味，胸满短气，呕秽恶心，噫气吞酸，面色痿黄，肌体瘦弱，怠惰嗜卧，体重腹疼，常多自利，或发霍乱，及五噎八痞，膈气反胃，并宜服①之。

苍术八　甘草三　厚朴五　陈皮五

上㕮咀，每服四钱，水一盏半，姜五片，枣一枚，煎至六分，去滓，食前服。惟大便秘，小便多，中不寒者，别加润剂。常服调元阳，暖胃气，化食消痰饮，避风寒冷湿，四时不正之气。一法：加茯苓、丁香各三两，共成六味，治胃寒呕吐，多加生姜煎服。一法：若其人气不舒快，中脘痞塞，加缩砂仁②、香附子各三两，共八味，生姜煎服，其效尤速。一法：去苍术，余各等分，白水煎服，治酒食所伤，眼睛、头面、遍身黄色，服之神效。一法：加草果、乌头各一枚，治脾寒痎疟。平胃散与五苓散相合，名对金散③；与六一散相合，名黄白散；与钱氏异功散相合，名调胃散。欲进饮食，加神曲、麦蘖④、吴茱萸、蜀椒、干姜、桂，为吴茱萸汤。

平胃散加减大略：加藁本、桔梗，为和解散；加藿香、半夏，为不换金正气散。以上二药，通治伤寒吐利。肠滑者，加肉豆蔻；疟疾寒热者，加柴胡；小肠气痛者，加苦楝、茴香。

调胃散

藿香叶　陈皮　甘草炙　厚朴制　半夏制。各等分

上为细末，每服三钱，生姜水煎。

---

① 服：嘉靖本作"治"。
② 仁：原无，据正脉本补。
③ 散：正脉本作"饮子"。
④ 麦蘖：正脉本作"麦芽"。

调胃丸

以上调胃散细末，姜糊丸，梧桐子大，每服三十丸，生姜汤下。

内应散　治胸膈不快，腹痛下利，不嗜饮食。

青皮_{去白}　干姜_炮　甘草_{炙。各一①钱}　生姜　陈皮_{去白。各一钱}

上作一服，入枣二枚，水煎服之。

易简养胃汤　治外感风寒，内伤生冷，憎寒壮热，头疼目昏，肢体拘急，不问风寒二证，并宜服之。先用厚被盖睡，连进此药数服，加以薄粥热汤之类佐之，令四肢微汗濈濈②然，候干，则徐徐去被，谨避外风，自然解散。若先自有汗，亦须温润以和解之；或有余热，则以参苏饮款款调之；或尚头痛，则以浓煎生姜汤加葱白下圣饼子。二证既除，则不必服药，但节其饮食，适其寒温，自然平复。大抵感冒，古人不敢轻易用发汗者，止犹麻黄能开腠理，用或不得其宜，则导泄真气，因而致虚，变生他证。此药平和之剂，而止能温中解表而已，初不致于妄扰也。兼能辟山岚瘴气，四时瘟疫，或饮食伤脾，发为咳疟，或中脘虚寒，呕逆恶心，悉能治疗。

厚朴　苍术　半夏　茯苓　人参　藿香　草果仁_{各五钱}　甘草_{一分}　橘皮_{去白，五分}

上㕮咀，每服四钱，水一盏半，生姜七片，乌梅一枚，煎至六分，去滓，热服。或发寒③疟或感寒疫，及恶寒者，并加附子，足十味，名不换金散、藿香正气散，皆此药也，然不若

---

① 一：嘉靖本作"二"。
② 濈（jí辑）濈：汗出貌。
③ 寒：原作"热"，据嘉靖本改。

此方大备。

易简渗湿汤　治寒湿所伤，身重腰冷，如坐水中，小便或涩或利，大便溏泄，皆因坐湿处，或因雨露所袭，或因汗出衣里令湿，久久得之，腰下重疼，两脚酸痛，腿膝或肿，小便利及不渴，悉能治之。

苍术　甘草　干姜　白术　茯苓各一两　橘红　丁香各一分

上㕮咀，每服四钱，水一盏半，生姜三片，枣一枚，煎至六分，去滓，温服。　此药兼治脾胃不和，呕逆恶心，大便时时溏泄，尤得其宜。一方减橘红、丁香，名肾着汤，腰重而疼者，大宜服此。或不因湿气所伤，止是风寒相搏，以致腰疼，宜服生料五积散加桃仁数个，煎服。若肾虚致疼，当服补药。

活人厚朴黄连香薷汤　治阴阳不顺，清浊相干，气射中焦，名为霍乱。或饱食豚脍，复饮酪浆，海陆诸品，无不食之，或多饮冷，或卧当风，痛伤脾胃，食结不消，阳不能升，阴不能降，二气相反，交错不通，所以变成吐利也。百脉昏乱，荣卫俱虚，冷搏于筋，转筋注下。

厚朴制　黄连各二两　香薷穗一两五钱

上厚朴、黄连二味，入生姜四两，同炒紫色，杵为细末，与香薷同煎，每服三大钱，水一盏，酒半盏，同煎至七分，去滓，用新汲水浸换极冷顿服之，冷则效速，煎时不犯铜铁器，慢火熬，非时病者亦治，井中沉冷尤妙。

局方香薷丸

香薷散二药主治、修制并见本方

钱氏异功散

人参　陈皮　甘草　茯苓　白术

四君子汤

钱氏异功散内减陈皮，余四味是也。

四君子汤

人参　甘草　白茯苓　缩砂仁

上方在四物八珍汤后。

易简四君子汤　治大人小儿脾胃不和，中脘停饮，大病之后宜服此药。但味甘恐非快脾之剂，增损之法，见于方后。

人参　茯苓　白术各一两　甘草五钱

上㕮咀，水一盏，姜七片，枣一枚，煎至六分，去滓服。一方加橘红等分，名异功散，尤宜病后调理。一方去人参，加官桂等分，甘草等减半，名甘草汤，治停食①目眩。一方去甘草，加枳壳、橘红、半夏等分，名六君子汤，专治素有痰饮，胸膈痞闷，脾胃虚寒，不嗜饮食，服燥药不得者，大宜服之。一方去甘草加木香、熟附，名加味四柱饮，治丈夫元脏气虚，真阳耗散，两耳常鸣，脐腹冷痛，头眩目晕，四肢倦怠，小便滑数，泄泻不止，加姜、枣煎服，大病之后，尤宜用此调理。一方加黄芪、白扁豆等分，大治肠风并五痔下血，面色痿黄，心怔耳鸣，脚弱②力乏，口淡无味，姜、枣煎服，碾为细末尤佳。此方人未信之，服者颇效。李次仲云：看不在面③，自有奇功。

易简惺惺散　治小儿风寒疮疹，伤风时气，头痛壮热，目涩多睡，咳嗽气粗，鼻塞清涕。

① 食：四库本作"饮"。
② 弱：嘉靖本作"软"。
③ 看不在面：《普济方·卷二十五·脾脏门·脾胃不和不能饮食》作"服之不止"。

白术　桔梗　细辛　甘草　茯苓　人参　瓜蒌实各一两

上㕮咀，每服二钱，水一盏，生姜三片，入薄荷三叶，煎至半盏，时时与服。钱氏方①：小儿壮热，昏睡，伤风，风热疮疹，伤食病皆相似，未能辨认，间服惺惺散、小柴胡汤、升麻汤、干葛、升麻、芍药、甘草等分，白水煎服。此数药均能治疗，用之甚验。惟伤食则大便酸臭，水谷不化，畏食吐食，宜以下药下之，加巴豆感应丸并参苏饮，治诸般发热，尤为切当，并耳冷骪冷，手足乍冷乍热，面赤喷嚏，惊跳不安，皆疮疹之候也，已发未发，升麻汤、消毒饮皆得其宜。若三日未见形迹，当以生酒涂其身上，时时看之，状如蚤痕者是也。或发不透，或倒靥②黑陷，极为利害。紫草、木通、甘草、桔梗等分，白水煎服之，名曰如圣散。更有小儿头昏颊赤，口内热气，小便赤涩，大便秘结，此为里热，当用大黄、当归、芍药、甘草等分，白水煎服，名四顺饮。若审是疮疹之证，不宜用此。

易简白术散　治小儿泄泻，胃热烦渴，不问阴阳，并宜服之。

人参　藿香　甘草　干葛　木香　茯苓　白术各一两

上㕮咀，每服二钱，水一盏，煎至半盏，量大小与服，仍用香连丸间之。渴欲饮水者，时时煎服，任意饮之，弥多弥佳。

白术散　一方治呕。

白术　人参　半夏各一两　干姜　甘草　茯苓各五钱

上剉，姜、枣、水煎服。

钱氏方谓：小儿吐泻，当温补之，每用理中丸以温其中，

---

① 方：原无，据四库本补。

② 靥（yè 夜）：本指面颊上的微涡，这里借指疮疹陷而不起。

五苓散以导其逆，连进数服，兼用四君子加陈皮调之。若以虚损，用金液丹杂以青州白丸子，为末，米饮调服，多服乃有效。吐泻之后发热，必作惊风，二药服之，累有神效。若胃气已生，则旋减金液丹，却以异功散等药徐徐调之。若食不消，脾胃虚寒，呕吐恶心者，当服益黄散，用陈皮、半夏、青皮、诃子肉、甘草各一分，丁香一钱，量大小煎服。小儿暑月吐泻，其证不一，详审用药，不可差谬。有伏暑者，小便不利，宜五苓散、香薷散。有伤食，其吐并粪，必酸臭气，宜服感应丸。若虚冷者，其泻泄必多，宜服六神散加附子服之，用人参、茯苓、山药、白术、白扁豆、甘草等分，姜枣煎服。风证加天麻；痢者加罂粟壳。吐泻初定，当以天南星为细末，每服加冬瓜子七粒煎服，以防变痫。若泻色青，当用惊药。小儿之病，与大人无异，用药一同，当量力用之。惟中恶、脐风、夜啼、重舌、变蒸、客忤、惊痫、解颅、魃病、疝气、不行数证，大人无之，并见钱氏方。

大半夏汤 后有小七气汤。

人参 白术 甘草 半夏 茯苓 附子 桂

上剉，姜、枣、水煎服。

易简四兽饮 治五脏气虚，喜怒不节，劳役，兼致阴阳相胜结聚，涎饮与胃气相搏，发为疟①疾，悉能主之。兼治瘴疟，最有神效。

人参 白术 甘草 草果 半夏 茯苓 橘红各等分

上同枣子、乌梅、生姜煎，等分，㕮咀，以盐少许淹之顷，厚皮纸裹，用水湿之，慢火炮令香熟，焙干，每服半两，水二

---

① 疟：原作"疮"，据《医方类聚》引《易简方》改。

盏，煎至六分，去滓，未发前连进数服。一方治脾寒，名快脾饮，用草果、人参、白术、橘红、半夏、厚朴、缩砂仁、附子等分，甘草减半，每服四钱，姜十片，乌梅二个，枣子一枚，煎至六分，去滓，不以时候服用。此药下红丸子尤妙。兼治脾胃虚弱，中脘停塞，不进饮食，四肢无力，并热多痰饮风饮，用前胡、柴胡各一两，官桂、桔梗、厚朴各三分，黄芪、甘草、干姜各半两。上㕮咀，每服四钱，水一盏半，生姜五片，枣二个，煎至六分，去滓，热服。一方名七宝散，用常山、陈皮、青皮、槟榔、草果仁、甘草各等分，每服半两，酒水各一盏，煎至八分，于当发日侵晨服之。此药既有常山，必须吐人而后愈，当日大作，世谓劫药是也，虚怯人不宜服此。脾胃素虚寒者，用小附子一个，炮，以盐浸，再炮再浸，如此七次，去皮，切作片，用水二盏，姜七片，枣七个，煎至七分，当发日空心温服，名七枣汤。痁①疾多因中脘有饮，用常山作效者，以其能吐之，不若用辰砂、黄丹辈而坠之为佳。其方用黄丹一两，大蒜去皮，碾膏丸作三丸，当发日临晨嚼一丸，用井水或热水咽下。一方用生硫黄、辰砂各为细末，寒多倍硫黄，热多倍辰砂，寒热相等者匀用，每服三钱，腊茶清调服，临发日早晨进之，当日或作或不作，皆是其效，须早用之为佳。

易简断下汤 治下痢赤白，无问新久长幼。

白术　茯苓　甘草各五分　草果连皮一两

上㕮咀，用罂粟壳十四枚，去筋膜并萼蒂，剪碎，用醋淹，为粗末，同煎，作一剂，水一大碗，姜七片，枣子、乌梅各七个，煎至一大盏，分二服服之。赤痢者加乌豆二粒，白痢者加

---

① 痁（shān 山）：疟疾。

干姜半钱。凡用罂粟壳治痢，服之如神，但性紧涩，服之令人呕逆，既用酸制，加乌梅不致为害，然呕逆吐人则不可服。大率痢疾古方谓之滞下，多因肠胃素有积滞而成。此疾始得之时，不可遽止，先以巴豆感应丸十余粒，用白梅茶下，令大便微利，仍以前药服之，无不应手而效。若脾胃素弱，用肉豆蔻、橘红、罂粟壳各等分为末，醋煮，米糊丸梧桐子大，每服五十丸，乌梅汤下。兼治泄泻暴下不止，一服即愈，更令药力相倍为佳。如觉恶心，却以理中汤、四君子汤加豆蔻、木香辈调其胃气，仍以二陈汤水煮木香丸，定其呕逆。大凡痢疾乃腹心之患，尊年人尤非所宜，若果首尾用平和之剂，决难作效，必至危笃，虽已欲服此，则已晚矣。其如地榆、秦皮、黄柏、苦参、木通之类，其性苦寒，却难轻服。血痢当服胃风汤，并艾胶汤之类。血者宜服附子理中汤、震灵丹之属，更宜审而用。若五色杂下，泄泻无时，当用熟乌头一两，厚朴、甘草、干姜各一分，生姜煎服。今人治痢多用驻车丸、黄连阿胶丸之类，其中止有黄连、阿胶，其性本冷，若所感稍轻，及余痢休息不已，则服之弥效，若病稍重，非此可疗，若谓其稳当，则悠悠服，乃自取困顿也。

海藏黄芪汤主治并见《阴证略例》　本方无藿香。治三焦气虚自汗。

人参　白术　黄芪　茯苓　甘草　陈皮　藿香　白芍药
干生姜

黄芪汤与四物汤各半，名托里汤，加桂名十全散。本方去茯苓，加川芎、当归，为黄芪解肌汤；去芍药，加白扁豆，为四君子汤；加藿香叶以理气，此即补脾汤也。

钱氏白术散

和中散

养脾丸①

人参　茯苓各一两　甘草一两半　干姜炮　缩砂仁　麦蘖面各二两

上为细末，炼蜜丸弹子大，细嚼，生姜汤下。

调中人参汤

人参半两　木香二钱二分　茯苓半钱　葛根面一两　甘草一钱二分　藿香一钱三分，炼净　兼治酒毒加白术一味

上为粗末，生姜水煎，如细末，生姜汤点服。

解酒毒例

葛花汤　治伤酒之仙药，能上下分消其湿。

葛根面　小豆花　藿香叶　白豆蔻　益智仁　缩砂仁　香附子　车前子　葛花　葛蕊②　白檀　木香　丁香　沉香　橙皮　陈皮　姜屑　官桂　白术　泽泻　茯苓　甘草　人参各等分

上为细末，汤点服，酒调亦得，姜糊丸桐子大，酒下之亦可，服毕但鼻准微汗即解③。

橙香丸一名万杯丸

木香　沉香各二钱　白檀　甘草各半两　橙皮　葛面各一两　橘红一两半　白豆蔻　益智子各三十枚　生姜四两，切破，盐淹一宿，晒干或焙干秤，二钱半④　缩砂仁三十枚

上为细末，水浸蒸饼为丸，桐子大，细嚼一二十丸，白汤下，或减甘草，用甘草膏子丸。

---

① 养脾丸：四库本此方中有"白术半两"。
② 蕊：四库本作"叶"。
③ 服毕但鼻准微汗即解：四库本无此句。
④ 二钱半：四库本作"五钱"。

不醉丹

白葛花　天门冬　白茯苓　牡丹蕊　小豆花　砂仁　葛根　官桂　甘草　海盐　木香　泽泻　人参　陈皮　枸杞

上为细末，炼蜜丸弹子大，每服一丸，细嚼，热酒下一丸，可饮十盏，十丸可饮百盏。

百杯丸

缩砂仁　高茶各一两　诃子一个　麝香一钱　脑子少许

上为细末，炼蜜丸，每一两作十丸，未饮酒先细嚼一丸，酒下。

局方匀气散

丁香　藿香　甘草　木香　檀香　缩砂仁　白豆蔻各等分

上共为末，白汤调服。

集香丸　海藏云：损其气者，以此药接之。

白豆蔻　缩砂仁　藿香叶　白茯苓　丁香　白檀　沉香　益智　乌药　陈皮　甘草　人参

一法噎食加柿霜；一法加广茂；一法加香附子；一法加干姜。随证定夺，分两为末，点服。

局方七香丸主治、修制并见《局方》

丁香　广茂　益智　缩砂仁　木香　甘松　甘草　香附子

五膈宽中散主治、修制并见本方

白豆蔻　缩砂仁　香附子　陈皮　丁香　青皮　甘草　木香　丁皮各等分

乌沉汤主治、修制并见《局方》

沉香　乌药　甘草　人参

小乌沉汤主治、修制并见《局方》　调中快气，治心腹刺痛。

香附子二两　乌药一两　甘草一分

上为细末，姜汤点服。

益脾丸一名三花丸　饮酒不醉，当在不醉丸下。

小豆花一两　绿豆花五钱①　葛花二两　木香二钱半　一法加红花二钱半

上为细末，蜜丸桐子大，每服十丸，煎红花汤下，夜饮津液下三五七丸，则不醉。

东垣先生治饮酒心下痞三制三黄丸

黄芩去枯心，酒浸一半，火炒一半，生用一半

上三停分两，匀为细末，糊为丸桐子大，每服三十丸，温水送下，量轻重加减，治热酒所伤。若伤冷酒，则下神应丸主之。

七香丸　治脉伏不见，心腹痛欲死者。

人参　槟榔各二钱半　木香　丁香　乳香　藿香　沉香　檀香各五钱　零陵香五钱

上为细末，蜜丸桐子大，量数目细嚼，米饮下。

大七香丸

砂仁二两半　香附子一两八钱二分　甘草　麦蘖炒，一两　橘红　藿香　肉桂各二两半　丁香二两二钱　甘松

上同为细末，炼蜜丸如桐子大，每服三十丸，每一两分作②八丸，亦可每服一丸，细嚼，汤酒任下。

集香丸

缩砂仁　丁皮各半两　甘草七钱半　麦蘖七钱　甘松一两二钱

---

① 五钱：嘉靖本作"半两"。
② 作：原无，据嘉靖本补。

半① 香附子一两半 丁香② 白檀 益智各二钱半 白豆蔻 木
香 蓬术 广茂 沉香各三钱半 一方加神曲

上为末，姜汁浸，蒸饼丸如鸡头实大，细嚼下。

木香饼子 与前集香丸俱能宽中理气，消酒逐痰饮，进美
饮食。

香附子 川芎③ 木香 吴白芷 姜黄炮 缩砂仁④ 甘松
桂⑤去浮皮。各二两 甘草一两半

上为细末，水浸蒸饼丸，生姜汤、白汤任下，十饼至十
五饼。

易简苏合香丸主治、修制并见《局方》

白术 丁香 朱砂 白檀 沉香 乌犀 荜茇 龙脑 麝
香 苏合油 青木香 安息香 薰陆香 香附子 诃黎勒子

上每服一大丸，沸汤少许化服。治卒中昏不知人，及霍乱
吐泻，心腹痛，鬼疰客忤，癫痫惊怖，或跌扑伤损，气晕欲绝，
凡是仓卒之患，悉皆疗之。此药随身不可暂阙，辟诸恶气，并
御山岚瘴气，无以逾此。若吊丧问疾，尤不可无。但市肆所卖，
多用脑子，当用火上辟去。能饮者，以酒调服。若用心过度，
夜睡不安，尤宜服之，功效最健，笔舌难穷。

木香饼子

丁香二钱半 木香四两半 缩砂仁十二两 广茂十两 檀香四两
甘松五两，水洗

---

① 一两二钱半：四库本作"二两五钱"。
② 丁香：四库本此药剂量为"半两"。
③ 川芎：四库本此药剂量为"一两"。
④ 缩砂仁：四库本此药剂量为"一两"。
⑤ 桂：四库本此药剂量为"一两"。

上为细末，甘草膏丸，每两作二百五十丸，捏作饼子。

丁沉煎丸

丁香一两二钱　丁皮一钱　白豆蔻九钱半　木香一钱半　沉香二钱

上为末，姜糊丸桐子大，酒下二十丸。

沉香降气汤　治胁下支结，脾湿①溏泄脚气。

沉香一两八钱半　砂仁四两八钱　甘草十二两　香附四十两

上为细末，每服一钱，入盐少许，沸汤点服。以上三味，通治侵晨雾露之气，去恶邪诸瘴，治酒尤佳。

调中沉香汤

沉香　木香　白豆蔻各一两　麝香半钱　甘草二钱半　龙脑研，二钱

上为细末，龙脑和匀，沸汤点服半钱，入生姜一片，盐少许。

《金匮》下痢病脉证并治

后代名医诸书所说者，皆以此为法。夫六腑气绝于外者，手足寒，上气脚缩；五脏气绝于内者，痢不禁，下②甚者，手足不仁。下痢脉沉弦者，下重；脉大者，为未止；脉微弱数为欲自止，虽然发热，不死。下痢手足厥冷，无脉者，灸之不温，若脉不还、反微而喘者，死。少阴跌阳调者，为顺也。下痢，有微热而渴，脉弱者，当自愈。下痢脉数，有微汗出，今当自愈。设脉紧为未解。下痢脉数而渴者当自愈，设不解者，必清脓血，以有热也。下痢脉反弦，发热自汗者自愈。下痢气者，

---

① 湿：嘉靖本作"泄"。
② 下：原作"不"，据嘉靖本改。

当利小便。下痢脉反浮数，尺中自涩者，必清脓血。下痢清谷，不可攻其表，汗出必胀满。下痢脉沉而迟，其人面少赤、身微热。下痢清谷者，必郁冒汗出而解。病人必微厥，所以然者，其面带阳，下虚故也。下痢后脉绝，手足厥冷，时时脉还，手足温者生，脉不还者死。下痢腹胀满，身体疼痛者，必温其里，后攻其表，温里宜四逆汤，攻表宜桂枝汤。四逆汤见上。

桂枝汤

桂枝去皮　生姜切　芍药各三两　炙甘草二两　大枣十二枚，擘

上咬咀，以水七升，煮取三升，去滓，温服一升，须臾饮热稀粥一升余，以助药力，取微汗。

下痢三部皆平，按之心下坚者，急下之，宜大承气汤方见阳明病中。

下痢脉迟而滑者，实也，利未止者，急下之，宜大承气汤。

下痢脉反滑，当有所去，下乃愈，宜大承气汤。

下痢瘥，至半月日时复发者，以病不尽故也，当下之，大承气汤。以上数证皆承气汤，本虚者当以别议。

下痢谵语者，有燥屎故也，小承气汤主之方。

大黄四两　枳实三枚，炒　厚朴三两，炙

上咬咀，以水四升，煮成一升二合，去柤，分温再服，一服谵语止，若更衣者，停后服。

下痢便脓血者，桃花汤主之方。

干姜二两，切　粳米一升　赤石脂一升，半完半末

上三味，以水七升，煮米熟，去滓，温取七合，内赤石脂末方寸匕，日再服。若一服愈，余药勿服。

热痢下重者，白头翁汤主之方。

白头翁二两　黄连　黄柏　秦皮各三两

上四味，以水七升，煮取三升，去滓，每服一升，不愈更服。

下痢后更烦①，按之心下濡者，为虚烦也，栀子豉汤主之方。

肥栀子—十四枚，擘　　香豉四两，绵裹

上二味，以水四升，煮栀子取二升半，内豉煮取一升，去滓，分再服，温进一服，得快吐，止后服。

下痢清谷，里寒外热，汗出而厥者，通脉四逆汤主之方。

炙甘草二两　　干姜三两，强人可四两　　附子大者一枚，破八片，去皮生用

上三味，切，以水三升，煮取一升二合，去滓，分温再服，其脉即出者愈。

下痢腹痛，紫参汤主之方。

紫参五钱　　炙甘草二两

上二味，切，以水五升，先煮紫参，取②二升，内甘草煮一升半，去滓，分温三服。疑非仲景方。

主气痢，诃黎勒散方。

上一味为细末，粥饮和，顿服。疑非仲景方。

大便不通，哕数谵语，小承气汤主之方。见《千金翼》。

干呕下痢，黄芩汤主之方《玉函经》云人参黄芩汤

人参　　黄芩　　干姜各三两　　桂皮去皮，二两　　大枣十二枚，擘

上五味，切，以水七升，煮取三升，去滓，温服，分三服。见《外台》。

上此下痢一章，内有治伤寒数方，仲景用治杂病，今全录

---

① 烦：原作"顿"，据嘉靖本改。
② 取：原作"煮"，据嘉靖本改。

之，使后人知云治伤寒有法，治杂病有方者非也，伤寒杂病同一法治矣当在太阴下卷后，今录于此。

王朝奉治喘例

夫喘者，麻黄汤表证也，小青龙汤挟水证也。然麻黄汤主喘也，太阳证下之喘者，表证未解，桂枝加厚朴杏仁汤。喘家用桂枝汤加厚朴、杏仁亦佳。发汗下后，不可更行桂枝。若汗出而喘无大热者，可用麻黄杏仁甘草石膏汤。太阳桂枝证，医反下之，痢不止，脉促者，表未解，喘而出汗者，宜葛根黄芩黄连汤主之。

《活人》举华佗喘说

《活人》举华佗云：喘者肺气有余也，宜栀子黄芩汤主之。

经云：帝曰：人有逆气不得卧而息有音者，有不得卧而息无音者，有起居如故而息有音者，又有得卧而行喘者，有不得卧不能行而喘者，有不得卧而喘者，皆何脏使然？愿闻其故。岐伯曰：不得卧而息有音者，足阳明之逆也，足三阳者下行，今逆而上行，故息有音也。阳明者，胃脉也，胃者五脏之海也，其气亦下行，阳明逆而不得从其道，故不得卧也。胃不和则卧不安，此之谓也。夫起居如故而息有音者，此肺气之脉络逆也。脉络不得随经上下，故留经而不行。脉络之病人也微，故①起居如故而息有音也。夫不得卧，卧则喘者，是水②气之客也。夫水者，循津液而衍流也。肾者水脏，主津液，主卧与喘也。

---

① 故：原无，据《素问·逆调论》补。
② 水：原作"承"，据《素问·逆调论》改。

帝曰：善。

前太阳麻黄升麻汤坏证药后，有王朝奉伤寒喘例。诸喘皆属于上，当在手太阳例，然《内经》云：五脏皆有喘，故例在此后。

经云：惊恐喜怒劳动静，皆为之变喘，是以夜行则喘出于肾，淫气于肺；故有坠恐喘出于肺，淫气伤脾；故有所惊恐，喘出于肺①，淫气伤心；渡水跌仆，喘出于肾与骨，当是之时，勇者气行则以，怯者着而病也。故动静勇怯，皆能成疾，形志苦乐，各有受病，不可不知。

《圣惠方》治十种水气喘满不得卧：

上蝼蛄五个，曝干为末，米饮调下半钱至一钱，小便通快为度。

洁古老人方：

上用蝼蛄去头、尾，与葡萄②同捣，露七日，曝干为末，淡酒调下，暑月湿用尤佳。

喘饥脾胃虚调饮食持重少血饱食气滞久劳饮食劳伤则主脾主气不及接行动而火上行卧气上冲不下水饮也③。

诸病喘呕皆属于上，诸病吐哕皆属于中，诸病下痢属于脾，诸病肿满皆属于湿。故手足太阴病，手足阳明病，呕吐喘促伤胃，虚实寒热，伤寒杂病俱混，说于太阴条下。

---

① 肺：原作"脾"，据《素问·经脉别论》改。

② 葡萄：此下原衍"心"字，据《圣惠方》卷一百九十一卷引《保命集方》删。

③ 喘饥……不下水饮也：此段文句不通，底本校本一致，亦无他书可资校对，存疑待考。

卷　八

太阴证

草豆蔻散　食前服思食，食后服消食。

草豆蔻①面裹煨熟，去皮，取仁　缩砂仁各半两　干木瓜一两半，去隔、子　益智仁三钱半　甘草　姜屑　陈皮　盐炒。各三钱

上一法加神曲一两，麦蘖七钱半；一法加乌梅肉三钱。

局方草豆蔻散主治、修制并见本方

草豆蔻丸王海藏法

上以草豆蔻为细末，生姜汁打糊为丸，桐子大，每服二三十丸，米饮，嚼服亦得。

易简缩脾汤　解伏热，除烦消暑毒，上吐下利霍乱之后，服热药过多，烦躁，宜服之。

草果　乌梅　缩砂仁　甘草各四两　干姜二两

上㕮咀，每服五钱，水一碗，生姜十片，煎八分，以熟水浸冷，极冷旋旋服之。一方治尊年人，加附子一②两。一方加炒白扁豆二两，暑月多以此代熟水饮之，极妙。若伤暑头痛发热，宜用此下消暑丸。若因饮食生冷过多，至霍乱吐泻者，宜用此，先以治中汤、二陈汤之类煎服，烦躁甚者，方以浸冷香薷汤服之，自然平治。今人往往属香薷饮之证，才见霍乱，遽尔投之，殊不知夏月伏阴在内，因食生冷以致霍乱，岂可投以浸冷之药？故合先治中脘方，以此药解其烦躁，不可不知。若

---

① 草豆蔻：四库本此药剂量为"二两"。

② 一：嘉靖本作"二"。

卷

八

一七七

饮水过多，小便赤涩，当服五苓散。若盛夏于道途间，为暑气所闷倒，不省人事，急扶在阴凉之处，切不可与冷水，以布巾衣物等蘸热汤熨脐下及丹田、气海，及渍以汤淋脐上，令彻脐腹温暖，即渐苏醒。若商贾及佣雇之人，仓卒无汤，掬路中热土于脐上，拨开作窍，令溺其中，并以大蒜烂碾，以水调灌下。一法用道中热土，急烂碾，冷水调服，仍以蒜少许置鼻中，气透则苏，续以白虎汤、竹叶石膏汤之类。凡觉中暑者，急嚼生姜一大块，冷水咽下。暑气中人，慎不可以冷水，亦不宜单用冷水灌之，来复丹、消暑丸皆可用也。

橙皮丸　调中顺气，生津止渴。

乌梅肉一两　干生姜二①钱二分　木瓜　糖霜各二两　白茯苓白术　橙皮　沉香各五钱

上为细末，炼蜜为丸，每两作二十五丸，欲作汤水，用水化开，寒热温凉任意饮之，噙化亦可。

法制陈皮　消食化气，宽利胸膈。

乌梅肉半两　白檀二钱半　茴香二两，炒　甘草二②两，炙　干生姜半两　青盐一两，炒　陈皮半斤，去白，取四两切细条

上除陈皮外，并为细末，用水一碗，药末三两，同陈皮一处，慢火煮候陈皮极软，控干，少时③别用干药拌匀，焙干，每用不以多少，细嚼咽下，无时。

姜揭丸　此方与《衍义》同治下之后不能食，食后必胸痞，常服益气消食，《衍义》有陈皮。

姜屑　麦蘖　神曲末炒。各等分

---

① 二：嘉靖本作"一"。
② 二：嘉靖本作"三"。
③ 时：原作"许"，据嘉靖本改。

上曲糊丸，梧桐子大，米饮汤下三十丸。

御方思食丸并见《活法》

神曲　麦糵　乌梅肉①各一两　人参　木瓜　茯苓　桂各五钱　甘草七钱　干生姜二钱半

上为细末，蜜丸，每两作十丸。

热则泄肝胆口苦舌干，柴胡、乌梅；寒则补脾胃。

思食丸

白术　陈皮　半夏曲各五钱　木香一钱　沉香　乌药各三钱　麦糵一两　槟榔　人参②各二钱

上件为细末，炼蜜丸桐子大，每服三十丸，米饮下。一法有乌梅肉、神曲、麦糵、干生姜，为细末，蜜丸。

兰省香烂饭丸

丁香　神曲　三棱　青皮各三钱　沉香　木香　白檀　陈皮　藿香各二钱　益智仁　广茂　缩砂仁　麦糵各五钱　甘松　甘草　香附米各一两

上为细末，蒸饼丸。

大生姜丸　补脾胃，治口苦舌干，中脘不和，胀满呕吐，食不化，酒病翻胃。

丁香　桔梗　川芎　白术　炙甘草各五钱　人参　良姜　丁皮　桂心　缩砂仁各一两

上为细末，蜜丸，每两作十五丸，细嚼一丸，米饮汤，空心服，日三。

木瓜汤　此一方当在草豆蔻散后。

---

① 乌梅肉：四库本此药剂量为"二两"。
② 人参：四库本此药剂量为"二两"。

木瓜—斤，去皮子，切作片子　生姜切作片　甘草　白盐各四两

上四味，拌匀，磁钵内淹一宿，焙干为细末，每服一二钱，点服。一法加神曲。

三奇六神曲法

白虎白面—百斤　朱雀赤小豆三斤，煮软去汤，碾细，与前件相伴和　勾陈苍耳汁三升　青龙青蒿汁三升，即黄蒿自然汁　腾蛇野蓼子汁四升　玄武杏仁四斤，去皮、尖，看面干湿用之

上一处拌匀，稍干为度，用大盆淹一宿，子伏内上[①]寅日踏极实为度。甲寅、乙卯、庚辰，乃三奇也，全有前物为六神，少则非也。踏干先用，秆草铺地上，后用蒿铺之，排曲于上，曲上却用蒿草盖之，勿令透风，候一月取出。安在见风处，更四十九日可用。如作风曲才踏下，用桑叶纸裹发过，悬在风道中，亦须四十九日。每米一斗，不过十两。

呕哕例

呕哕一条，本出于胃，当例阳明条下，以其脾病，连及于胃，若食生冷硬物，先入胃，次传脾，所以中州之病，并称之曰脾胃，故叔和云：脾脏象中坤安和对胃门后。又云：二斤十四两，三斗五升存，是为脾连及于胃也。戊与己配合，何尝有二哉？今此呕哕诸证汤丸等剂，虽属于胃，姑例于太阴[②]条下，古人交经用药，何尝相离？

王朝奉呕论

呕者，《病源》云热在脾胃也，胃家虚冷亦呕也；哕者，胃

医垒元戎

一八〇

---

① 上：正脉本作“至”。
② 阴：原作“阳”，据嘉靖本改。

家虚冷也。又病人本虚，伏热在胃则胃满，故冷气逆故哕。伤寒证，桂枝证、小柴胡证。合病，葛根加半夏证、黄芩加半夏证、小青龙证、四逆证、真武证、栀子等汤证，皆有呕，各自主治。然小柴胡汤专主呕也，呕而发热者小柴胡也，呕而胸满者吴茱萸汤，干呕吐涎沫者吴茱萸汤。《金匮》诸呕吐谷不得下者，小半夏汤去茯苓；胸中似喘不喘，似呕不呕，似哕不哕，彻心溃然无奈者，生姜汁半夏汤；哕逆陈皮竹茹汤；干呕而利者，黄芩加半夏生姜汤；呕哕手足逆冷者，小陈皮汤；呕哕胸满虚烦不安，大橘皮汤。

仲景云：伤寒咳逆脉散者死。成注云：火刑肺金也。朱奉议以哕者为咳逆，非也。哕，胃也，非咳逆可知。奉议：小半夏茯苓汤、生姜煎小半夏橘皮汤、生姜煎汁半夏汤、橘皮汤、陈皮生姜二味煎。

大橘皮汤理气调中

陈皮　甘草　生姜各二钱　人参五钱

上㕮咀，分作二服，水煎服之。

橘皮青竹茹汤

陈皮　甘草各二钱　人参二钱半　竹茹三钱

上作三服，姜煎。

温中丸　治脾寒呕吐，咳嗽自利。

半夏汤泡，焙　干姜各等分

上为细末，生姜和汁丸桐子大，每服一①十丸，木瓜汤下，姜汤亦可。

海藏橘皮茯苓生姜汤　治咳逆，解酒毒，止呕吐。

---

① 一：四库本作"二"。

陈皮一两　炙草　生姜各三钱　茯苓五钱

一法加葛根、神曲、半夏（切），生姜煎服。

活人治呕哕手足逆姜橘汤

橘皮　生姜

活人大半夏汤　治痰饮，脾胃不和。

半夏　生姜　茯苓

上为粗末，水煎。如热痰加炙甘草，脾胃不和加陈皮。

活人半夏生姜汤　治呕饮欲绝。

半夏　生姜

二味同煎服。

桔梗半夏汤　治冷热不合，令胸中痞痛满，痰涎不利，气逆呕①哕。

桔梗　半夏　陈皮各等分

上为粗末，水煎。细末，姜糊丸亦可。

活人橘皮竹茹汤　治呕逆。

陈皮　竹茹　人参　甘草各等分

上剉，姜、枣煎服。

大橘皮汤　治动气在上，不可下，食则吐，随证加减。

陈皮　人参　甘草　生姜　竹茹　枣

上㕮咀，水煎服。

橘皮半夏汤　治积气痰痞不下，饮食呕吐不止。

陈皮②　半夏各二两　生姜一两半

上㕮咀，水五盏，煎至二大盏，去滓，分三服，食后，临

---

① 不利气逆呕：此五字原残缺，据四库本补。
② 陈皮：四库本此药剂量为"一两"。

卧服之。

半夏茯苓陈皮汤 消饮止呕，和中顺气。

茯苓去皮　半夏泡　陈皮去白　生姜各一钱半

上咬咀，水二盏半，煎一盏，去滓，临卧温服。

易简二陈汤 治痰饮为患，或呕吐恶心，或头眩心悸，或中脘不快，或发为寒热，或因食生冷，脾胃不和，并宜服之。

陈皮去白　半夏各五两　茯苓三两　甘草

上咬咀，每服四钱，水一盏半，姜七片，乌梅一个，煎至六分，去滓，热服，无时。伤寒后不敢进燥药者，亦宜服饵。如痁疾加草果一两半，下红丸子。如因酒食所伤，发为黄疸，亦宜用此二药。呕吐甚者加丁香，并服半硫丸。一法仍用半夏为末，每一两入丁香一钱，旋以生姜自然汁，丸如桐子大，先以汤二盏煎沸，次下丸子，药煮令极热，以匙挑服，用药汁咽下，更服养正丹或来复丹、黑锡丹之类，俟大便利即愈。如妊娠恶阻，古方用茯苓半夏汤，服者病反增剧，不若用此药极有神验。一方名枳实半夏汤，治痰饮停留胸膈，痞闷或咳嗽气塞，头目昏重，喘呕恶心，项背拘急，半夏、陈皮各一两，枳实减半，加生姜煎服。一方名丁香茯苓汤，治久积陈寒，流滞肠胃，呕吐痰沫，或有酸水，全不思食，用木香、丁香、干姜、附子、半夏、橘皮、肉桂、缩砂仁等分，加生姜煎服。一方名曰白术半夏汤，治脾虚停饮，痰逆恶心，中脘刺痛，腹胁搅痛，头目昏晕，肢节倦怠，不思饮食，用白术、丁香、赤茯苓各一两，半夏六两，肉桂半两，陈皮二两半，亦加生姜煎服。生姜乃呕家圣药，凡呕吐宜多用之为佳。

易简四七汤 治喜怒悲思惊恐忧之气，结成痰涎，状如破絮，或如梅核，在咽喉之间，咯不出，咽不下，此七情之气所为也。或中脘痞满，气不舒快，或痰涎壅盛，上气喘急，或因痰饮中脘，呕逆恶心，并宜服。

半夏五两　茯苓四两　厚朴三两　紫苏叶二两

上㕮咀，每服四两，水一盏半，姜七片，枣一枚，煎至六分，去滓，热服，无时。若因思虑过度，阴阳不分，清浊相干，小便白浊，用此药下青州白丸子最为切当。妇人恶阻，尤宜服之。一名厚朴半夏汤，一名大七气汤。局方七气汤有半夏五两，人参、甘草、官桂各一两，生姜煎服，大治七气并心腹绞痛，然药味大甜，恐未能止疼顺气。一方治七气所伤，中脘不快，气不升降，腹胁胀满，用香附子炒半斤，橘红六两，甘草一两，煎服尤妙。好事者谓其耗气则不然，盖有此病服此药也。

赤茯苓汤　顺气消痰，止呕调中，益气补胃祛湿。

陈皮　半夏　川芎　人参　白术　赤茯苓

上为粗末，生姜水煎服。

《衍义》有人曾患气嗽将期，或教以服陈皮、生姜焙干，神曲等分，为末，糊丸桐子大，食后临睡服三十丸，米饮下，旧有膀胱疾，自此皆愈。

乳和姜皮汤　治赤白下痢，神验。

陈皮一两　姜屑三钱

上二味，用牛乳一大盏和药，煎热，去滓，入生牛乳一半，顿服。

温①胃和痰丸　治中寒停饮，胸膈痞塞，痰涎。

半夏洗，三两　橘皮去白　干姜炮　白术各二两

---

① 温：原作"治"，据嘉靖本及《御药院方》卷五改。

上为细末，姜汁糊丸桐子大，每服二十丸，姜汤下无时①。

大橘皮丸赵十一郎家制

陈皮去白　茯苓　甘草　盐淹姜　葛根曲

上为细末，炼蜜丸弹子大，细嚼，白汤下。

小七气汤当在大半夏汤条下　治虚冷上气，喘塞不通。

半夏洗，六钱　桂心　人参各一钱　生姜五钱

上四味，㕮咀，水四盏，煎至二盏，去滓，分三服，相继无时服。

活人小半夏加茯苓汤　治诸呕哕，心下坚满，膈间有痰火，心悸。

半夏汤洗七次，五两　茯苓去皮，三两

上剉如麻豆大，每服半两，水三盏，煎至一盏，秤生姜四钱，取自然汁投药中，更煎三两沸，热服，无时。

青龙散　治咳嗽，上气不卧。

人参　陈皮　紫苏叶　五味子

上为细末，每服三钱，水一盏，生姜五片，煎至七分，去滓，温服。

活人橘皮汤　治伤寒痰逆，恶心。

陈皮　甘草　人参

上为粗末，竹茹、生姜、枣煎，如不恶寒者，加竹叶。

玉液丸

玉芝丸主治、修制并见《局方》

文潞公生犀丸并见《药准》

易简消暑丸见暍证附

① 下无时：原作"无时下"，据四库本乙转。

x

局方玉壶丸主治、修制并见本方，易老加雄黄名水煮金花丸

治头风、口眼㖞斜及风痰等证并见《活法机要》。

南星　半夏　天麻　白面

辰砂化痰丸主治、修制并见《局方》

辰砂　南星　白矾　半夏

易老水煮金花丸主治、修制并见《活法机要》

南星　半夏　天麻　雄黄　生姜　白面　寒水石

上为细末，滴水丸桐子大，煮熟，生姜汤下。

小黄丸主治、修制并见《活法机要》

黄芩　南星　半夏　生姜

上姜汁打糊为丸。

定喘丸　治虚人咳嗽胸满，及鼻息音大喘，行坐无时，连年不已，或远或近，并能治之。

人参二钱半　南星　半夏各三钱　苦葶苈半两

上为末，以生姜自然汁糊丸，黍粒大，每服三五十丸，生姜汤下，渐加亦可。小儿服减丸数。

二炒丹　治精滑，夜梦鬼交，溲出白液，饮食少，虚劳病，或呕或吐。

半夏　木猪苓各半斤

上先以猪苓去皮，切作片子，同炒微黄色；半夏另为细末，用陈米饭搜和为丸，豌豆大，风凉一夜，次日将猪苓为粗末，炒热，下丸子同炒，稍干为度，乘热以纸裹至冷，用木合子盛贮。一法酒糊丸。

消痰丸

细辛　桔梗　陈皮　旋覆花　神曲　枳实　半夏　白茯苓麦糵　白术各等分

上为细末，姜汁打糊丸，如梧桐子大，生姜汤下三五十丸，食后服。

安和丸　治脱证虚弱嗽，年老虚人，尤宜服之。

粟壳炒　陈皮各二两　炙甘草二钱半　一法加乌梅半两

为细末，姜糊丸。

玉芝丸

玉液丸

加生姜、人参、藿香名人参半夏丸。

易简参苏饮

惺惺散主治并见少阳柴胡例

仲景葶苈大枣泻肺汤　治肺痈不得卧，兼治支饮不得息。又见《金匮》。

苦葶苈炒香捣　大枣二十枚

上丸如弹子大，每用水三升，大枣十枚，煎二升，化一丸，再煎一升，顿服。

三圣丸　治喘嗽面目微肿。

甜苦二葶苈

上末枣肉为丸，绿豆大，每服三十丸，临卧姜汤下。

仲景猪膏丸此本少阴为猪肤，故入猪肚胆汁例　治少阴病下痢咽痛，胸满心烦，邪气自少阳经传入少阴客热。

上用猪肤一斤，水一斗，煮取五升，去滓，入白蜜一升，白粉五合，熬香，合租得所，分作六服。水畜入肾，猪肤解热润燥除烦，粉以益气断利。

仲景白通猪胆汁汤

四逆猪胆汁汤并见仲景本经

仲景猪肚丸

白术四两　牡蛎烧，研　苦参二两

上为细末，猪肚一枚，内药末缠定，煮软熟，切碎，研泥成膏，和丸桐子大，每服三十丸，米饮汤下。

又：**猪肚黄连丸**见本草

钱氏香连丸

橘连丸并见本草

猪肚丸　治骨蒸唇红，颊赤气粗，口干，身壮热，多虚寒，大便秘，小便赤，食减少

鳖甲醋炙　柴胡　木香　青蒿　黄连　生地黄各一两　青皮半两

上为细末，嫩大猪肚一枚，入药在内，系定，蒸软药肚，仍碾匀，可丸如绿豆大，每服三十丸，米饮下，食前，日三服。忌热物湿面。

补真丸一名天真丸

天门冬去心，三两　羊肉三斤，去筋膜　肉苁蓉六两，去粗皮　当归五两，去芦

上以上俱作片子，焙干为末，焙先将羊肉煮去羊血①，水洗净，再煮至熟，去丝细筋膜，研烂，再入无灰酒，煮至成膏，入上项药末及糯米粉子半斤，再煮数十沸，至稠黏膏子为度，再入下项药：

黄芪六两　远志　白术　枸杞各二两　沉香半两　神曲五两　赤茯苓四两　干山药二两

上为细末，入上件膏子内，同和，更入宿蒸饼面十数两，搜和成剂，至可丸即止，丸如桐子大，每服空心，温酒送下七

① 血：原作"肉"，据四库本改。

八十至百丸。

猪蹄汤

知母　贝母　牡蛎炒过赤作粉。各等分

上为细末，猪蹄四个，慢火煮软熟用，调服三钱匕，后滋味汁一碗投之，少时熟蹄任意食用，或先食猪蹄饱后服亦得。

海藏评解利伤寒丸药杂例并见本方注后

玄胡丸

玄胡　青皮　陈皮　三棱　广茂　当归　雄黄另研细，入上末同研　干姜各五钱

上为细末，醋糊丸，酒糊亦得，每服二三十丸，白汤无时下，解利内外伤。

紫霜丸　治伤寒温壮，内夹冷食，或因得汗身热不除，及变蒸发热，日久不解，饮食成癖，俗呼为食迷风。

代赭石火煅醋淬，一两　杏仁五十个，去皮、尖、麸炒，另研　赤石脂为末，一两　巴豆三十粒，去皮、心、膜、油，炒研

上合碾匀，汤浸蒸饼为丸，黄米大，小儿生三十日以外可一丸，一年二年可三丸，乳下，米饮亦得。

无名丸解内外伤　与四生丸例相似，在半夏条下。

代赭石　贯众　茯苓各一两　寒水石　黑豆去皮，四两　自然铜三两三钱，醋淬九次

上件，共为细末，水糊丸，绿豆大，每服三五十丸，姜汤下，米饮亦得。

无名丸料

寒水石洗粉　黑豆面去皮。各一两　贯众　茯苓各为末　代赭石火烧酒淬，末之。各三钱半　自然铜酒淬，七钱半，为末

上无名丸，此药不知来例，别无解利味数，止是贯众治头风有毒，大抵解疫疠毒气则效，非若古法之分经也。本草云：代赭石苦甘寒，治鬼疰贼风；自然铜辛平无毒，疗折伤散血止痛；贯众治头风；半夏治伤寒寒热；巴豆辛温，主伤寒温疟寒热，豉煎亦解利。上此三药，虽云治伤寒，只治因内感而发出者多效，若外感一日，太阳受之，不宜用此等之药性者，不可执此以解利外伤。此药大抵只治内而不治外，不能行经，若要行经，非汤液不能也。代赭石、自然铜二味，兼以醋淬过，煅以苦酒上火力，同能上行，故解利也。若以代赭石、自然铜二石性论，下行之体无疑，更宜详紫霜丸主治伤寒温壮、内夹冷食一句，即知无名体也。

天麻辰砂丸

天麻四两　巴豆二百粒，去皮、膜、油　雄黄各五钱　朱砂三钱

上为细末，每服三五丸，白汤送下，温酒亦得，食后。腊和丸黍米大。

玄胡丸内有雄黄、干姜、苦酒，与此一体解利，在厥阴门木香槟榔例后。

安先生传易老解利二药：

狼毒　大戟　草乌头生。各等分

上为末，醋糊丸，桐子大，每服五七丸，或十丸，温水送下。

解利伤寒嗜药

干山药一两　藜芦连须，一钱

上细末，以纸捻嗜之。

杨氏内解丸

芫花　红药子各等分

上细末，醋糊丸，绿豆大，温水下二丸，无时，以葱白、醋、米汤投之。

四生丸

南星　半夏　芫花　自然铜<small>等分，皆生用</small>

上为细末，醋打荞麦面糊为丸，绿豆大，如酒积痰饮，胸膈胀满，饮食不消，每用五丸，临卧温水下。忌热物。如伤寒时疾，煎豉汤下十丸，三服解。如心气大痛，醋汤下。海藏云：非汤液所用，丸药解利，世多不同，皆取此例。

拾遗：大肠泄　小肠泄　大瘕泄　飧泄　洞泄　寒中　寒湿　溏泄　泄泻　湿淫　燥湿　湿热　风湿　鹜溏　胃泄　脾泄　脱肚　脏毒　瘀血

凡此数条，俱见汤液大法后。

翻胃例

御医楚侍药白龙丸　治膈气翻胃吐食，大便结硬，要大便如常者不可服。

轻粉<small>半钱</small>　半夏　白面<small>各三钱</small>

上拌末，和匀，水和作棋子或丸，汤煮熟漉出，放温，临卧作一服，生姜汤下，取下燥粪核为度。

生姜半夏汤　止呕吐，开胃消食。

半夏<small>汤洗</small>　生姜<small>各三钱</small>

上剉，量水多少，煎至七分。

鸡屎醴散　治蛊胀，旦食不能，暮食不已。

帝曰：肤胀鼓胀可刺耶？岐伯曰：先泄其胀血络，后调其经，刺其血络也。

姜枣汤　此后二药，辛甘以助天五之气。

干枣去核，一斤　甘草三两，剉　生姜五两，切片

上拌盆盛，布盖，淹一宿，焙干为末，每一盏入盐少许，点服。盐二①两炒白，另入药。

枣艾丸　补胃。

干枣去核　熟艾捻如枣核，入枣中

上以绵缠定，湿纸裹，溏灰火内煨，纸焦为度，一日服三个，空心细嚼，温酒下，每日加一个，至九日后减一个，至三个，依前再加一个，过三遭当进饮食也，胃气壮即止。不饮酒盐汤下。

太阴拾遗

《肘后》辨脾胃所伤变易形法

凡诸脾脉微洪，伤苦涩物；微弦，伤冷硬物；微涩，伤辣辛物；微滑，伤腥咸物；微迟，伤冷痰积聚恶物。弦紧，伤酸硬物，又主脾冷；微实，主胸间有伏痰，或吐逆；洪缓，伤甜烂物；紧恶②，膈间有硬积，寒热。单伏，主物不消化；微浮，胸中有小虫动，又主寒热；单紧，主胸中急痛；单弦，主胸中气聚喘促；单滑，主脾寒吐逆；单洪，主寒热，吐逆不食；单浮，主胃寒不进食；浮洪而数，皆中酒。

海藏所定脾脉一十七道安方大略

伤苦涩物，经云咸胜苦；伤辛辣物，经云苦胜辛；伤腥咸

---

① 二：四库本作"三"。
② 恶：按文义疑为"弱"字。

物，经云甘胜咸；伤酸硬物，经云辛胜酸；伤甘烂物，经云酸胜甘；伤冷硬物，经云温以克之。冷痰、积聚、恶物，温胃化痰，膈间有伏痰，春夏吐之，秋冬导之。膈间有硬积，寒热温化。胃中有小虫，槟榔之类；物不消化，曲糵、三棱、莪之类；胃中急刺痛，理中丸之类；胃中气聚，喘促，匀气汤；寒热，吐逆不食，橘皮、半夏、白术、茯苓；脾寒吐逆，枳实理中汤；胃寒，不进食，乌梅、白术；浮洪而数，皆中酒，葛根、陈皮、茯苓。

《金匮·痰饮咳嗽病脉证治》后代名医所说，皆取此为法

问曰：夫饮有四，何谓也？师曰：有痰饮，有悬饮，有溢饮，有支饮。又问：四饮何以为异？师曰：其人素盛今瘦，水走肠间，沥沥有声，谓之痰饮；后水流在胁下，咳唾引痛，谓之悬饮；饮水流行，归于四肢，当汗出而不汗出，身体疼痛，谓之溢饮；其人咳逆倚息，短气不得卧，其形如肿，谓之支饮。水在心，心下坚筑筑，短气，恶水不欲饮；水在肺，吐涎沫，欲饮水；水在脾，少气身重；水在肝，胁下支满而痛；水在肾，心悸。夫心者有留饮，其人背寒冷大如手。留饮者，胁下痛引缺盆，咳嗽则辄已—作转甚。胸中有留饮，其人短气而渴，四肢历节痛。脉沉者有留饮。膈上之病①，满喘咳吐，发则寒热，背疼腰疼，目眩自汗出②，其人振振身𥆧剧，必有伏饮。夫病人卒饮水多，必多暴喘，凡食少饮多，水停心下，甚者则悸，微者气短。脉反③弦者寒也，皆大下后善虚，脉偏弦者饮也。

---

① 之病：《金匮要略·痰饮咳嗽病脉证治》作"病痰"。
② 目眩自汗出：《金匮要略·痰饮咳嗽病脉证治》作"目泣汗出"。
③ 反：《金匮要略·痰饮咳嗽病脉证治》作"双"。

肺饮不弦，但苦喘短气。支饮亦喘不能卧，加短气，其脉平也。病痰饮者，当以温药治①之。

心下痰饮，胸膈支满，目眩，以茯苓桂枝白术甘草汤主之方。

茯苓四两　白术五两　炙草二两　桂枝去皮，三两

上㕮咀，以水六升，煮取三升，去滓，分温服，作三服，小便则利。

夫气短②有微饮，当从小便去③也，亦以上药主之，肾气丸亦主之。方见胸气论中。

病者脉伏，其人当自利，利者反快，虽利心下续坚满，此为留饮欲去故也，以甘草半夏汤主之方。

甘遂大者　半夏二十枚，温水洗，次用水一升，煮取半升，去滓　芍药三枚　炙草大者，一寸

上四味，㕮咀，水三④升，煮取半升，去滓，以蜜半斤和药，煎取八合，顿服之。

夫病悬饮者，十枣汤主之方。

芫花熬　甘遂　大戟各等分

上三味，捣筛，以水一升五合，熬大枣十枚，煮取八分，去滓，内药，强人一钱匕，弱人半钱，平旦温服之，不下⑤者，明日更加半钱，下后糜粥以养之。

病溢饮者，当发其汗，宜大青龙汤方。

---

①　治：《金匮要略·痰饮咳嗽病脉证治》作"和"。
②　气短：《金匮要略·痰饮咳嗽病脉证治》作"短气"。
③　去：原作"赤"，据《金匮要略·痰饮咳嗽病脉证治》改。
④　三：嘉靖本作"二"。
⑤　下：原作"可"，据《金匮要略·痰饮咳嗽病脉证治》改。

麻黄去节，六两　桂枝去粗皮，二两　炙草二两　生姜二两　石膏小鸡子大，细研　杏仁四十枚，去皮、尖　大枣十枚，去核

上七味，㕮咀，以水九升，先煮麻黄，减二升，去上沫，内诸药，煮取三升，去滓，温服一升，被覆令汗出，汗者温粉扑之，一服汗出者，勿再服，若复服汗多出者，亡阳逆虚，恶风烦躁不得眠也。

病溢饮者，当发其汗，小青龙汤主之方。方见肺痿论。

膈间支饮，其人喘满，心下痞坚，面色黧黑，其脉沉紧，得之数十日，医吐下之不愈，防己汤主之方。

防己二①两　桂枝二两　人参四两　石膏鸡子大，十二枚

上四味，㕮咀，以水六升，煮取二升，去滓，分温再服。虚者即愈，实者三日复愈，如不愈者，宜去石膏加茯苓芒硝汤方。

防己三两　桂枝二②两　人参四两　茯苓四两　芒硝三合

上五味，㕮咀，以水六升，煮取二升，去滓，内芒硝，再微煎，分温再服，微利止。

心下有支饮，其人苦眩冒，泽泻汤主之方。

泽泻五两　白术二两

上二味，㕮咀，以水二升，煮取一升，去滓，分温再服。

支饮胸满者，厚朴大黄汤主之方。

厚朴一尺，去皮　大黄六两　枳实四枚，熬

上三味，㕮咀，以水五升，煮取二升，去滓，分③温再服。

支饮不得息，葶苈大枣泻肺汤主之方。见肺痈条下。

---

① 二：四库本作"三"。

② 二：嘉靖本作"三"。

③ 分：原无，据《金匮要略·痰饮咳嗽病脉证治》补。

呕家本渴，今反不渴，心下有支饮故也，小半夏汤主之。

半夏一升，洗　生姜半斤。各切薄片

上以水七升，煮取一升半，去滓，分温再服。《千金》云：半夏加茯苓汤主之。

腹满，口干舌燥，此肠间有水气，防己椒目葶苈大黄汤主之方。

防己　椒目　葶苈　大黄各一两

上四味为末，蜜和丸，桐子大，米饮服一丸，日三服，稍增。口中有津液，渴①者，加芒硝半两。

卒呕吐，心下痞，膈间有水，眩悸者，小半夏加茯苓汤主之方。

半夏一斤，洗　生姜半斤　茯苓三两。一方四两

上㕮咀，水煎服。

师曰：以发其汗，令阳微膈气虚，脉乃数，数为客热，不能消谷，胃中虚冷，故吐也。脉弦者虚也，胃气无余，朝食暮吐，变为翻胃，寒在于上，医反下之，今脉反弦②，故③名曰虚。寸口脉微而数则无气，无气则胃虚，胃虚则血不足，血不足则胸中冷。趺阳脉浮而涩，浮为虚，涩则伤脾，脾伤则不磨，朝食暮吐，宿食不化，名曰反。脉浮而涩，其病难治。病人欲吐者，不可下之。哕而复满，视其前后，知何部不利，利之则愈。呕而胸满者，茱萸汤主之方。

吴茱萸一升　人参二两　生姜六两，切　大枣二十枚，擘

上四味，㕮咀，以水五升，煮取一升，去滓，温服七合，

---

① 渴：原作"止渴"，据《金匮要略·痰饮咳嗽病脉证治》改。

② 弦：原无，据《金匮要略·痰饮咳嗽病脉证治》补。

③ 故：原作"或"，据《金匮要略·痰饮咳嗽病脉证治》改。

日三则。

干呕，吐涎沫，头痛者，茱萸汤主之。

呕而肠鸣，心下痞者，半夏泻心汤主①之方。

半夏三斤，汤泡　黄芩　人参　炙草　干姜切。各三两　黄连一两　大枣十二枚

上七味，以水七升，煮取六升，去滓，再煎服一升，日三服。

干呕而利者，黄芩加半夏生姜汤主之方。

黄芩三两②　炙草三两③　半夏半升，洗　芍药三两④　大枣十二枚　生姜切，两半

上㕮咀，水一斗，煮取一升，去滓，分温三服，日二服，夜一服。

诸呕吐，谷不得化下者，小半夏汤主之方。方见痰饮中。

呕吐而病在膈上，后思水者，急与解之，猪苓汤主之方。

猪苓去皮　白术　茯苓各等分

上㕮咀，水煎服。

咳满则止而复更渴，冲气复发者，以细辛、干姜为热药，此法⑤逐渴，反不止者，为支饮也。支饮法当治胃，胃冷者必呕水，复与半夏以去其水方。

茯苓四两　干姜三两　五味子半斤　细辛三两　炙草三两　半夏汤洗七次，去滑，半斤

---

① 主：此下原衍"方"字，据上下文例删。
② 两：原无，据四库本补。
③ 两：原无，据四库本补。
④ 两：原无，据四库本补。
⑤ 此法：四库本作"服之当"。

上六味，㕮咀，以水八升，煮取三升，分温三服。

水①去呕则止，其人形肿，可内麻黄，以其欲逐痹，故不内麻黄，乃内杏仁也。若逆而内麻黄者，以人必厥，所以然者，为其血虚，麻黄发其阳故也。

茯苓四两　干姜三两　甘草三两　五味子碎，半斤　细辛三两　半夏洗　杏仁去皮、尖。各半斤

上㕮咀，以水一斗，煮取三升，去滓，温三服。

面热如醉状者，此为胃中热，上熏其面令热，加大黄汤主之。

茯苓四两　干姜二两　细辛二两　大黄三两　半夏洗　五味子碎　甘草炙　杏仁去皮、尖。各等分

上八味，㕮咀，以水一斗，煮取三升，去滓，分温三服。并见《千金》方。

先渴却呕，为水停心下，此属饮家，小半夏加茯苓汤主之方。见上。

《金匮·呕哕下痢病脉证治》后代名医诸书，率皆取此以为法

夫呕家有痈脓者，不可治，呕脓尽则已。先呕却渴，此为欲解，先渴却呕，为水停心下，此属饮家。呕家本渴，今反不渴者，以其心下有支饮故也，此属支饮。问曰：病人脉数，数为热，当消谷引饮，而反吐者，何也？师曰：以发其汗，令阳微膈气虚，脉乃数。云见前。

假令病人脐下有悸者，吐涎沫而颠眩，水也，五苓散主之。方见《局方》。

---

① 水：原无，据四库本补。

如心胸中有停痰①宿水，自吐出水后，心胸中虚，气满不能食，消痰气令能食，茯苓饮方。附方。

茯苓三两　人参二两　枳实炒，二两　生姜四两　白术三两　橘皮二两半

上㕮咀，以水六升，煮取一升八合，去滓，分温三服，如人行八九里进之。见《外台》。

咳家，其脉弦，为有水，十枣汤主之。方见上。

夫有支饮家，咳烦，胸中痛者，不卒死，至一百日或②一岁，与十枣汤。久咳数岁，其脉弱者可治，实大数者死。其脉虚者，必苦冒，其人本有支饮在胸故也，治属饮家。咳逆倚息不得卧③，小青龙汤主之方见肺痈中。青龙已下，多唾口燥，寸沉尺微，手足厥逆，气少复上冲胸咽，手足痹，其人面赤如醉，因复下溜阴股，小便难，时复冒者，可与桂枝五味子甘草汤治其气冲方。

茯苓去皮，四两　桂枝去皮，四两　炙草三两　五味子半斤

上四味，㕮咀，用水八升，煮取三升，去滓，分温三服。

冲气即低而反更咳满者，茯苓五味子甘草去桂加干姜细辛治之方。一名甘草五味姜辛汤。

茯苓四两　炙草三两　五味子半斤，碎　细辛三两　干姜三两

上㕮咀，水八升，煮取三升，去滓，分温三服。

呕吐而满在膈上，后思水者，猪苓散主之方。见前。

呕而脉弱，小便复利，身有微热，见厥者难治，四逆汤主之方。

---

① 痰：原作“饮”，据《金匮要略·痰饮咳嗽病脉证治》改。
② 或：原无，据《金匮要略·痰饮咳嗽病脉证治》补。
③ 不得卧：原作“饮”，据《金匮要略·痰饮咳嗽病脉证治》改。

炙草二两　干姜二①两半，切片　附子一个，去皮，切作片子

上三味，㕮咀，以水三升，煮取一升三合，去滓，分温再服。强人可大附一枚，干姜三两。

呕而发热者，小柴胡汤方。

柴胡　人参　黄芩　生姜煨，三两　炙草　半夏　大枣一十枚，去核

上七味，㕮咀，水一斗二升，煮取六升，去滓，再煎取三升，温服一升，分三服。

胃反呕吐者，大半夏汤主之方。亦主膈间支饮。

半夏洗用，半斤　人参切，三两　白蜜一升

上三味，以泉水一斗二升，和蜜扬之二百四十遍，煮药取二升半，去滓，温服一升，余分再服。《千金》云：治胃反不受食，食已即吐。《外台》云：治呕，心下痞硬者。

食已即吐者，大黄甘草汤主之方。

大黄四两　炙草二两

上二味，㕮咀，以水二升，煮取一升，去滓，分温再服。《外台》云：又治吐水。

胃反吐而渴，欲饮水者，茯苓白术泽泻汤主之方。

茯苓半斤　泽泻四两　桂枝二两，去皮　炙草二两　白术三两　生姜切，四两

上六味，㕮咀，以水一斗，煮取三升，内泽泻再煮，取二升半，去滓，温服八合，日二服。《外台》云：主消渴脉绝，胃反不食，又小麦一升。

吐后渴欲得饮而贪水者，文蛤汤主之方。兼主微风、脉紧、头痛。

---

① 二：嘉靖本作"一"。

文蛤五两　麻黄去节，三两　炙草二两　石膏五两，碎　生姜三两，切　大枣十二枚，擘破　杏仁五十枚，去皮、尖

上七味，㕮咀，以水六升，煮取二升，去滓，温服一升，汗出愈。

干呕吐逆涎沫，半夏生姜散主之方。

半夏洗　生姜各等分

上二味，杵为散，取方寸匕，浆水一升半，煮取七合，顿服之。

病人胸中似喘不喘，似呕不呕，似哕不哕，彻心中愦愦然无奈者，生姜汁半夏汤主之方。

生姜汁①一升　半夏洗，半升

上二味，㕮咀，以水三升，煮半夏取二升，内生姜汁取一升半，去滓，水冷分四服，日三夜一。若一服止，停后服。

干呕哕，若手足厥冷者，橘皮汤主之方。

橘皮四两　生姜②

上二味，切，以水七升，煮取三升，去滓，温服一升，下咽即愈。

哕逆者，橘皮竹茹汤主之方。

橘皮二升　竹茹三升　大枣三十枚，擘　生姜切，半斤　人参一两　炙草五两

上六味，㕮咀，以水一斗，煮取三升，去滓，温服一升，日三服。

上此痰饮嗽一章，内有治伤寒数方，仲景用治杂病，今余

---

① 汁：原无，据嘉靖本补。
② 生姜：《金匮要略·呕吐哕下利病脉证治》此药剂量为"半斤"。

录之，使后人知云治伤寒有法，治杂病有方者非也，伤寒杂病同一治矣。

　　呕吐哕亦附录之，下痢数方录在太阴上卷后。

卷 九

少阴证<small>先足经从汤液，后手经从杂例</small>

仲景真武汤<small>主治、修制并见本方</small>

茯苓　芍药　白术　附子　生姜

茯苓四逆汤<small>治疗、修制并见本经</small>

茯苓　干姜　人参　附子　甘草

四逆汤

甘草<small>一两</small>　干姜<small>七钱半</small>　附子<small>五钱</small>

四逆加人参汤

四逆加猪胆汁汤<small>二药主疗并见本经</small>

四逆散

柴胡　枳实　芍药　甘草

咳，加五味子；悸，加桂；腹痛，加附子。

泄濡下重者，煎薤白内药；小便不利，加茯苓。海藏云：此散因说少阴四逆，从举或咳或悸，故用此散。若果四逆，手足厥冷，下利腹痛，更不复用此散也。

姜附汤<small>无汗者用此，主疗并见本方</small>

干姜<small>炮</small>　附子<small>炮</small>

术附汤<small>自汗者用此，主疗并见本方</small>

白术　附子

白通汤<small>主疗加减并见本方</small>

附子　干姜　葱白

易简真武汤　治伤寒数日以后，发热腹痛，头目昏沉，四肢沉重疼痛，大便自利，小便或利或涩，或呕者，皆宜服之。

若已经汗下不解，仍发热者，心下悸，头眩晕，身瞤动，振振欲擗地者，此由渴后饮水，停留中脘所致，并宜服之。

茯苓　芍药　熟附各三分　白术二分

上㕮咀，每服四钱，姜五片，水一盏半，煎至八分，去粗，温服。小便利者，去茯苓；大便利者，去芍药，加干姜二分；呕者，每服加生姜五片同煎；咳者，加五味子二分，细辛、干姜各一分。发热而泄泻者，服此未退，当投四逆汤，仍服震灵丹，用之应手而愈。此药不惟阴证伤寒可服，若虚劳之人，发热自利，时复增寒，皆宜服，因取名固真汤。增损亦如前法。

易简四逆汤　治阴证伤寒，自利不渴，呕哕不止，或吐利俱作，小便或涩或利，脉微绝，腹胀满，手足厥冷，或悸或咳，内寒外热，下利清谷，四肢沉重，或汗出厥逆者，或汗出热不去，并宜服之。及治一切虚寒冷厥，或伤寒病有表，医误下之，续后下利不止，虽觉头疼体痛，发热恶寒，四肢拘急，表证悉具，未可攻表，宜服此药，以助阳救阴，次服桂枝以解表证。

甘草一两　干姜　熟附各三分

上㕮咀，每服四钱，水一盏半，煎至八分，去滓，温服。利止虚者，加人参半两；呕者，加生姜一两；面赤者，每服加葱白一根；腹痛者，加芍药一两；利止脉不出者，加人参一两。霍乱吐泻之后，尤宜服之。阴证伤寒，或无汗，唇青面黑，身背强痛，四肢厥冷，昏不知人，如欲服四逆汤，先与附子散。用附子三分，官桂、当归、白术各半两，半夏、干姜各一分，葱煎服，被覆取汗。或气虚阳脱，体冷无脉，气息欲绝，不省人事者，当灸丹田、气海，仍以葱一把，以索缠如饼大，切去根叶，存白二寸，以烈火燃①一面令通热，勿令灼人，乃以热处着病人脐中②，上以熨斗盛火熨之，温则换以他饼，其人苏醒，手足温而有汗乃瘥，仍服四逆、姜附之类。

易简姜附汤　治中寒口噤，四肢强直，失音不语，或卒然晕倒，口吐涎沫，状如暗风，手足厥冷，或复烦躁。兼治阴证伤寒，大便自利而热者。

干姜　熟附各二两

上㕮咀，每服四钱，水一盏半，煎七分，去渣服。或虑此药大燥，即以附子理中汤相继服饵。姜附本治伤寒经下之后，又复发汗，内外俱虚，身无大热，昼则烦躁，夜则安静，不呕不渴，六脉沉伏，并宜服此，不知脉者，更宜审之。兼治中脘虚寒，久积痰水，心腹冷痛，霍乱转筋，四肢厥逆。一方附子易以生者，名白通汤，治伤寒下利。一方用白通汤加白术倍之，甘草减半，名生附白术汤，治中风温③，昏闷恍惚，腹满身重，手足纵缓，自汗，失音不语，便利不禁。一方用姜附汤加麻黄、白术、甘草、人参等，名附子麻黄汤，治中寒温，昏晕缓弱，项背强急，口眼㖞斜，语声浑浊，心腹䐜胀，气上喘促，不能转动，更宜审而用之。

易简附子汤　治风寒湿合痹，骨节疼痛，皮肤不知④，肌肉重着，四肢缓纵，腰脚疼痛。仲景附子汤方内亦有此方，在厥阴门。

生附⑤一两　芍药　官桂　甘草　茯苓　人参各五钱　白术

---

① 燃：原作"协"，据《易简方》改。
② 中：四库本作"下"。
③ 温：四库本作"湿"。
④ 知：四库本作"仁"。
⑤ 附：原作"姜"，据嘉靖本改。

三分

　　上㕮咀，每服四钱，水二盏，姜五片，煎至六分，去粗，食前服。恶甜者，减甘草一半。兼治疲极筋力，气虚倦怠，四肢瘘疼。一方治历节风，四肢疼痛如搥炼不可忍者，加干姜半两，去生附，加熟附等分，名附子八物汤，煎如前法。若寻常寒湿相搏，头痛，两脚软痛，及气虚头眩，止用白术、附子各一两，甘草半两，枣、姜同煎服，名增损术附汤。久履湿地，腰重脚软，尤宜服之。若为湿气所中，则白术倍附子之数，仍用白术半两，酒一盏，煎至六分，连进数服，取微汗即愈，不能饮①者以水煎。若冒雨，湿着于肢体肌肤，或腠理开，汗出澡浴得病，于增损术附汤中加茯苓、官桂如甘草之数，名茯苓白术汤。

白通加猪胆汁汤

附子　干姜　葱白　人溺　猪胆汁

通脉四逆汤　减人②溺。

以上通治里药。

麻黄附子细辛汤

麻黄附子甘草汤 以上通治和表药

仲景附子汤

附子　人参　白术　茯苓　芍药

甘草附子汤

四物附子汤内减生姜是也。

四物附子汤

附子　官桂　白术　甘草　干姜

---

① 饮：原作"食"，据四库本改。

② 人：原无，据上文"白通加猪胆汁汤"补。

易简附子汤 见前姜附汤后，与下方注小异

附子汤

四君子汤加桂、附、芍药。

《外台》云：论疗伤寒八九日，因风湿相搏，身体烦疼，不能转侧，不渴不呕，下之脉浮虚而涩者，属桂枝附子汤。若大便硬，小便自利者，附子白术汤。

桂枝附子汤

桂心四两　附子三枚，炮，去皮、脐　生姜三两　炙甘草二两　干枣十二枚，擘

上五味，切，以水六升，煮取二升，去滓，分温三①服，忌生葱、猪肉、海藻、菘菜。

附子白术汤

白术四两　枣十二枚，擘　炙甘草二两　生姜三两　附子二②枚，炮作四片

上五味，切，以水六升，煮取二升，去粗，分温三服。初一服，其人身如痹，半日许复服之，都尽，其人如冒状勿③怪，此以术、附性走皮中，遂气未除，故使人如冒状者。本云附子一枚，加之二枚，名附子汤，忌见前《千金翼》同。张仲景治法，当加桂枝四两，此本一方二法。以大便硬，小便自利，故去桂也；以大便不硬，小便不利，当加桂枝。附子三枚，恐多也，虚弱家及产妇宜减服之一句，即知男子、妇人同一治也。男子服四物以滋血，亦与妇人同。

---

① 三：四库本作"一"。
② 二：四库本作"三"。
③ 勿：原作"自"，据《金匮要略·痉湿暍病脉证治》改。

少阴证

王朝奉论悸并方

悸者，动也。《病源》内有虚热则渴而饮水，水气乘心，振寒而心悸也。伤寒二三日，心中悸而烦，小建中汤。发汗，脐下悸，欲作奔豚。发汗过多，心下悸，欲①得按者，桂枝甘草汤。发汗止，仍发热，心下悸，身瞤动，真武汤。伤寒，脉结代，心悸动，炙甘草汤。少阳不可发汗，发汗则谵语，属胃，胃不和顺而悸，小柴胡汤。伤寒厥而心下悸，宜先治水，茯苓甘草汤，却治其厥，不尔，水②渍入胃，必作利矣。中风往来寒热，或心下悸，小柴胡汤。钱氏曰：肾病见夏，水胜火，肾胜心也，当治肾。轻者病退，重者当悸动者，小搐也。易老云：肾水乘心者悸，仲景不治木火，调其水也。

王朝奉辨③阴阳证

夫病发热而恶寒者，发于阳也；不发热而恶寒者，发于阴也。发于阳者，可攻其外；发于阴者，可温其内。发表以桂枝，温里以四逆汤。张仲景论少阳通脉四逆证，面色赤；又少阴下利，脉沉迟，面色少赤，此二证似阳，然皆下利清谷为异也。凡少阴证无汗，类麻黄汤，麻黄汤证脉阴阳俱紧，少阴脉微细为异也。又汗出为阳微，故仲景云：阴不得有汗，脉阴阳俱紧而反汗出，为亡阳也，属少阴。仲景论伤寒脉浮、自汗出、小

---

① 欲：原作"饮"，据《伤寒论·辨太阳病脉证并治》改。
② 水：原作"上"，据《伤寒论·辨厥阴病脉证并治》改。
③ 辨：四库本作"论"。

便数、脚挛急，反与桂枝攻表，误也。常器之云：便合用桂枝加附子汤治之，若误服桂枝汤，即便有发厥、吐逆、谵语等证，治见①本论太阳上篇中。孙兆云：阳证即头痛、身热、脉洪数也，阴证则头微痛而身不热，脉沉细迟缓。凡阴病宜与四逆、理中辈，皆自愈。若夏月得阴证，亦虑四逆大热，宜与理中最佳也。又云：大抵发热恶寒者，是表证，属太阳也，只恶寒是阴证也。然阴证即有发热者，盖是表热里寒，其脉必沉迟，或手足微厥，或下利清谷，更以别证验之可知也。又云：本是阴病，医与热药过多，却见热证者，亦斟酌以凉药解之。又云：阴证形静无发狂者，惟饵温药过多，胸中热实，或大便硬，有发狂者，亦宜用承气辈下之，不可轻用。本是阳病热证，医误吐下过多，遂成阴证者，却与理中、四逆辈温之。《病源》云：伤寒病过经而不愈，脉反沉迟，手足厥逆者，此为下部脉不至，阴阳隔绝，邪客于足少阴之经，毒气上熏，故咽喉不利，或痛而生疮。

仲景甘桔汤例

仁宗御名如圣汤　治少阴咽痛。

炙甘草一两　桔梗三两

上粗末，水煎，加生姜煎亦可。一法加诃子皮二钱煎，去相饮清，名诃子散，治失音无声。如咳逆上气者，加陈皮；如涎嗽者，加知母、贝母；如酒毒者，加葛根；如少气者，加人参、麦门冬；如唾脓血者，加紫菀；如疫毒肿者，加黍粘子、大黄；如咳、渴者，加五味子；如呕者，加生姜、半夏；如目

---

①　见：原作"其"，据文义改。

卷九

二〇九

赤者，加栀子、大黄；如胸满、膈不利者，加枳壳；如不得眠者，加栀子；如心胸痞者，加枳实；如肤痛者，加黄芪；如面目肿者，加茯苓；如咽痛者，加黍粘子、竹茹；如肺痿者，加阿胶能续气；如发斑者，加防风、荆芥；如声不出者，加半夏。

肺痿门

经云：帝曰：劳之之病何如？岐伯曰：劳风发在肺下，其为病也，使人强上，瞑视①，唾出若涕，恶风而振寒，此为劳风之病。帝曰：治之奈何？岐伯曰：以救俯仰。巨阳引精者三日，中年者五日，不精者七日。咳出清黄涕，其状如脓，如弹子大，从口中出者，从鼻中出者则伤肺②，伤肺则死也。肺痿之门在太阳门仲景麻黄升麻汤条下。

孙思邈单方一门并见《金匮》祖方

甘草二两

上㕮咀，以水三升，煮取一升半，分作三服。

此证初得可治，久则难愈。脉微紧则脓未成，脉紧数则脓已成。喘而不得卧，葶苈大枣泻肺汤主之。

葶苈二③两，炒紫色

上件杵成丸，以水三升，煮大枣二十个，取二升，去粗，内麻黄、五味子各半两，取清饮顿服，令三日服一剂，瘥。叔和云：衄血吐血沉细宜，忽然浮大即倾危；唾血之脉沉弱吉，忽然实大死来侵。《脉要》云：肺脉博坚而长，当病吐血。注

---

① 瞑视：视物不清。
② 从口中出……则伤肺：《素问·评热病论》作"从口中若鼻中出不出则伤肺"。
③ 二：四库本作"一"。

云：肺虚极则终逆，逆则血泻，故唾血出也。

无汗恶寒脉浮紧。

伤寒得者，麻黄。

肺痿，上枯水之源，下竭水之本。

伤酒得者，葛根。

有汗恶热脉沉实。

甘桔二生汤　治咳，胸中满，振寒，脉数，咽干不渴，时浊吐腥臭，久久吐脓如米粥，肺痿作痈也。脓在胸中者为肺痈。

甘草　桔梗各等分

上剉，以水三升，煮取一升，去粗，分二服，必然吐出脓血矣。又：一法治一切咳唾脓血及咳而出不止。好酥三十斤，三遍炼停，取凝成膏，醍醐①服一合，日三服，瘥。

海藏紫菀散　善治咳唾中有脓血，虚劳证，肺痿变痈。

人参　紫菀　知母　桔梗　贝母　甘草

上粗末，生姜水煎。一法加五味子，一法加茯苓，一法加阿胶。

经云：阳明司天，唾出白血者，其状浅红如肺色，故曰白血。

海藏云：以正对化分轻重。

人参紫菀散　治唾脓血以有甘桔，故入少阴例，以肺肾为母子，当补肺以生肾水之源，以泄命门使五液不上行也。及以金花丸、酒制芩柏丸，青黛为衣，随经增损，并见本条。又以易老门冬饮加天门冬、人参，保定肺气。上以四君子汤倍生姜，大益脾胃，以固中州。又以三才丸加当归，以补骨髓。如唾血

---

① 醍醐（tí hú 提湖）：从酥酪中提制出的油。

从治者，加桂枝、干姜。

寸口脉虚实之图。

微为发渴者欲愈，始萌可救。

虚小者为肺痿，热之所过，初结为脓。

寸口脉二者皆咳唾脓血，在胸中：实大者为肺痈，血为凝滞，化为五色；数为弱，不渴者难治，成脓难已。

如圣丸　治风热毒气上攻咽喉，痛痹肿塞妨闷，及肺痈咳①嗽脓血，胸满振寒，咽干不渴，时出浊沫，气臭腥臭，久久咯吐②，状如米粥。

龙脑另研　牛黄另研　桔梗　甘草生用。各一钱

上为细末，炼蜜丸，每两作二十丸，每服一丸，嚼化。

嗽药青龙散

石膏八两　朴硝　甘草生用。各一钱　青黛五钱

上为细末，每服二三钱，煎薄荷汤点，热漱冷吐。

治肺痿唾脓涎痰唾多出血心中温温方

上以甘草一味，重二两，以水三升，煎作一升半，分为三服。

百部丸　治诸嗽不得气息、唾脓血方。

百部根二两　升麻五钱　桂心　五味子　甘草　干姜各一两

上为细末，蜜丸桐子大，饮服三丸，日三，以和为度。

衍义蛤蚧散在前阳明经衄血犀角地黄汤条下

治肺虚咳久成疮，吐脓血。

犀角　羚羊角　鹿角　阿胶　蛤蚧

---

① 咳：原作"喷"，据四库本改。
② 吐：四库本作"脓"，义长。

搜脓散　治诸疮脓汁不绝，腐肉未尽①。

黄芪　白芍药　香白芷_{各等分}

上为细末，干掺②患处，上用膏药敷贴，一日一换。

海藏云：此方虽云上疮，吐脓血久不尽者，亦宜用此药，作汤散煎调服之，又宜糊为丸桐子大，白汤下三五十丸，或干掺细末，咽津大妙。

钱氏如圣散

桔梗　甘草　阿胶_{炒白}

煎甘、桔，取清，内胶化。

桔梗枳壳汤

陈皮_{一两}　桔梗_{一两半}　甘草_{七钱}　枳壳_{半两}

姜煎服。

橘皮茯苓汤

陈皮_{一两}　茯苓_{半两}　甘草_{七钱}

上为细末，生姜煎服。一法加麻黄、杏仁，治外感咳嗽。呕加半夏，哕加竹茹，寒者加干姜。

桔梗汤

桔梗　半夏_制　陈皮_{各一两}　枳实_{半两}

生姜煎服。

黄芪鳖甲散　治虚劳客热，肌肉消瘦，四肢倦怠，五心烦热，口燥咽干，颊赤心忪，日晚潮热，夜有盗汗，胸胁不利，减食多渴，咳唾稠黏，时有脓血。

知母_焙　桑白皮_{去红皮}　黄芪_{去枯}　炙甘草　赤芍药　紫菀

---

① 腐肉未尽：原作"腐尽"，据《瑞竹堂经验方·疮肿门》改。
② 掺：原作"上"，据《瑞竹堂经验方·疮肿门》改。

去芦。以上六味各五钱半①　秦艽洗，去芦　白茯苓去皮，焙。一本忌火，冷焙别有说　生地黄　柴胡去芦　地骨皮去骨。以上五味各六钱六分净　肉桂去皮，不见火　人参　苦梗②以上三味各三钱三分净　鳖甲去裙，用酥炙更佳　天门冬汤洗去心，焙。一本忌火，令聪。以上二味各一两　半夏五分

上为粗末，每服二大钱，水一盏，煎至七分，去粗，食后温服。

海藏云：此方内阙黄芪，疑黄芩是黄芪也。然内有黄芩，有小柴胡，今治虚热妙，为有盗汗亦无妨也。兼加知母、地骨皮、赤芍药，即钱氏地骨皮散也，治盗汗亦妙。内有桂，本治发热恶寒，即柴胡加桂也。天门冬、人参、地黄即三才丸也，秦艽、柴胡、甘草、鳖甲、芍药即黄龙汤也，紫菀、桔梗、甘草即紫菀散也，桂、芍、黄芪、甘草即黄芪建中汤也。又云：此方治本无伤寒风而得。仲景麻黄升麻汤治唾脓血，从伤寒而得。孙真人治唾脓血用麻黄、升麻之类，及青龙汤之类，亦从伤寒而得也。内多五味子，皆祖仲景法，无论伤寒、伤风皆可加五味子。又云：桔梗一味，有辛有苦，辛以散之，苦以泄之，当如上下之意。

御药③院正方

朱砂膏　镇心神，解热除烦，唾血等证。

朱砂另研，半两　珍珠末　生犀角　人参　玳瑁末　甘草各一两　金箔泥，一分半　粉二钱半　苏合油一分　牛黄另研　麝香另

---

① 五钱半：四库本作“五分净”。
② 苦梗：四库本作“苦桔梗”。
③ 药：原作“医”，据四库本改。

研　龙脑另研　南硼砂　琥珀　羚羊角　远志　赤茯苓以上各五钱
安息香酒熬去石，五钱

上为细末，入研药极细，炼蜜丸，苏合油和诸药为锭子，更以金箔为衣，每两作五锭，每服一皂角子大，嚼化，人参汤下亦得。并阿胶丸相杂服，尤胜至宝丹。

肺痿痈，其皮如麸糠；有胃脘成痈，其皮紧如甲错；有肠痈，裹大脓血于肠胃之间。叔和云：寸乳积血在胸中，关内逢乳肠里痈。

定肺散

御米壳炒，二两　知母　乌梅肉各五钱　贝母　人参　枯矾
白术各二钱半

上为细末，水煎，生姜汤点服。炼蜜丸弹子大，嚼化亦得。

定肺丸

款冬花　紫菀　知母　贝母　人参　炙甘草　桑白皮　御米壳　麦门冬　百部　马兜铃　五味子　乌梅肉以上各等分

上为细末，炼蜜丸弹子大，嚼化一丸。

解毒丹

桔梗　生甘草　大黄　当归　荆芥　僵蚕　紫河车　赤芍药　桑白皮各等分

上为细末，炼蜜丸弹子大，新水化下一丸。

蛤蚧散①　治劳嗽。

蛤蚧一对　炙甘草　麻黄去节　南星炮　人参　半夏泡　知母　贝母　乌梅肉　瓜蒌　槐花子炒。各等分

上为细末，生姜五七片，水煎服。

---

① 散：原作“丸”，据四库本改。

古方紫菀散

紫菀　款冬花各五钱　百部二钱半

上为细末，乌梅汤点服，生姜亦得。如咳加五味子；喘加杏仁；渴加乌梅；气逆加陈皮；头痛，加细辛三钱，甘草二钱；气脱者，加御米壳蜜炒，粗末，水煎服。

增损防风通圣散　治鼻塞不通，肺气不利。

桔梗　桑白皮　紫菀茸　鼠粘子各半两　荆芥穗三两　甘草一两。以上各生用

上为粗末，防风通圣散各一半，和匀，每服四钱，水一盏半，姜五片，煎至七分，去粗，食后温服。

咽痛例

仲景有口疮赤烂之证，上实下虚，热熏咽喉；又脾热熏上焦，故口生疮。宜：

升麻六物汤

升麻　栀子各二钱　大青　杏仁　黄芩各一钱半

上为粗末，每服五钱匕，水一小盏半，葱白三茎，煎至一盏，去粗，温服。又法：黄柏蜜渍一宿，噙之，咽汁勿绝，瘥。

咽喉备急丹

青黛三两　芒硝　甘草各四两　僵蚕一两

上四味为细末，用腊月牛胆汁儿黄者，盛药于其中，悬于背阴处四十九日，数过多尤妙，如用时旋取。如腮喉咽闭，用皂子大块，碾碎为末，以竹筒子吹之咽喉内，愈。

人参清肺散　治咽喉肿痛并喉闭。

人参　山栀子　黄连　硼硝各一两　连翘　大黄　黄芩各一两半　白附子七钱　甘草二两，生用　薄荷一两半

上为粗末，水煎，每服三钱，水一盏半，煎至七分，去柤，食后温服。

代针散 治咽喉肿痛，气息难通。

硇砂少许，为君　白矾皂角子大，为臣　牙硝七钱，为良　硝石四两，为相　黄丹五方五钱　巴豆六甲六个

上为末，吹喉中。

发声散 治咽喉肿痛，语声不出经进方。

栝蒌皮①剉　白僵蚕去头　甘草以上各半分。各炒黄

上为细末，每服三钱，温酒调下，或生姜自然汁调下，更用半钱，绵裹噙化，津咽亦得，不拘时候，三日两服。

解毒丸见前安肺丸后

风热上攻，咽喉肿痛。又治咽喉肿痛欲死者，喉闭急也。此方与急备丸寒热不同，宜定夺用之。

白僵蚕　南星各等分

上并生用，同为细末，生姜自然汁调服，立愈。

硼砂散 治心气热毒内发，咽喉生疮肿痛，木舌胀肿甚，闷塞，水食不下。

玄参　贯众　茯苓　缩砂仁　滑石　荆芥穗　山豆根　甘草生。各五钱　南硼砂三两　薄荷一两

上为细末，每服半钱，新汲水调下，或干糁舌上，咽津。

消毒散 治咽喉肿痛，小儿斑疹已出不匀，虽出不快，壮热狂躁，咽膈窒塞，卧睡不安，大便秘涩。

牛蒡子炒，六两　甘草二两　荆芥穗一两

上为粗末，每服二钱，水一盏，煎至七分，去滓，食后

---

① 皮：原作"根"，据四库本及《御药院方》卷九改。

温服。

漱药地黄散　治脾热风热上攻，咽喉肿痛生疮，闭塞不通，或生舌胀。

黄芩八两　甘草二两半　荆芥一钱　薄荷叶一两

上为细末，每服二钱，水一盏，入薄荷少许，同煎四①五沸，去滓，无时热漱冷吐。

玉壶丸　治三种瘿，当在少阳条下。

海藻　海带　昆布　雷丸各等分

上细末，米饮为丸，如榛子大，食后嚼化，续续使药不断，神效。

五痹散　治五种②喉痹。

大黄　白僵蚕炒。各等分

上细末，每服五钱，生姜自然汁、蜜各半盏，一处调服，以利为度。

赴筵散　治舌上疮，不能食。

铜绿研，半两　香白芷末，一两

上拌和匀，掺舌上，温醋漱，立愈。

振悸酸枣仁例

胡洽酸枣仁汤　治振悸不得眠。

酸枣仁　人参　白术　茯苓各二两　甘草五钱

上切，以水半斗③，生姜六两，同煎三升，分作四服。

圣惠方　治胆虚，睡卧不安，心多惊悸。

①　四：四库本作"三"。
②　种：原作"积"，据四库本改。
③　斗：四库本作"升"。

酸枣仁生用，一两　金锭茶二两，生姜汁涂炙，令微焦

上为细末，每三①钱，水七分，煎至六分，无时服之。

活人酸枣仁汤　治伤寒吐下后，心烦乏气，昼不得眠。

酸枣仁四升　麦门冬去心，一升　炙甘草一两　川芎三两　知母二两　茯苓　干姜各三两

上粗末，每服四钱，水煎服。

酸枣仁饮子　治虚烦不得眠，下气上冲心。

酸枣仁二钱半，炒　桂心五分　生姜二钱　陈皮去白　茯神五味子　人参各一钱

上切，水三盏，煎至一盏半，去滓，分作二服。

海藏百合四君子汤　治老弱虚人不得眠。

心虚则热收于内，定志丸、补心丹；肾虚则寒动于中，八味丸、肾气丸，此二脏不足，不足者补之；心盛则生热，泻心汤、三黄汤；肾盛则生寒，姜附汤、四逆汤，此二脏有余，有余者泻之。收于内，动于中，则异于所生之寒热，岂可止一热字便作热断，止一寒字便作寒断，误矣！夫当看前后上下文势则可也。

定志丸随证加料：

髓竭不足，加生地黄、当归；肺气不足，加天门冬、麦门冬、五味子；心气不足，加上党人参、茯神、菖蒲；脾气不足，加白术、白芍药、益智仁；肝气不足，加天麻、川芎；肾气不足，加熟地黄、远志、牡丹皮；胆气不足，加细辛、酸枣仁、地榆；神昏不足，加朱砂、预知子、茯神。

---

①　三：四库本作"二"。

八味①定志丸　补益心神，安镇魂魄，治痰，去胸中邪热，理肺肾。

人参　菖蒲　远志　茯苓　朱砂　白术　麦门冬各等分

上细末，炼蜜丸桐子大，米饮下三十丸，无时。每十丸，日三服亦得。

局方定志丸　治心气不足，五脏不安，悲忧不乐，忽多梦遗，朝瘥暮剧，狂眩②不宁。

远志　菖蒲　茯苓　人参各三两　茯神二两　朱砂另研

上细末，炼蜜丸桐子大，朱砂为衣，米汤下五七丸，日三，作散服亦佳，亦名茯神丸。

保真定志丸加：

黄连　破故纸　藕节　莲子肉

保神丸　调和心肾，补养精神。

白茯苓　黄连　菖蒲各二两　远志一两　朱砂半两，一半入药，一半为衣

上为细末，浸蒸饼为丸，如桐子大，朱砂为衣，阴干，每服五十丸，煎人参汤送下，临卧加七八十丸。一法：定志丸加保真黄连丸，治劳。

黄连　茯苓各等分

上为细末，酒糊丸桐子大，茴香酒、盐汤下，破故纸汤下亦得。说不尽者一切制度，并取前后例。

又方　此阴阳各半。

黄连　茯苓　破故纸　菖蒲各五钱

上为细末，酒糊丸桐子大，每服五十丸，空心，酒、盐汤

---

① 味：正脉本作"物"。

② 眩：四库本作"旺"。

任下。

预知子丸主治并法见本方，于定志丸内加预知子

山药　枸杞子　柏子仁　地骨皮　黄精

茯神例

人参茯神汤

人参　茯神　远志　菖蒲　甘草

粗末，水煎服。

《千金翼》《圣惠》同，补心虚，治健忘，令人耳目聪明，用成日①取东引桃枝三寸，枕之，开心明②目不忘：

菖蒲　远志③

上捣为细末，服方寸匕，食后。令人耳目聪明，从外见里，坐见千里之外，令人长生，去三百病毒，不能伪。

开心明目，使人不忘：

远志去心　茯神各一分　菖蒲三分

上合每服方寸匕，食后服之，令人不忘，大聪明。

神注丹　后丁香条与神注同法日月丹当此条下。

延寿丹　斋戒沐浴，服之千日成仙。

人参　菖蒲　远志　白术　枸杞　茯苓　天门冬　麦门冬生地黄　茯神　柏子仁　车前子　地骨皮　五味子

上细末，炼蜜，木臼千石杵丸。各从制法。

---

　　① 成日：天干地支纪年法中，十天干和十二地支搭配，每隔十一天就有一个成日。

　　② 明：原无，据医理及下文"开心明目使人不忘"补。

　　③ 远志：四库本无此药。

补心丹

茯神　远志　人参　菖蒲　朱砂

上为细末，糊丸桐子大，猪心血拌和丸亦可。

保真秘一丹

白茯神　木猪苓各一两

上切作块，微煨透，去猪苓不用。茯神细末一两，好蜡一两溶开，和作八丸，平旦向东，空心细嚼，咽津服，吸三，同咽。

张天师草还丹　此药久服轻身，随风而去，如列子之乘也。若发白者，从根而黑；如未白者，永不白。有不信者，将药拌饭与白猫食之，一月即黑。

地骨皮　生地黄　石菖蒲　牛膝酒浸一宿　远志去心　菟丝子酒浸三宿①

上等分，细末，炼蜜丸桐子大，每服三十丸，空心温酒下，盐汤亦得。修制忌妇人、鸡、犬见。此上下少阴上下厥阴之药也。

海藏云：若加天门冬、人参，内有三才丸也，又为上下太阴，与增损三才丸相为表里。

日月丹

丁香　木香　茴香炒　没药碎②　麝香　乳香　木通各二钱
莲子肉③　代赭酒淬七次　朱砂一半为衣。各三钱　青娘子七④个，
去头尾　红娘子六个　蛤蚧一对，头尾全，酥炙令黄

上细末，糯米糊丸樱桃大，单日一丸，双日两丸，空心温

---

① 宿：四库本此下有"炒黄"二字。
② 碎：四库本作"炒"。
③ 莲子肉：四库本此药剂量为"二钱"。
④ 七：四库本作"六"。

酒下，至十日为度，后再服。

仲景肾气例

仲景八味丸

熟地黄_{补肾真水}　肉桂_{补肾真火}　附子_{能行诸经而不止，兼益火}
牡丹皮_{补神志不足}　白茯苓_{能伐肾邪湿①滞}　泽泻_{去胞中蓄垢及遗溺②}
干山药_{能治皮毛中燥酸涩}　山茱萸_{治精滑不禁}

上八味，皆君主之剂，若不依易老加减服之，终不得效。
若加五味子，为都气丸，述类象形之药也。

《圣惠》云：名地黄丸能伐肾邪，皆君药也，宜加减用。

杨氏云：常服，去附子，加五味子。姚公③、张文仲、《肘
后》加减不同，其说虽当，然莫若易老之说为愈也。

易老云：治脉耗而虚，西北二方之剂也。金弱木胜，水少
火亏，或脉鼓按之有力，服之亦效，何也？答曰：紧者为寒，
火亏也，为内虚水少也，为木胜而金弱也，故服八味丸亦效。
益火之源以消阴翳，壮水之主以制阳光。钱氏地黄丸减桂、附。

无比山药丸　一名万安丸_{主治并见《局方》。}

苁蓉丸　箧④中秘室方，与上方同，且锱铢⑤异耳。欲进食
者，加鹿茸；欲身肥者，加石膏；欲体润者，加柏子仁；欲能
记不忘者，加远志。

---

① 湿：原作"温"，据正脉本改。

② 溺：原作"物"，据正脉本改。

③ 姚公：即南北朝时医学家姚僧垣，吴兴武康（今浙江德清县）人。
著《集验方》十二卷，今佚，部分佚文尚存《外台秘要》《医心方》等书。

④ 箧（qiè切）：藏物之具。

⑤ 锱铢：喻极其微小的数量。旧制锱为一两的四分之一，铢为一两的
二十四分之一。

易老天麻丸

天麻六两，酒浸三日，焙干秤，除风　牛膝六两，酒浸三日，焙干秤，壮①筋　玄参六两，枢机管领②　杜仲七两，剉，炒去丝，使筋骨相着　萆薢六两，另为末，壮筋骨　当归二十③两，和养血脉　附子一两，炮，行诸经中血④　羌活十两，去骨节⑤间风　独活五两，去肾间风邪　生地黄一斤，益真血

上为细末，炼蜜为丸如桐子大，每服五七十丸，病大至百丸，空心食前，温酒白汤下。服药忌壅塞，宜于通利，故服半月稍觉壅塞，微以七宣丸轻疏之，使药再为用也⑥。

易老云：治脉弦而虚，东北二方之剂，木弱水少火亏。西南有二，湿热一也，燥热一也。视上二法，则三隅可知，为触类而长。更当以逆顺推之，天下之能事毕矣。易老补丸，春秋二分之气。

东坡四神丸　医又云：专此四味，久服可以愈大风疾。

羌活　玄参　当归　熟地黄

《素问》云：不知持满，不时御神，务快其心，逆于生乐。帝御一十女而登天，今人有妻而丧命，以不知阴阳之要故也。人之交会，阳气秘密，神不妄施，生气以强而能久长。有若空瓶小口，顿溉不入，为无出者，气故不得入也；又如虚管以水注汤，捻窍悬之，水固不泄，无为入者，气则不得出也。故当志不乱，意不狂，真不泄，是谓得要。世以战胜气交、河逆龟

---

① 壮：四库本、正脉本均作"强"。
② 领：原作"锁"，据正脉本改。
③ 二十：正脉本作"十"。
④ 中血：正脉本作"不止"，义长。
⑤ 节：原无，据正脉本补。
⑥ 上为细末……为用也：此段文字原无，据正脉本补。

饮诸法，皆不及黄帝法，内即丹药固里，外不用阴引阳，阴阳会合，气过屏翳①，例行上入，升至九天，即成太丹。《素问》云：两者不和，若春无秋，若冬无夏，因②而和之，是谓至③度。大凡阳气发盛，中外相应，先得阴气，女子面赤，然后阳施而不纵为，则无伤也。又云：勇者气强而已，怯者着而为病焉。得阴之气，能养真阳，不可肆行以失其精，所谓阳胜则强也。阳气能强，阴④气绝伤。阴平阳秘，精神乃治。苟或力强，肾气乃伤，高骨乃坏，何以久常？帝曰：以人疗人，真得其真，所以长人百祀为神。

孙真人口诀、东垣先生论议，当在此下。复有仲景治阴股汗出一条，在仲景没石子条下，续以此条，在三才丸后并蠡斯等丸。

天门冬例

古方天地丸一名二仪丸

天门冬　地黄各等分

上不犯铁石器，木臼木杵捣为细末，炼蜜和丸，如梧桐子大，空心酒下三五十丸。误犯鲤鱼，以浮萍草解之。

补髓煎

天地丸内加当归是也。三才丸天地内加人参是。

增损三才丸一名续嗣丸，一名诜诜丸

天门冬酒洗去心　熟地黄酒洒柳甑，沙锅内蒸　人参去芦　苁蓉

---

① 屏翳：即会阴，是人体任脉上的要穴，位于人体肛门和生殖器的中间凹陷处。

② 因：原作"用"，据《素问·生气通天论》改。

③ 至：《素问·生气通天论》作"圣"。

④ 阴：原作"阳"，据《素问·生气通天论》改。

酒浸焙干　　远志去心　　五味子　　茯苓去皮，酒浸透，阴干　　鹿茸酥炙透

　　一法加白马茎酥炙；一法加附子，补相火不足；一法加麦门冬，令人有子；一法加续断，以续筋骨；一法加沉香，暖下元虚冷。

　　上木杵臼碓①皆研捣细，稀绢罗则可，若密恐不下。炼蜜，杵千下，然后可丸桐子大，每服五十丸，空心好酒下。年老欲补，加混沌衣②全一人药即胎衣。

魏武帝服天门冬例

　　魏武帝与皇甫隆令曰：闻卿年出一百岁而体力不衰，耳目聪明，颜色和悦，此盛事也。何所服食施行？可得闻乎？相密示封上疏对曰：臣闻天地之性，人为贵，人之所贵，莫贵于生，荒唐无始，劫运无穷，人居其间，或如电过，每一思此，惘然心热，生不再来，逝不可追，何不抑情养性以自保惜③？今四海垂定，太平之象，又须当展才布德，万年无穷，犹当修道，道甚易知，但莫能什。臣尝闻道人蒯京，年已百七十八岁，而甚丁壮，言当朝朝服食玉泉啄齿，使人丁壮有颜色，去三虫而坚齿。玉泉者，口中唾也。朝旦未起，早漱津令满，乃吞之，辄啄齿二七遍，如此者亦名曰炼精。蒯道人年二百面少，告臣言：但取天门冬，去心，切，干之，捣取方寸匕，日三，令人不老，补中益气，愈百病也。仲长统曰：王侯之宫，美女兼千；卿士之家，侍妾数百，昼则以醇酒淋其骨髓，夜则以房室输其气血，耳听淫声，目乐邪色，宴日不出，游外不返，三公得之

---

　　①　碓（duì对）：捣。

　　②　混沌衣：紫河车的别名。

　　③　惜：原作"息"，据四库本改。

于上，豪杰驰之于下。及其产生不时，孕育太早，或以童孺而擅气，或以疾病而遗精，精气薄恶，血脉不统，伤胎孩脆而病，未及坚刚，复纵情欲，重重相生，病病相仍，门无良医，医无审术，奸佐其间，过谬常有。或有一疾痛者，莫能自免，当今少有百岁之人者，岂非所习不绝正耶？

易简真降心丸　治心肾不足，体热盗汗，健忘遗精，及服热药过多，上盛下虚，气血不降，小便黄赤，稠浊不清，镇益心神，补虚养血，益丹田，秘精气。

天门冬去心秤，三两，焙干　远志甘草煮，去甘草、去心秤，二两　熟地黄洗去泥，焙干，三两　茯苓去皮，一两　干山药　人参各二两　朱砂半两

上细末，炼蜜丸桐子大，人参汤下三十丸。

绵裹肚法

小浴法

固脐法

孙真人口诀

日辰宜忌法并当在此条下。

章帝泰和御稳方，但从权而无益，非若此方神验，大有补益无损，可①以寿而康也。诸药本草及诸子书异传具载功德，久服皆能成仙，不为虚语。

二茸丸

肉苁蓉酒浸，四两　牛膝酒浸　菟丝子酒浸　石斛酒炒　枸杞子　巴戟　山茱萸　沉香　白茯苓　泽泻　干山药　五味子　杜仲各二两

---

①　可：原作"不"，据嘉靖本改。

冬夏二至，加鹿茸四两，酥炙；四十以上，加天雄二两。

上为粗末，炼蜜丸桐子大，空心，温酒下三五十丸。

螽斯丸 治妇人无子绝产。

厚朴 杜仲 秦艽 桂心各三钱 防风 附子各六钱 白薇 半夏 干姜 牛膝 沙参各二钱 人参四钱 细辛五钱 茯苓六钱

上并生用，杵罗为末，炼蜜丸小豆大，每服五丸，空心温酒下，渐加至十丸不妨，十余日觉娠，三日后不可更服。有一人妻年二十九岁，服药十二日有娠，余药与石门主簿①，其妻断产十三年，服此药有子。又余药与前太守子中舍字交，其妻年四十九岁，无子，服此药十三日有娠。若寡妇，不宜服此药。妇人有娠，若食马肉，难则当产出月。始皇母先怀而后性恐知，则教食马肉，则延期而生。

混元丹 此药可增入三才丸。

胞衣一个，头尾儿者，斟用，酒浸暴干，细剉为末。

经验后方 华山锭子茯苓，研削如枣许大，令四方有角，安新瓷瓶中，以好酒浸，三重纸封。其头候百日开，其色如饴糖，可日食二块，百日后肌体润泽，服一年后可夜视物，久久服之，血化为筋，延年耐老，面如童子。

治妇人始觉妊娠，养胎转女为男②：

雄黄一两，囊盛带之。

又：**治耳聋方**

雄黄 硫黄

上等分，为细末，绵裹塞耳中。

---

① 主簿：古官名。汉代中央及郡县官署均置此官，以典领文书，办理事务。

② 细辛五钱……为男：此段文字原无，据四库本补。

神注丹在定志丸前

茯苓四两　朱砂四钱

上糯米酒煮茯苓至软，切作片子，阴干为末，入朱砂末二钱，和匀，乳香水打糊为丸，桐子大，朱砂为衣，余不尽者。用药，阳日二丸，阴日一丸。《要秘》：新汲水下。要逆气过，空心温酒下。疑作阳日一丸，阴日二丸，可较也。

丁香丸

丁头代赭石五钱　南乳香三钱，紫色者，另研　丁香有油者。各三钱　舶茴二钱

上二味，先杵碎为末，次二味捣罗为末，后入香和匀，重罗至匀，好酽醋浸，蒸饼为丸，如鸡头大，好心红①三钱为衣，当辰火日合药，并火日初服，一日一丸，次日二丸，三日一丸，四日二丸，周而复始，至十日为度，许十丸。每服早晨汲新水，迎日光照水，然后饮咽送下。

《孙真人枕中记》：服茯苓百日，百病消除，二百日夜如昼，三年后能使鬼神，四年后玉女来从。

抱朴子云：任子季服茯苓十八年，玉女来从之，能隐能彰，不食米谷，灸瘢灭，面生光玉泽。

紫石英丸　治妇人绝子当在螽斯丸后。

紫石英研水飞，三两　天门冬酒浸，去心，焙干，三两　当归切焙　川芎　紫葳　卷柏去根　桂　川乌炮，去皮、脐　熟地黄　葳蕤　石斛去根　禹余粮醋淬七次　辛夷仁各二两　桑寄生　续断　细辛根　厚朴姜制　干姜炮　食茱萸　牡丹皮　人参　牛膝酒浸。各一两二钱半　柏子仁轻粉另研　炙甘草　乌鱼骨烧炙　山蓣各一两半

---

① 好心红：即代赭石。

上二十六味，为极细末，炼蜜丸桐子大，每服三十丸，温酒米饮任下，空心食前，日二。

温经汤

当归　川芎　人参　芍药　牡丹皮　桂　甘草　阿胶_{麸炒}吴茱萸_{洗炒。以上各三两}　麦门冬_{去心，洗，五两半}　半夏_{一两半，制}

上剉，每服三钱，水一盏半，生姜五片，煎至八分，去粗得清，内胶化开，温服，食前空心，此剂即调和也。

抱朴子法　妇人绝嗣孕，弓弦用紧腰。三个月足候，胎气受逍遥。

内药续生丸_{并见《珍珠囊》药后}

母丁香　附子　枯矾　肉豆蔻　乌鱼肉

上制度，绵裹，内阴中。打糊入药内，为软丸，绵裹内之。

又方：治带下绝产

川乌　枯矾_{炮①}

上等分，为细末，炼蜜丸弹子大，绵裹内阴中。

大白薇丸

小白薇丸

熟地黄丸

泽兰丸_{在牡丹丸下}

牡丹煎丸_{二药并治妇血虚发热}

保安丸

保命救生丹_{并见后}

御方苁蓉羹　多服宜子孙。

肉苁蓉_{洗净，去鳞甲、皮垢，开心如有黄白膜亦去足，净取二两，切}

---

① 炮：原无，据四库本补。

作片子，用好酒洗干，糯酒浸透 羊脊骨连髓三两，另剉碎，银器内水二斗，熬汁三四升，澄清 鹿腰脊髓或羊腰脊髓不计多少 松子仁汤浸①，去薄皮，研泥，五钱 胡桃仁汤浸，去薄皮，研泥，五钱 山药不计多少

其上②将上件物于羊骨汁内，先入松泥、胡桃泥作羹，熟入五时味，随意调和，空心与服饵。鹌鹑、飞硫黄、鳝鱼、鸡等，皆可作羹食，用鸭子亦可。

粳米与熟鸡头泥相和，作粥食之，可以益精髓，强心志，耳目聪明。粳亦作糯，夏月食鸡头肉，次食粳米粥，饭亦妙。

万安丸一名山药丸，一名苁蓉丸

苁蓉酒浸，四两 山药二两半 五味子二两半 杜仲切，焙，三两 牛膝酒浸 菟丝子酒浸 赤石脂 紫巴戟去心。各二两 白茯苓 泽泻 熟地黄 山茱萸各一两七钱

上各捣细末，另拌苁蓉末，酒熬膏，和丸桐子大，每服五十丸，空心温酒下，忌犬、醋、羊血、自死物，七日内颜色精神。苁蓉丸四加法：欲进者加白马茎骨，如无以鹿茸代之；阴下湿痒者，加蛇床子一两。

保安丸 治胎前产后三十六种冷血风，半身不遂，手脚疼痛。又治八风十二痹，疝瘕，乳中风淋血聚，胎动不安，子死腹中，胎衣不出，赤白带下，呕逆恶心，痰满，脐下痛。此方出草细辛条下。

赤茯苓 牡丹皮 芍药各三两 人参 当归 桂 牛膝 白芷 木香 藁本 麻黄去根节 川芎 附子 细辛根 泽兰 炙甘草 凝水石 防风 桔梗 蝉壳各五钱 茱萸 沉香 生地黄

---

① 浸：原作"澄皮"，据四库本改。
② 其上：四库本无此二字。

马胡退各一两，世用出蚕纸，非也。蚕复退下皮，即真马胡退也，兼初蛾蚁，非退也，乃生也，世人以其无退皮，故以蚕纸。岁月既淹，习以成弊，用者当以详之。

一法加细墨、乳香各少许；一法以朱砂为衣。

上为细末，炼蜜丸弹子大，每服一二丸，细嚼酒下。

大效牡丹皮散　治五脏虚风，及头目不利，不思饮食，手足烦热，肢节拘急疼痛，胸膈不利，大肠不调，阴阳相干，心惊怔悸，或时旋运，肢节劳倦。

牡丹皮　当归　枳壳麸炒。各一两　玄胡索　桂皮　陈皮各半两　甘草炙，半两　三棱炮　干姜炮　半夏洗　羌活各五钱　川芎二两　白术麸炒　木香各三分　诃子肉　芍药各二钱

上细末，每服二钱，水半盏①，煎至五七沸，食前温服。此药妇人常服，益血海，退血风劳攻注，消寒痰，实脾胃，理血气攻刺，及气虚恶寒潮热等证，至妙。

仲景治阴汗：

没石子烧灰，先以温汤浴了，以绵轻裹，然后敷灰囊上，甚良。

玉胞肚

川乌　细辛　良姜　干姜　桂　天仙子　牡蛎粉　胡椒

上为细末，醋调，涂脐下，绵衣覆之。

绵裆法　去阴汗湿痒或注疮。

荆芥　地骨皮　小椒　广零陵香　何首乌　牡蛎　细辛　蛇床子　吴茱萸各一两　大艾叶

上细末，每用一匙，入葱白三寸许，煎数沸，得药力，热

① 半盏：正脉本作"一盏半"。

渫淋洗。

七宝散 治汗热浸渍成疮，痛痒不已。

黄芪 当归 防风 荆芥穗 木通 地骨皮各二①两 枯矾

上粗末，每服一两，水三大碗，煎至六七沸，去粗，热淋洗患处，拭干，避风少时。

《千金方》：丈夫阴下湿痒，蒲黄末敷之，良。

阴囊湿痒，槐枝煎汤，渫洗。

干荷叶散 治阴肿痛及阴痿囊湿痒，又阴下湿痒。若热则栀子金花丸。

蛇床子 干荷叶 浮萍叶各等分

上粗末，每服三大钱，水一碗，煎三五沸，去滓，淋渫，避风寒。

问曰：翕奄沉名曰滑，何谓也？然沉为绝②阴，翕为正阳，阴阳相合，故令脉滑③，关尺自平。趺④阳脉微沉，食饮自可，少阴脉微滑，滑⑤者，紧之浮名也。此为阴实，其人必股内汗出，阴下湿也。若痒则有风，宜以：

白附子 白蒺藜 黄芪 独活 防风

上等分。若虚则补，宜八味丸。

乌金散 治梦泄精滑不禁。

九肋鳖甲，每服一字，用清酒半盏，童子小便半小盏，葱白七八寸，同煎至七分，和滓，空心温服。

---

① 二：四库本作"三"。
② 绝：《伤寒杂病论·辨脉法》作"纯"。
③ 滑：原作"骨"，据《伤寒杂病论·辨脉法》改。
④ 趺：原无，据《伤寒杂病论·辨脉法》补。
⑤ 滑：原无，据《伤寒杂病论·辨脉法》补。

土粉散　治汗热浸渍，生疮肿痒㖡痛。

定粉① 蛤粉各九两半　滑石八两半　白石脂　石膏　白龙骨
各五钱　粟水粉　寒水石各一两

上为细末，干掺患处。

神效丸

原蚕蛾，取速连者，不以多少，去头、尾、毛羽。

上干为细末，炼蜜丸桐子大，每服七丸至十丸，临卧，菖蒲汤下。

《千金》云：临其时，当使玉茎至阴节间而止，不尔，则过子宫矣。予问其故，师曰：深则少阴之分，肃杀之方，何以生化？浅则厥阴之分，融和之方，故能生发，所以受胎之处在浅而不在深也。

忌辰非月经后，皆不可用事，惟经后一日男，二日女，三日男，此之外皆不成胎。大风、大雨、大寒、大暑、阴晦日、月蚀，八节非常之变易，皆不可交接，所生男女，痴聋喑哑，四肢不完，多穷下贱，乖戾异常。若不犯此，即大聪明智慧富贵之子。

五补例

局方五补丸

人参　牛膝　茯苓　地骨皮　熟地黄

上细末，炼蜜丸桐子大，空心，酒下三十丸。本方服数服，以七宝丸②泄之。易老云：凡十补必一泻之，数泻必亦补之，

---

① 定粉：即铅粉。
② 七宝丸：正脉本作"七宣丸"。

所以不失通塞之道。补虚必泄，泻实必虚，滞则通之，使后药必能成功。若不泄，有服八味丸一二年不成效者，但补后泄滞，不必七宝丸泄之，可以去滞者皆是也。

海藏大五补丸此当在三才丸下

天门冬　麦门冬　茯神　石菖蒲　人参　益智仁　枸杞子地骨皮　远志　熟地黄各等分

牡蛎地黄丸

论曰：火多水少，亡精血损之源；火少水多，阳竭停液之本。精遇水衰者，热退而愈；精衰热盛者，胁满而痛。经云：尺内两傍以候胁，尺外以候肾。注云：胁之上，肾之分；胁之内，腹之分。若脾胃得积湿，塞其水路，肝脏不足，无血渍其肾，热也。又曰：仗谷气以生精，托咸寒以追热。若服此味，养命延年。

生地黄三两　牡蛎煅存性　栝蒌一两　当归童便浸一宿，焙　天门冬各二两半　人参一两半　车前子三两

上细末，生姜自然汁糊丸，桐子大。如足肿，炒葶苈汤下；如胁下满，盐姜汤下；如潮热，小便赤，栀豉汤下；如腹痛，芍药甘草汤间服五十丸，空心服；如饮食少无味，人参汤下。

琼玉膏铁瓮先生方

人参二十四两，千杵为末　生地黄一十二斤，取汁，不犯铁器，石木臼内捣　白茯苓十四两，木杵臼内捣

上件人参、茯苓为末，用白沙蜜十斤，生用滤过，地黄取自然汁，木石臼皆可取汁尽，去滓用药，一处拌匀，入银器内或好瓷器内封，如器物小，或两处亦可，用净纸二三十重封闭，入汤内，以桑炭煮六日，连夜火煮，三日夜，取出，旧汤内煮一日，用蜡纸数重包系瓶口，悬井中以去火毒，一伏时取之。

再入旧汤内，煮一日，以出水气。取出开封，取三匙，作三盏，好温酒化开服。不饮者，白汤化之。此膏填精补髓，发白变黑，返老还童，行如飞羽。日进数服，终日不饥不食，通心强志，日诵万言，神识①高迈，夜无梦寐。人年二十七岁已前，服此一料，寿三百六十岁；四十五以上服者，可寿二百岁；六十三以前服者，可寿一百二十四岁；八十一岁②以上服者，可寿百岁，诚不虚说。若服之十剂，绝嗜欲，修阴功，可地仙矣。一料分五处，可救五人；痾疾分十处，可救十人劳瘵③。合时，须斋戒沐浴，净室焚香，志勿轻易，当谨慎修制，勿轻示人④。惟此药可以与三才丸为表里。

---

① 识：原作"战"，据四库本改。
② 八十一岁：原无，据四库本补。
③ 瘵：原作"疗"，据《洪氏集验方》卷一引申铁瓮方改。
④ 勿轻示人：原作"无示非人"，据《洪氏集验方》卷一引申铁瓮方改。

卷　十

此卷痈疽一条并眼药数方，内有天门冬、地黄之类，故入少阴例。

少阴证①

《素问》寒痈疽例

经云：肾移寒于脾，发为痈肿少气；脾移寒于肝，发为痈肿拘挛。又云：寒痈，此皆安生？岐伯曰：生于八风之所变也。又云：地之湿气，感则害人皮肉筋脉。《圣济》云：衣服过厚，表易着寒，所得之源，大抵如此。或发不变色，或坚硬如石，或捻之不痛，久则然后变色疼痛，渐软而成脓如泔而稀，久不能瘥，疮口不合，变为痈漏，败坏肌肉，侵损骨髓，以致痿痹。宜以此骨碎补丸主之方鲁山新制。

骨碎补　补骨脂　熟地黄　川当归　续断　石楠叶　黄芪　石斛　牛膝　杜仲　萆薢以上各二②两　附子炮，一两　白芍药　川芎　菟丝子　沙参　羌活　防风　独活　天麻各一两五钱

此方与大偻方相表里。前桂枝拾遗后有：

木瓜　菟丝子　白术

邢三郎家小儿，病寒疽久不愈，先以四物穿山甲汤透之，复以地黄当归汤补之，继以骨碎补丸外治。

骨碎补丸主治并见《局方》　诸痹，筋骨疼痛，脚膝痹痛。

---

① 少阴证：原无，据前文补入。
② 二：四库本作"一"。

骨碎补　虎骨　自然铜　天麻_{酒浸}　当归　没药_{另研}　牛膝_{酒浸}　川芎_{去皮、脐。各五钱}　乳香　朱砂_{各三钱，另研}

上为细末，酒糊丸桐子大，每服三五十丸，食前温酒送下。

虎骨散_{出《局方》}　为末，酒糊丸。

千金翼干地黄丸　治壮热，人常服之，终身不发痈疽，悦泽，酬劳苦。

生地黄　天门冬_{去心。各四两}　巴戟天　栝蒌　肉苁蓉　人参　桂心_{各六两}　当归　黄芪　黄芩　远志　石斛　炙甘草_{各二两}　大黄_{三两}

上为细末，炼蜜丸桐子大，酒服十丸，加至二十丸或三十丸。

明目例

按经云：天明则日月不得明，邪害空窍。天所以藏德者，为其欲隐大明，故大明见则小明灭矣，故大明之德不可不藏。天若自明，则日月之明隐矣。所论者何？言人之真气亦不可泄露，当清净法道以保天真，苟离于道，则虚邪入空窍_{空音孔，窍若吊反}。阳气者闭塞，地气者冒明。阳谓天气，亦风热也；地气谓湿，亦云雾也。风热之害人，则九窍闭塞；雾露之为病，则掩翳精明。取类者，在天则日月不光，在人则两目隐耀也。《灵枢经》曰：天有日月，人有眼目。《易》曰丧明于易，岂非失养正之道也？云露不精，则上应白露不下。雾者，云之类；露者，雨之类。阳盛则地不上应，阴虚①则天不下交。故云露不化精微之气上应于天，而为白露不下之咎矣！《阴阳应象大论》

---

① 虚：四库本作"盛"。

曰：地气上为云，天气下为雨，雨出地气，云出天气。明二气交合乃成雨露。又《盛衰论》曰：至阴虚天气绝，至阳盛地气不足。明气不相召，不能交合。

六合丸

天门冬　麦门冬　生地黄　熟地黄　枸杞子　地骨皮

七仙丸

菟丝子　车前子　巴戟天　肉苁蓉　熟地黄　枸杞子　甘菊花

一名驻车丸、菊花丸，相合七味。

益阴丹

熟地黄_{四两}　苁蓉_{酒浸，三两}　巴戟_{去心}　枸杞子_{各二两}

上为末，酒糊丸，桐子大。

永寿丹

天门冬　熟地黄　枸杞子　甘菊花

以上方皆炼蜜丸桐子大，米饮汤下，酒亦得。

诸风例

风气与太阳俱入，行诸脉俞，散于分肉之间，与卫气相干，其道不利，故使肌肉愤胀而有疡。卫气有所凝而不行，故其肉有不仁也。疡者，有荣卫热附，其气不清，故使其鼻柱坏而色败，皮肤疡溃①矣。风寒客于脉而不去，名曰疠风，或者曰寒热癞、本疠风，又云：因而露风，乃生寒热，亦疠风也。

易老祛风丸　治疥癞。经云：风中血脉而成疠风，疠风即癞也。

---

① 溃：原作"愤"，据四库本改。

黄芪　枳壳　防风　芍药　甘草　生地黄　熟地黄　地骨皮　枸杞子

上九味，木臼杵为细末，炼蜜丸桐子大，空心白汤下三^①十丸。此药与摩风膏子外治相表里。

御方祛风丸

生地黄　熟地黄　防风　甘草　枳壳　芍药　枸杞子　地骨皮

上细末，炼蜜丸桐子大，每服三十五丸，温酒下。

乌白散　治大风，遍身生疮，累医不效者。

白花蛇　乌梢蛇各酒浸焙干。各三两　地龙去土　荆芥^②各三两　细辛去土　天麻　当归各一两　白芷　蔓荆子　苦参　杜蒺藜　木鳖子去皮、油　羌活　草乌头　不灰木^③　菖蒲　天门冬去心　红芍药　定风草　川芎　胡麻子炒　何首乌　苍术制　威灵仙去土　甘菊花　沙苑蒺藜　木贼　甘草　沙参　紫参以上各二两

上细末，每用二三钱，温酒调服，日二三服，忌动风之物并房事。

大偻方　阳气者，精则养神，气则养筋，开阖不得，寒气从之，乃生大偻。

羌活　防风　细辛　附子　当归　甘草　川芎　续断　白芍药　桂　白术　麻黄　黄芪　熟地黄

此药当与鲁山骨碎补丸相表里。

仲景旋覆花条下注痤痱二证。

---

① 三：嘉靖本作"五"。
② 荆芥：四库本此药剂量为"二两"。
③ 不灰木：为硅酸盐类蛇纹石族矿物蛇纹石石棉。功能清热除烦、利尿、清肺止咳，主治肺热咳嗽、咽喉肿痛、小便不利、热痱疮等。

龙蛇散　治风虚顽麻，遍身白癜、紫癜、瘾疹痒痛者。

白花蛇_{去骨炒}　乌梢蛇_{去骨炒}　草薢　天麻　骨碎补　金毛狗脊　自然铜_{醋淬}　黄芪　枫香_研　地龙_{去土}　草乌头_{盐水浸，剉。}各一两　乳香　没药_{各三钱}　麝香二钱

上细末，酒糊丸桐子大，每服一十五丸，食后酒下。为细末，酒调下亦得，内有佐经丸亦可，例草乌后。

复肌丸　治肺气赤白癜瘙痒，耳鸣，瘫痪，口眼㖞斜。

白花蛇　乌梢蛇_{各酒浸去骨}　天麻　牛膝_{酒浸}　白芷_{各一两}　白附子_炮　白僵蚕_{各一两半}

上为细末，炼蜜丸桐子大，朱砂为衣，每服二十丸，温酒下。

退风散　治痹，肺风攻注，皮肤瘾疹痛痒，一切肺风。

苦参　白蒺藜

上等分，为细末，酒调，食后服。

黄柏例

大凤髓丹

半夏_炒　木猪苓　茯苓　莲蕊　益智_{各三①钱半}　黄柏_{炒，二两}　缩砂仁_{一两}　甘草_{五钱}

治心火狂，阳大盛，补肾水。真阴虚损，心有所欲，速于感动，应之于肾，疾于施泄。固真元，降心火，益肾水，大有效。

正凤髓丹

黄柏_{二两}　缩砂仁_{一两}　甘草_{五钱}

---

① 三：四库本作"一"。

经云：肾恶燥，以辛润之。缩砂仁味辛，以润肾燥。又云：急食苦以坚之。黄柏味苦，以坚肾水。又云：以甘缓之。甘草味甘，以缓肾急。又云：甘补之。甘味以生元气，古人云泻心者非也，乃①泻相火、益肾水之剂。若以黄柏泻心火，则黄连当泻何经？二药并用，酒煮糊为丸如桐子大，空心温酒下三十丸。

小凤髓<small>一名养真丹</small>

甘草<small>一两</small>　黄柏<small>二两</small>

栀子金花丸　即活人解毒汤丸也。

加芦荟、沉香为芦荟丸，青黛为衣。去大黄，加防风为五黄丸。加连翘为连翘金花丸。芦荟丸治小儿疳热发黄，糊丸，黍米大，无时，温水送下二十丸。

解毒丸　治大小积热，咽喉目赤痛肿，心忪不安，中暑发热，渴者。

寒水石<small>一两六钱</small>　青黛<small>八钱</small>　石膏<small>一两一钱。以上各研细末</small>

上和匀，蒸饼丸鸡头实大，每服一二丸，新汲水化下，姜汤亦得。

拔毒丹<small>一名拔毒散</small>　治肉色变赤，四肢、胸背游走㶒热肿痛。

黄柏　甘草<small>各一钱</small>　石膏<small>二钱</small>　寒水石<small>七钱</small>

上细末，水调扫。

海藏云：予观此方极有理，不惟外治，内治亦效。量儿大小，以水调服方寸匕，更②与扫之，内外俱治疗也。凝水石泄

---

① 乃：原作“及”，据四库本改。

② 更：原无，据四库本补。

肾，石膏泄三焦大热，黄柏又治命门相火之本，甘草以消毒缓急，所以多效，故入小凤髓丹例。

固元丹　治血枯，大脱血，崩中，漏下不止，房室过度，气竭肝伤，五心烦热或劳，保真益血，脉尺中及三部而实，膏粱有余者主之。

黄柏四两　生地黄三两　缩砂仁二两　益智一两　甘草生用，一①两

上为极细末，滴好醇酒为丸，桐子大，每服三十丸，空心淡盐汤下，渐加至八十丸，以意消息治之。加真续断二两；治心火，加黄连一两；治风，加当归、川芎各一两，代赭为衣。

易老珍珠丸

黄柏　蛤粉各二两

上剉。黄柏，新瓦上炒。二味共细末，水丸，盐、酒任下。治阳盛阴虚，精不禁之奇方也。

秘真丸

莲蕊　益智子　缩砂仁　茯苓酒浸阴干　黄柏各一两　猪苓半夏各五钱

上细末，蒸饼丸桐子大，每服五十丸，空心米饮下。

保真丸　脱精，命门相火盛，服此方主之。

黄柏　黄连　黄芩　栀子　大黄　缩砂　甘草　生地黄白茯苓　益智　人参　地骨皮　莲子皮

上细末，生地黄汁糊丸桐子大。

贺兰先生解毒丸一名保命丹，一名化毒丹　善治毒。诸药毒，山岚瘴气，鱼、果、肉、面、菜毒，冬丹毒，夏月暑毒，伤寒

---

① 一：四库本作"二"。

余毒，小儿疹疮斑毒，热毒喉痹，急毒，凡有名之毒，悉皆治之。

黄柏　贯仲　茯苓　蓝根　干葛　地黄　雄大豆　甘草　滑石　缩砂　阴地蕨　薄荷各二两　山豆根　土马鬃①　豆粉　益智　大黄　寒水石生　紫河车　马勃　龙胆　白僵蚕　百药煎　山栀子各一两

上为细末，炼蜜丸，每一两作十丸，细嚼，新水下一丸，津咽亦得。小儿惊风，薄荷汤下。或蜜水浸蒸饼为丸，亦可。夏月尤宜时服，永无热病，冬服无伤寒。昔云贺兰，仙人也，有日帝问曰：朕闻卿能点化瓦砾为黄金，然否？公雍容对曰：陛下贵为天子，富有四海，臣愿以尧舜之道点化天下。帝惭。予尝以此推之，先生望明君犹存此心术，后之人当如何耶？

清心丸

黄柏生，一②两　麦门冬去心，一两③　龙脑一钱④

一法加天门冬、黄连。

上细末，炼蜜丸桐子大，每服十丸，临卧⑤麦门冬酒下，薄荷汤亦得。

钱氏泻心汤泻丁也

导赤散泻丙也

火府丹丙丁俱泻

黄芩一　黄连一　生地黄二　木通三

---

①　土马鬃：为金发藓科植物金发藓的植物体，性味甘、寒，功能通便、活血，主治二便不通、毒壅湿疹等。

②　一：四库本、正脉本均作"二"。

③　去心一两：原无，据正脉本补。

④　一钱：原无，据正脉本补。

⑤　临卧：原无，据正脉本补。

上细末，蜜丸桐子大，每服二三十丸，临卧温水下。

经进十精丸 赐紫金鱼袋监中岳重福宫臣览诸方一千余卷，检见此方，其功大，如臣服半料，多病眼昏而复明，气冲而实，四肢轻健，百节舒畅，万病消除。臣今进方于后皇祐二年正月进：

枸杞子天之精 熟地黄地之精 干山药土之精 菟丝子金之精，水浸 桂木之精 柏子仁阴之精 甘菊花阳之精 肉苁蓉水之精，浸 茯苓千年之精 汉椒火之精

上件十味各拣净择，制造如法，捣罗为细末，就浸药酒，打糊为丸，桐子大，每服二十丸，茶、酒、盐汤任下，空心，日进二服。男子元气损耗，精神虚弱，面色痿黄，肢体疲乏，脐腹久冷，五淋损伤，夜梦遗精，五劳七伤，上实下虚，行步艰难，小肠疝气，肾虚脚弱，及妇人子宫久冷，血气滞多，真胎石结，饮食无味，四肢沉困，夜梦难分，脐腹虚痛，心疼头痛，此药服之，立有神效。

神仙六子丸 治男子血气衰败，未及五十岁发斑白，若服此药，百日黑如漆。

菟丝子 金铃子 枸杞子 覆盆子 五味 蛇床子 何首乌 舶茴各一两 牛膝 地骨皮 木瓜各二①两 熟地黄三两

上蜜为丸，每服五十丸，空心酒下。要发黑，前件药内别加人参、茯苓、石菖蒲各一两，忌萝卜、生韭、薤菜、蒜。

十补丸 治男子肾脏虚，精气寒滑，妇人血海冷，经脉不调，除寒湿，养脾胃，手足温和。

玄胡索 胡芦巴 破故纸 茴香 川姜② 附子 桂 当

---

① 二：四库本作"一"。
② 姜：四库本作"芎"。

归　紫巴戟　肉苁蓉各等分

上细末，酒糊为丸，桐子大，每服三五十丸，空心温米饮下，酒、盐汤亦可。

神虚五味子丸主治、修制并见《局方》　治妇人五淋，小便赤。

古方鹿角霜丸　乃骊珠太和之祖也，并见《汤液本草》白胶条下，故疑白胶、阿胶皆鹿角胶也。盖白胶即白胶香，在木部；阿胶即黑驴皮，在畜部；鹿角胶在兽部，二者可知。

太和膏　刘快活仙进方。补真，壮下元，治本脏虚弱，进食，强筋骨，助脾胃，补损伤，久服延年益寿，长生不老，消除百病。

当归酒浸　苁蓉酒浸　川芎各四两　舶茴六两　川楝子　破故纸　楮实子　远志去心　白术①　韭子　白茯苓　胡芦巴　枸杞各三两　黄蜡一两半　葱白十根　胡桃五十个，切作片

上用鹿角三十斤，东流河水三十担，铜灶铁锅二只，靠鹿顶截角，用赤石脂、盐泥于截动处涂固之，勿令透气，于甑内煎一炊时，用马蔺刷就热汤，刷去鹿角上血刺尘垢讫，可长三四寸截断鹿角外，将前件药一十六味拌和匀停，先铺一层角于锅内，角上铺一层药，如此匀三层铺之，将河水添在药锅内，其水于角上常令高三寸，无烟木炭熬，令常小沸，勿令大沸，外一锅内专将河水煎汤，亦勿令大滚，如药锅内水积下却，与热汤内取添上令三寸，却取河水添在热汤内，续续倒添至二十四时，住火候冷时，将鹿角捞出，用白绢滤取汁，其药滓不用外，将药汁如前法再煎，更不用加水，如膏滴水不散，凝结方成。

---

①　白术：四库本此下注有"各二两"三字。

骊珠丹

鹿角霜　白茯苓一斤　泽泻四两　白龙骨二两，水飞

再同为细末，以醇酒一升，溶开太和膏六两，入炼蜜四两，更熬令匀，搜和前药成剂，丸如桐子大，每服三十七丸，空心温酒下，渐至百丸，其效不可具述。海藏云：大抵益阳之药，本为命门相火衰，阳事不举，有误子孙之计。故圣贤著书立意，扶虚补不足也，后人耽嗜色欲，丧身夭命，惜哉！

肾气内消丸

山茱萸　食茱萸　马蔺花　川楝子炒　陈皮　吴茱萸　茴香　木香各等分

上细末，醋糊丸桐子大，每服二三十丸，空心盐汤①送下。

又方：

青皮　川乌　荜茇　木香　茴香　红皮　桃仁　破故纸　葫芦巴各等分

上细末，酒糊丸桐子大，每服三十丸，盐汤下。

金铃子丸　治小肠气疼不已，或肿偏大。

金铃子　茴香　当归　葫芦巴　蝎梢各等分

上为细末，酒调下一二钱。

枳壳五倍丸　治痔漏。

枳壳炒　五倍子炒。各等分

上蜜丸，空心温酒下三五十丸。一本枳壳五两，五倍子一两，蜜丸，米饮下。

硕夫枳壳茴香丸

枳壳二两，麸炒去穰，另为末　茴香一两，另为末，盐炒

---

① 汤：原作"酒"，据四库本改。

好酒半碗，入茴香末，熬成膏子，次入枳壳末，丸桐子大，却用龙骨末一二两，磁钵内培养，服时去龙骨末，每服三十丸，酒盐汤任下。

又一法用：

枳壳二两　茴香一两　龙骨五钱

上酒糊为丸，如用噙，五味子①数枚，咽津。

香壳丸

枳壳去穰，麸炒　茴香炒黄。各等分

上细末，酒糊丸桐子大，空心酒下二三十丸。

局方桔梗枳壳汤主治、修制并见本方

易简枳壳汤　服之缩胎易产，妊妇临月服之，特有神效。丈夫妇人宽中下气，治肠中诸痛，尤得其宜。

枳壳五两　甘草一②两

上㕮咀，每服四钱，水一盏，煎至六分，去滓，热服。或为细末，更加香附子一两，尤妙。如丈夫、妇人冷气攻刺胁肋疼痛，加葱白二寸，火煨，入煎药服，能饮者细嚼葱白，热酒调下服之。如胸膈气闭，饮食不进，葱白汤调服。肾气肿痛，煨葱白二寸，茴香一大撮，同③嚼，热酒服。若久久服之，永不发动。如腰背气痛，用葱白汤调服讫，即卧少时，旋能作效。脚气发痛，空心热汤调服。妇人因脾寒血闭成块，热酒调服之。产后血气不和，热汤调服。心腹气痛，口吐清水，饮食不消，胸膈膜胀，葱白汤调服。冷物伤脾，发痛无时，胡椒煎汤调服。大小便秘，煎白牵牛汤调服。妇人血晕，两太阳痛，头旋欲倒

---

① 子：原无，据四库本补。
② 一：四库本作"五"。
③ 同：原作"日"，据嘉靖本改。

者，煎艾汤调服。妇人经脉不行，手足发热，或身潮热，先用葱白汤，次用蒲黄汤调服。若经脉不调，脾胃稍壮者，当用大圣散服之，数有神效。若经脉不调，血脏冷①痛者，当用小温经汤，以当归、附子二味等分，白水煎服。小儿面黄，胃冷吐食，煎木瓜汤调服②。

一者因而饱食，筋脉横解，肠澼为痔；

二者因而大饮则气逆，肺气举，故气逆而上奔；

三者因而强力，肾气乃伤，高骨乃坏。强力入房，骨乏体枯③。

《金匮要略·水气病脉证治》后代名医诸书所说，皆取此以为法

师曰：病有风水，有皮水，有正水，有石水，有黄汗④。

风水，其脉自浮，外证骨节疼痛，其人恶风。

皮水，其脉亦浮，外证跗肿，按之没指，不恶风，其腹如鼓，不渴⑤，当发其汗。

正水，其脉沉迟，外证自喘。

石水，其脉自沉，外证腹满不喘。

黄汗，其脉沉迟，身体发热，胸满，四肢头面肿，久不愈，必致痈脓⑥也。

脉浮而洪，浮则为风，洪则为气，风气相击，身体洪肿，

---

① 冷：原作"疼"，据《古今医统大全》卷之五十八"腰痛门"引《易简方》改。

② 服：原无，据四库本补。

③ 枯：原无，据四库本补。

④ 汗：原作"水"，据嘉靖本改。

⑤ 渴：原作"可"，据《金匮要略·水气病脉证治》改。

⑥ 脓：原作"肿"，据《金匮要略·水气病脉证治》改。

汗出乃愈。恶风则虚，此为风水，不恶风者，小便通利，上焦有寒，其口多涎，此为黄汗。

太阳病脉浮紧，法当骨节疼痛，而反不疼，身体反重而酸。其人不渴，汗出则愈，此为风水。

恶寒者，此为极虚，发汗得之。渴而不恶寒者，此为皮水。

身肿冷，状如周痹，胸中窒①，不能食，反聚痛，暮燥不眠，此为黄汗。

痛在骨节，咳而喘，不渴者，此为脾胀，其状如肿，发汗则愈。然诸病此者，渴而不便，小便数者，皆不可发汗。

里水者，一身面目洪肿，其脉沉，小便不利，故令病水。假令小便自利，亡津液，故令渴也。

跌阳脉当伏，今反紧，本自有寒，疝瘕，腹中痛，医反下之，下之即胸满短气也。跌阳脉当伏，今反数，本自有热，消谷，小便数，今反不利，此欲作水。

寸口脉浮而迟，浮脉则热，迟脉则潜，热潜相搏，名曰沉。跌阳脉浮而数，浮脉则热，数脉则止，热止相搏，名曰伏。沉伏相搏，名曰水。沉则络脉虚，伏则小便难，虚难相搏，水走皮肤，即为水矣。寸口脉弦而紧，弦则卫气不行，即恶寒，水不沾②流，走在肠间。

少阴脉紧而沉，紧则为痛，沉则为水，小便则难。脉③得诸沉，当责④有水，身体肿重，水病脉出者，死。

夫水病，目下有卧蚕，面目鲜泽，脉伏，其人消渴，病水

----

① 窒：原作"渴"，据《金匮要略·水气病脉证治》改。
② 沾：原作"治"，据《金匮要略·水气病脉证治》改。
③ 脉：原作"沉"，据《金匮要略·水气病脉证治》改。
④ 责：原作"积"，据《金匮要略·水气病脉证治》改。

腹大，小便不利，其脉沉绝者，有水，可下之。

问曰：病下利后，渴饮水，小便不利，腹满目①肿者，何也？答曰：此法当病水，若小便自利及汗出者，自愈。

心水者，其身重而少气，不得卧，烦而燥，其人阴肿。

肝水者，其腹大，不能自转侧，胁下腹痛，时时津液微生，小便续通。

肺②水者，其身肿，小便难，时时鸭溏。

脾水者，其腹大，四肢苦重，津液不生，但苦少③气，小便难。

肾水者，其腹大，脐肿，腰痛不得溺，阴下湿，如牛鼻上汗，其足逆冷④，面反瘦。

师曰：诸有水者，腰以下肿，当利小便；腰以上肿，当发汗愈。师曰：寸口脉沉而迟，沉则为水，迟则为寒，寒水相搏，趺阳脉伏，水谷不化，脾⑤气衰则鹜溏，胃气衰则身肿。少阴脉细，男子则小便不利，妇人则经水不通，经为血，血不利则为水，名曰血分。

问：病者苦水，面目身体四肢皆肿，小便不利。师曰：脉之不言水，反言胸中痛，气上冲咽，状如炙肉，当微咳喘。审如师言，其脉何类？师曰：寸脉沉则为水，紧则为寒，沉紧相搏，结在关元，始⑥时当微⑦，盛年或不觉，阳衰之后，荣卫相

---

① 目：《金匮要略·水气病脉证治》作"因"。
② 肺：原作"脉"，据《金匮要略·水气病脉证治》改
③ 苦少：原作"要小"，据《金匮要略·水气病脉证治》改。
④ 冷：原作"治"，据《金匮要略·水气病脉证治》改。
⑤ 脾：原作"胆"，据《金匮要略·水气病脉证治》改。
⑥ 始：原作"如"，据《金匮要略·水气病脉证治》改。
⑦ 微：原无，据《金匮要略·水气病脉证治》补。

干，阳损阴盛，结寒微动，肾气上冲，咽喉塞噎，胁下急痛。医以为留饮而大下之，气击①不去，而病不除。后重吐之，胃家虚损，咽燥欲饮水，小便不利，米谷不化，面目手足浮肿。又与葶苈丸下水，当时如小瘥，食饮过度，肿复如初，胸胁攻痛，象若奔豚，其水扬溢，则浮咳②喘逆。当先攻击冲气，令③止，治咳，咳止④，其喘⑤自差，先治新病，病当在后。风水，脉浮，身⑥重，汗出恶风者，防己黄芪汤主之。腹痛，加芍药。风水恶风，一身悉肿，脉浮不渴，续自汗出，而无大热者，越婢汤主之。

麻黄去节，六两　石膏　炙甘草各二两　生姜二两，切　枣十五枚，擘

上㕮咀，五味以水六升，先煮取麻黄，再沸，去上沫，内诸药，煮取三升，去滓，分温三服。恶风者，加附子一枚，炮。《古今录验》云：风水，加术四两。

皮水为病，四肢肿，水气在皮肤中，四肢聂聂动者，防己加茯苓汤主之。

防己　桂枝去皮　黄芪各三两　茯苓去皮，六两　炙甘草二两

上五味，㕮咀，以水六升，煮取二升，去滓，分温三⑦服。

里水，越婢加术汤主之方见脚气中。

又：**甘草麻黄汤亦主之方**

---

① 击：原作"上冲紧"，据《金匮要略·水气病脉证治》改。
② 咳：原作"动"，据《金匮要略·水气病脉证治》改。
③ 令：原作"全"，据《金匮要略·水气病脉证治》改。
④ 咳止：原作"上"，据《金匮要略·水气病脉证治》改。
⑤ 喘：原作"胁"，据《金匮要略·水气病脉证治》改。
⑥ 身：原作"自"，据《金匮要略·水气病脉证治》改。
⑦ 三：原作"再"，据《金匮要略·水气病脉证治》改。

甘草炙，二两　麻黄去节，八两

上二味，㕮咀，以水五升，先煮麻黄，去上①沫，内甘草，煮取三升，去柤，温服一升，重覆出汗，不汗复服，慎风寒。

水之为病，其脉沉小，属少阴，浮者为风，无水虚胀者为气。水发其汗即已，脉沉者宜附子麻黄汤，浮者宜杏子汤。

附子麻黄汤

附子一②枚，炮去皮、脐，切作八片　麻黄去节，三两　甘草炙，二两

上三味，㕮咀，以水七升，先煮麻黄，再沸，去上沫，内诸药，煮取二升半，去柤，温服八合，日三服。

杏子汤　未见方，恐是麻黄杏仁甘草石膏汤也。

厥而皮水者③，蒲炭散主之方见消渴中。

师曰：黄汗之为病，身体肿一作强，发热汗出而渴，状如风水，汗沾衣，色正黄如柏汁，脉自沉，问曰从何得之？师曰：以汗出入水中浴，汗从孔中入得之黄汗，黄芪芍药桂枝苦酒汤主之。

黄芪五两　芍药三两　桂枝去浮皮，三两

上三味，㕮咀，以水七升、苦酒一升相和，煮取三升，去柤，温服一升，当心烦也，至六七日乃解。若心烦不止者，以苦酒阻故也。一方用美清醯④代苦酒。

黄汗之为病，两胫⑤自冷。假令发热，此属历节。食已汗

---

① 上：原作“查”，据《金匮要略·水气病脉证治》改。
② 一：四库本作“二”。
③ 者：原作“煮”，据《金匮要略·水气病脉证治》改。
④ 清醯（kē 科）：醯，古同“榼”，古代盛酒的容器。清醯，清酒。
⑤ 胫：原作“颈”，据《金匮要略·水气病脉证治》改。

出，又身常暮卧盗汗出者，此荣气虚。若汗出已，反发热者，久久其身必甲错，发热不止者，必生恶疮。若身重汗出已辄轻者，久久必身瞤，瞤即胸中痛，有又从腰以上必汗出，下无汗，腰下弛痛，如有物在皮中状，剧者不能食，身疼重，烦躁，小便不利，此为黄汗，桂枝加黄芪汤主之方。

桂枝去浮皮　生姜切　芍药各三两　甘草炙　黄芪各二两

上㕮咀，入枣一十二枚（擘），以水八升，煮取三升，去柤，温服一升，须臾饮热稀粥一升余，助药力，温覆取汗。若无汗者，更服之。

师曰：寸口脉迟而涩，迟则为寒，涩则为虚不足。趺阳脉微而迟，微则为气，迟则为寒。寒气不足则手足厥冷，手足厥冷则荣卫不利，荣卫不利则腹满胁①鸣相逐，气转膀胱，荣卫俱劳，阳气不通则身冷，阴气不通则骨疼，阳前通则恶寒，阴前通则痹不仁。阴阳相得，其气乃行，大气一转，其气乃散，实则矢气，虚则遗溺，名曰气分。心下坚，大如盘，边②如旋杯，水饮所作，桂枝去芍药加麻黄附子细辛汤主之方。

桂枝去浮皮　甘草炙　麻黄去节　生姜切　细辛各二两　附子一③枚，炮去皮、脐，剉，八片　大枣二十枚，擘

上㕮咀，以水七升，先煮麻黄，再沸去沫，内诸药，煮取二升，去柤，分温三服，当汗出如虫行皮中，愈。

心下坚，大如盘，边④如旋杯，水饮所作，枳术⑤汤主

---

① 胁：原作"胸"，据《金匮要略·水气病脉证治》改。
② 边：原无，据《金匮要略·水气病脉证治》补。
③ 一：四库本作"二"。
④ 边：原无，据《金匮要略·水气病脉证治》补。
⑤ 术：原作"实"，据《金匮要略·水气病脉证治》改。

之方。

枳实　白术各三两

上二味，哎咀，以水五升，煮取三升，去柤，分温三服。腹中软，即当散也。

附方：

夫风水，脉浮为在表，其人或头汗出，表无他病，病①者但下重，故知从腰以上为和，腰以下当肿及阴，难以屈伸，防己黄芪汤主之方见风温中，见《外台》出。

海藏水气问难

经云：诸水，身半以下肿者，当利小便，身半以上当发汗。经云：身半以上，天气主之；身半以下，地气主之。天气主之者，其在皮也。其在皮者，故汗而发之。

问：肌肉之外，皮肤之里，首至足，一身皆肿者，当作何治？答曰：亦宜汗之也，与身半以上同法。身半以上汗之者，尺寸之天地也，故汗之。肌肉之外，皮肤之里，一身尽肿者，从天而汗之，此表里之浮沉。凡治之法，当如是也。肺心肝肾，中州以上俱宜汗；中州已下皆宜汗②。如小便利而渴，不宜汗，不宜下，以其重亡津液故也。问曰：仲景云少阴脉紧而沉，紧则为痛，沉则为水，小便则难。脉得诸沉，当附骨，身体肿重，水病脉出者死。王叔和云：水气浮大即延生，二者不同，何也？答曰：少阴证当沉，故脉出者死也。此水附骨以当沉而下，出则当微出本部，即是得生也。此个出字，出本部之外，故死也。

① 病：原作"二"，据《金匮要略·水气病脉证治》改。
② 汗：按医理似应作"下"。

经云：阴阳俱虚，脉出者死，与此同意。水气浮大即延生者，总而言之也。五脏六腑，上下表里，及诸部分，俱在其中矣。此阴盛而阳虚也，故暴出者死，何以然？少阴脉沉，知周身无阳也，水病滞塞不通，脉暴出阳，何以周流于一身，养育一体？故死也。腹上肿者属厥阴，腰肿者属肾。

海藏集仲景水气例 水气源流并出《素问·水热穴论》

高低内外，轻重表里，随经补泻，要当谨察肺胃肾三经，病即瘥也。

仲景葶苈大枣泻肺汤　治喘嗽痰涎，面目浮肿。

甜葶苈　苦葶苈 等分　大枣

仲景枳术汤　治心下水结如盘。

仲景牡蛎泽泻散　治腰已下有水气。

仲景生姜泻心汤　治两胁水气，腹中雷鸣。

仲景甘草附子白术桂枝汤　治阴证自汗，身微肿，风湿①相搏，小便不利。

仲景真武汤　治少阴三二日不已，至四五日，腹痛，小便不利，四肢沉重疼痛，自下②利，此为水气。其人或咳，或小便利，下③利而呕者。

仲景十枣汤

大戟　芫花　甘遂 各等分

三花神佑丸

十枣汤加牵牛　大黄　轻粉

---

① 湿：原作"阴"，据嘉靖本改。

② 自下：原作"则不"，据《金匮要略·水气病脉证治》改。

③ 下：原作"不"，据《金匮要略·水气病脉证治》改。

水丸。

除湿丹

神佑丸加乳香、没药。

玄青丹

神佑丸加黄连、黄柏、青黛。

上以上四料丸药，极有毒，不可轻用也。

趁痛丸

大戟　甘遂　白芥子　大麦面各二两

上三味药为末，拌和匀，作饼大，慢火炒黄熟，再为细末，用大麦面一两，同上药拌匀，糊丸桐子大，空心冷酒下十丸至十五丸。

明理趁痛丸　治脚气上攻，风毒走注疼痛，神效。又治水气浮肿。

白芥子　肥甘遂　大黄生各生末一两

上件用白面一两半，滴水丸作饼子，煿令黄，不可过焦，为末，醋糊丸桐子大，冷酒下二十丸，无时，量虚实加减。

水气下为跗肿，上为喘呼不得卧者，标本俱病，故肺为喘呼，肾为水肿。肺为逆不得卧者，分为相输俱受者，水气之所留也。

伏梁水气，日华子云在本草羌活条下。

五皮散

生姜皮　茯苓皮　桑白皮　大腹皮　陈皮　一法加牵牛

各等分，水煎服之。

海藏老人法

调胃白术泽泻散　治痰病化为水气，传为水鼓，不能食。

白术　泽泻　芍药　陈皮　茯苓　生姜　木香　槟榔各等分

上为末①。一法加白术、芍②药各半，治脐腹上肿如神。心下痞者，加枳实；下盛者，加牵牛。

紫菀散

木香　人参　白术　铁脚紫菀　川芎各二两

上粗末，生姜乌梅煎，次日又一服。

夫水气者，胃土不能制肾水，逆而上行，传入于肝，故令人肿。治者惟知泄水，而不知益胃，故多下之，强令水出，不依天度流转，故胃愈虚，食不滋味，则发而不能治也。莫若行其所无事则为上计，不可不知。

仲景十枣汤　治太阳中风，吐下呕逆者，可攻也。若病悬饮者，此汤亦主之。

芫花　甘遂　大戟各等分，为末

上大枣十枚，水一升半，煮取八合，去粗，内诸药，强人一钱匕，弱者只半钱匕，温服之。不下，明日再服，下后以粥补之。

胡洽方　治支饮、澼饮。于十枣汤中加大黄、甘草五两，同煎服之，故以相反之剂，欲其上下俱去也。郁李仁破澼气，能下四肢水。大抵去水药多泄热，当求脉之虚实下之。叔和云：水气浮大即延生，沉小命殂③须努力。

水气求责法

有沉而有力，有沉而无力，有浮而有力，有浮而无力，中得之亦有有力、无力。

---

① 上为末：原无，据正脉本补。
② 芍：原作"本"，据文义改。
③ 殂（cú）：死亡。

水气脉并药

肺沉大肠浮：

大腹皮　茯苓　甘遂　大戟　芫花　旋覆花　紫菀　陈皮　桑皮　杏仁　木香　葶苈　麻黄　栀子　芍药　生姜皮　白术

心沉小肠浮：

桂　枳实　牵牛　芍药　木通

脾沉胃浮：

白术　芍药　生姜　赤小豆　枣　槟榔　黄芪　甘草　石膏

肝沉胆浮：

川芎　芍药　细辛

肾沉膀胱浮：

泽泻　茯苓　猪苓　白术　木通　灯草　通草　牡蛎　滑石　泽兰　附子　葶苈　瞿麦　车前　防己

化水丹　止消渴，化停水。

乌头<small>大者四个，炮</small>　牡蛎<small>煅，二两</small>　蛤粉<small>六两</small>

上细末，醋糊丸桐子大，冷水下三五十丸。饮水一担者，一服愈。

易老云：益火之源以消阴翳，则便溺有节，乌、附之类是也；壮水之主以镇阳光，则渴饮不思，蛤、蛎之类是也。

取疮根中痛例

子和泄水丸改名大智丸，泄水散改名大智散。

藏用丸加减例

局方神效散 治十种①水气，小便赤涩，大便自利。

葶苈炒香，另研 猪苓去黑皮 泽泻②各二两 牵牛炒末，二两
五钱 椒目一两五钱

上细末，每服三钱匕，葱白浆水入酒调下，次以葱白汤投之，忌面、盐等物。大小便利后，大宜将息，断盐、房室三年。男子痔疮，或痛在茎之窍，或在窍之标，皆手足太阳不利，热毒下传，入手足厥阴，故为紫黑色，作蚀疮，坏其茎而死。以子和泄水丸散导其湿毒，无不愈者。如已成疮，先泄其根蒂，次从标而外治，以葱白、黑豆汁溂洗，拭干，以黄连、木香、密陀僧、干胭脂之类细末涂之。如内溃脓不出，以追脓散上之后窍。如脓少，可用黄连、木香、胭脂等贴之。

泄水丸散 亦能治足跟中痛，肾主湿，火主痛，故大泄之而愈，以去其湿也。丙传壬，壬传乙，乙与庚合，故以泄水丸泄③则愈。

涌水风水石水之源

阴阳结邪，多④阴少阳，名曰石水。小腹肿，三阳独至者，是三阳并至，由此则但有阳而无阴也。石水者，谓冬月冰水如石之时，故曰石水也。火墓于盛冬，阳气微微，石水而死也。肾肝并沉为石水，并浮为风水。

帝曰：有病肾气者，面跗肿然，壅害，可刺否？岐伯曰：

---

① 种：原作"肿"，据文义改。
② 泽泻：四库本此药剂量为"三两"。
③ 泄：四库本此下有"之"字。
④ 多：四库本作"少"。

虚不当刺，不当刺而刺，后五日其气必至。帝曰：其至何如？岐伯曰：至必少气时热，时热①促胸背，上至头，汗出手热，口干苦渴，小便黄，目下肿，腹中鸣，身重难以行，月事不来，烦而不能食，不能正偃，正偃则咳，病名曰风水。论在《刺法》中。

帝曰：愿闻其说。岐伯曰：邪之所凑，其气必虚。阴虚者，阳②必凑之，故少气时热而汗出也。小便黄者，小腹有火也。不能正偃者，胃中不和也。正偃则咳甚③，上迫肺也。诸有水气者，微肿见于目下也。帝曰：何以知之？岐伯曰：水者阴也，目下亦阴也。腹者，至阴之所居，故水在腹者，必使目下肿也。真气上逆，故口苦舌干，卧不得正偃，正偃则咳出清水也。诸水病者，故不得卧，卧则惊骇，则咳甚也。腹中鸣者，病本于胃也。薄胃则烦不能食，食不下者，胃脘隔也。身重难以行者，胃脉在足也。月事不来者，胞脉闭也。胞脉者，属心而络于胞中，今气上迫肺，心气不得下通，故月事不来也。帝曰：善。

帝曰：诸水皆生于肾乎？岐伯曰：肾者，牝④脏也，地气上⑤者属肾而生水液也，故曰至⑥阴。勇而劳苦，则肾汗出，肾汗出，逢于风，内不得入于脏腑，外不得越于皮肤，客于玄府，行于皮里，传于胕肿，本之于肾，名曰风水。帝曰：少阴何以主肾？肾何以主水？岐伯对曰：肾者，至阴也，至阴者，盛水也。肺者，太阴也。少阴，冬脉也，故其本在肾，其末在肺，

---

① 热：原无，据《素问·评热病论》补。
② 阳：原无，据《素问·评热病论》补。
③ 甚：原作"气"，据四库本及《素问·评热病论》改。
④ 牝：原作"壮"，据《素问·水热穴论》改。
⑤ 上：原无，据《素问·水热穴论》补。
⑥ 故曰至：原作"而"，据《素问·水热穴论》改。

皆积水也。帝曰：肾何以聚水而生病？岐伯曰：肾者，胃之关也，关门不利，故聚水而从其类也。上下溢于皮肤，故为胕肿。肿者，聚①水而生病也。《阴阳别论》曰：三阴②结之为水。注云：脾腑之寒无脉结，脾肺寒结化为水。此但二阴，而少肾一阴也。《汤液醪醴论》云：三焦闭溢，水道不通，水满皮肤，身体痝肿。洁净府，治水之法也。《平人气象》云：颈血脉动，喘疾咳，曰水；目窠微肿，如卧蚕起之状，曰水；足胫肿，曰水。此上下之别也。

帝问岐伯曰：水与肤胀、鼓胀、覃、石瘕、石水何以别之？岐伯曰：水之起也，目窠上微壅，如新蚕卧起之状，其颈脉动，时咳，阴股间寒，足③胫壅，腹乃大，其水已成也。以手按其腹，随手而起，如裹水之状，此其候也。诸水大抵胃土不能制肾水。凡治水者，人惟知治水而不知补胃，如补胃多失之壅滞，当用何法？本草云：赤小豆治水肿，通气，补脾胃。

神方

乌鸡子一个，去顶，取清黄汁，调腻粉一大钱，令匀，内壳中，以蒸饼剂裹之，蒸熟去壳，取熟黄二葶苈等分炒，为末，与上并黄蒸饼药和丸如豆大，每服三五十丸，车前子汤下。小便涩不通，煎瞿麦汤下。

又方　治单腹胀水气。

上隔纸炒，苦葶苈二钱，细末，无根水下。

又④一方　卒大腹水肿。

---

① 聚：原作"肾"，据《素问·水热穴论》改。
② 阴：原作"阳"，据《素问·阴阳别论》改。
③ 寒足：原作"足寒"，据《灵枢·水胀第五十七》乙转。
④ 又：四库本作"百"。

青雄鸭，以水五升，煮取一升，饮尽，厚覆取汗。

治十种水气不差垂死。

以青头鸭一只，治如食法，细切，和米并五味煮，令极热，作粥食之。

又法　治水气胀满，小便涩。

白鸭子一只，去毛、肠，馈饭半升，与椒、姜同酿，鸭腹中缝定如法，蒸熟食之。

又法　治十种水气垂死。

鲤鱼一个，重一斤者，和冬瓜、葱白羹，食之。

治鼓气方

滑石　轻粉各一钱　槐花一钱半

上不犯铁器，为细末，取生地黄自然汁、生姜自然汁停滴在药中为丸，桐子大，一日服三丸，次日服四丸，五日以来早晨只一服，用生地黄汁温送下。小便中水尽为度，得睡后，日服嘉禾散十日，永不再发。

胞转小便不通，非小肠膀胱厥阴之气也，盖因强力房事，过度小便，以致此疾，非可利之药所能利之也，法当治气，宜以沉香汤主之方。

沉香　木香各一①钱

上为细末，煎陈皮茯苓汤调服，空心。

钱氏塌气丸

胡椒一两　蝎梢半两

上为细末，曲糊丸粟米大，每服五七丸至一二十丸，陈米汤下，无时服。

---

①　一：嘉靖本作"二"。

木香塌气丸

木香　胡椒_{各二钱}　蝎梢　木香_{各半两}　枳实　白牵牛_{各一两}　郁李仁_{四钱}　槟榔_{半两}

上为细末，饭丸绿豆大，每服十丸至十五丸，陈皮生姜汤任下。

木香散　治单腹胀。

木香　青皮　白术　姜黄　草豆蔻_{以上各半两}　荜澄茄　阿魏_{各一两}

上为细末，醋糊丸绿豆大，每服二十丸，生姜汤下。

又方　治鼓气。

大蛤蟆一个，新瓦二片相合，麻绳缠定，盛在内，盐泥固济厚，令慢火烧之成灰存性，温酒调服三五钱。

折伤例

干城刘家接骨丹真方

虎骨_{一两半}　生硫黄　青皮　没药_{各半两}　当归　附子_炮　川乌_炮　草乌炮　白附子　官桂　陈皮　金毛狗脊_{去毛}　骨碎补_炮　川楝　缩砂　木鳖子_{去油}　半两钱①_碎　羊胫骨　川芎　狗胫脊骨_{一具}　苁蓉_{酒浸洗，去甲，焙}　牛膝_{酒浸。以上各一两}　赤芍药　自然铜_{火煅，醋淬七次。各四两}　乳香_{半两}

上二十五味为细末，为二七分细者，每服一钱，酒调，服温。三分小黄米粥为丸，桐子大，温酒下二三十丸，随病上下，食前后间服之。

接骨丹　治从高坠下，马踏车碾，筋断骨碎，痛不可忍。

---

①　半两钱：秦及汉初铜币名。

接骨续筋，止痛活血。

硼砂一钱半　定粉　当归各一钱

上粗末，煎苏木汤，调下二钱。服讫，时时服苏木汤投之。

接骨丹　治打扑损伤，但筋体不断皆治之。

乳香研　当归酒浸一宿，焙干　威灵仙酒浸一宿，焙干　骨碎补去毛，酒浸，日干　菟丝子酒浸一宿　龟壳酒浸　龙骨酒浸　虎骨酒浸，酥炙。以上各半两

上细末，蜡丸弹子大，十岁以下服半丸，二十岁以上服一丸。好酒三盏煎，用柳篦子搅匀，和渣，只一服，不得再服，恐过节必至芦节，后用贴药。

贴药

黄松脂一两　没药研，半两　乳香研，三钱半

上细末，用面、油匀调，摊在绯帛上，贴伤处，用绵竹篦夹定封，须要仔细对得骨正，更用纸封。

神仙正骨药黑金散

半两钱一百文，足炭火烧，醋淬　水蛭炒黄，五钱　自然铜醋淬　乳香各半两　没药一两　麝香一钱

上细末，四十以上服半钱，四十以下服一字，二三服即效。如芦节，用生姜自然汁、温酒一盏调服。

如腰以上损折，食后；腰已下，食前。若骨不损者，药自吐出，无忌。《缪刺》云：人有所坠，恶血留出，腹中胀满，不得前后，先饮利药，此上伤厥阴之络，刺足踝之下，然骨之前血脉出血，刺足跗上动脉冲阳，胃之原，刺入同身寸之三分，留五呼，可灸三壮。不及，刺三毛上各一痏，见血立已，左刺右，右刺左，谓大敦穴，厥阴之井也。其后议论，当在此条下。

初虞世治从高坠下，及打扑内伤，神效。

麝香　水蛭各一两

上到，炒令烟出，研为末，酒调一钱，当下蓄血，未止，再服，其效如神。

《梅师方》打扑伤损，瘀血在内不散：

蒲黄

上末酒调服。产后恶血不下，蒲黄水煎服。日月未足欲产，蒲黄水调服。

又一法：

大黄一两　当归二钱半　麝香一字　生干地黄二钱

上到，水煎或醋煎，童子小便亦得。

《圣惠方》治胎落车马，筋骨疼痛不止：

延胡索一两

上细末，豆淋酒下二钱匕，不计时。

导滞散

治重物压伤跌扑，或从高坠下，发热，口内吐血，下血出不止，或瘀血在内，胸腹胀满，喘粗气短。

当归到，微炒　大黄到，炒。各三钱

上细末，豆淋酒调下二钱匕，不拘时候。

又方　治登高坠下，打扑损伤，或损骨，而不损骨者，有瘀血者。

当归　生地黄　川大黄各一两　穿山甲炮，另研，半两

上粗末，秤三钱，好酒煎服，水煎入酒亦得。煎成，调穿山甲末一钱。

又方：

乳香二钱　没药　当归各三钱　自然铜醋淬，半两　白芍药
青皮各二钱半　穿山甲炮　木香各一钱

上细末，酒调服。

又方：

莴苣子一勺　黄米半勺　乌梅去核，二十个

上细末，蜜丸弹子大，嚼一丸，温酒化开，随上下食前食后。

正骨丹

川乌　草乌　南星　半夏　当归　芍药　木鳖　官桂　白芷以上各等分

上细末，黄蜡溶开，小油和匀前药末，熬成膏子，炙软，捏作饼子，摊纸上，贴损如前，依常法固济，如法三日一易，神效。

治脑骨破及骨折，葱白烂研，和蜜厚封损处，立效。

一方：葱白、黄米粉同炒，为末，醋打糊，承暖封伤损处。

接骨丹

没药　乳香　当归　川椒　自然铜醋淬　赤芍药　骨碎补　败龟板炙　虎骨　白芷以上各等分　千金藤郁李仁是也，亦等分

上细末，化蜡半两，丸弹子大，每服一丸，好酒半升化开，煎用东南柳枝搅散，热服。

又方　加龙骨　川芎

此二味不加，亦不妨。若服药人亡后，骨折处如金色围之。此方系黄大人秘传，神验。

贞观七年七月十三日，唐相王珪进尉迟恭经验传折，针入肉不出者，用之神效。丁酉十一月五日第二来人备细传写出箭头方：五月初四日，寻下天仙子科木槭，微动其根，用水灌之。回来至端午日，早起不语，前去看根，揖一声曰：先生在此。一木槭槭出，背上至家，勿令妇人视之，放干，用石杵臼之成

剂，丸如弹子大，绯绢袋盛之，挂梁间，勿令妇人见。如用时，置脐中以裹肚系之一伏时，自出，如若其皮不能出者，拨开皮肉自出也。箭出后不复，疮愈。若登高坠下，重物撞打，箭镞刀伤，心腹胸中停积郁血不散。以上中下三焦分之，别其部分，以易老犀角地黄汤、桃仁承气汤、抵当丸之类下之。亦有以小便、酒同煎治之者，更有内加生地黄、当归煎者，有大黄者。

又法：虚人不禁下之者，以四物汤加穿山甲煎服妙。亦有用花蕊石散，以童子小便煎或酒调服之者，此药与前寒药正分阴阳，可不辨也。若瘀血已去，复元通气散加当归煎服亦可。

又一法：筋骨损伤用佐经丸之类，或用草乌头、枣肉为丸服之，以诸行经者，以其内无瘀血，无故用之，药性寒热温凉不一，惟智者择之，不可偏执也。此当在前缪刺条下。

疮疡疥癣例

神仙太乙膏　治虚疾八法，痈疽，一切恶疮软疖，不问年月远近，已成脓、未成脓，贴之即效。蛇、蝎、虎、犬伤，汤火、刀斧所伤，并可内服，外贴发背。先以温水洗疮，拭干，用帛子摊药贴，用水下。血气，木通汤下；赤白带下，当归酒下；咳嗽喉闭，缠喉风，绵裹噙化；一切风赤眼，贴太阳穴，后用山栀子汤下；打扑伤损贴药，仍用橘皮汤下；腰膝痛贴，吃盐汤下；唾血，桑白皮汤下；诸漏，先以盐汤洗其疮，并量大小，以纸摊药贴之。以上药，每服一丸，旋丸樱桃大，蛤粉为衣，其药可收十年不坏，愈久愈烈，神效不可言。

玄参　大黄　白芷　当归　肉桂　赤芍药　生地黄以上各一两，剉如松子大

上用麻子油二斤浸，春五、夏三、秋七、冬十日，滤去渣，

油熬得，次下黄丹一斤，滴水中不散为度。

善应膏 治疮疡，痈疽肿毒，发脑发背，发颐发鬓，或瘰疬结核，或脓血已出，如此等证。并寒湿气刺，冷痹顽麻，牙痈外肿，打扑闪挫，金疮杖疮，小儿头面聚热杂疮，蜈蚣、蛇、蝎伤螫，狗咬马啮，或蜘蛛咬，遍身成疮，腹胀大而不可治者。先饮生羊乳一杯，后贴此药，大效。及诸虫伤毒、汤火、漆疮下注、臁疮，深口内上白术细末，讫后贴此药。一切大小疮疖，药到毒消，痛止排脓，生肌滋润，疮口愈后常贴之。落后，急再贴之，三五次后，可以灭绝瘢痕。　妇人乳痈，丸如桐子大，新水下二十丸。难产败血腹痛，每服一二十丸，温酒下。凡贴疮，先以热汤洗去脓垢，次以软帛拭干，后用此药贴之。

小油八十两　黄丹二斤　新柳枝一斤　没药　乳香各半两　白蔹　白及　白芷　桂　木鳖子　当归　杏仁各一两，剉如豆大

上除乳香、没药、黄丹外，余药浸七日，炭火上用铁锅熬，令药变色黄，滤渣不用，澄清，入黄丹，用柳枝五寸长如钱粗，搅令，黄色变褐，掇锅在地。又令柳枝搅，令烟出尽，然后入乳香、没药在内，柳枝搅匀，候冷，倾磁合内，候药硬，切作块，干以油纸包裹。此药春三月、秋八月合，余月不可。

白龙膏 治一切恶疮，赤硬疼痛。

沉香　防风　芍药各二钱半　白檀　木香　白茯苓　白芷各一钱半　白附子　桔梗各一钱　白蔹　当归各半两　白薇　白术　川芎　瓜蒌根　木通　独活　升麻　甘草一钱　槐白皮　零陵香各一钱半　黄芪　木鳖子去皮　人参各二钱半　生地黄一钱　白及二钱　杏仁浸去皮尖，二钱　桃仁炮去皮，二钱　苦参一钱　桑白皮三钱　清油一斤　瓦粉十四两

上剉碎，油浸七日夜，内银器内，慢火煎，候白芷黄色，

绵滤渣澄清，于磁器碗中慢火煨动，次下黄蜡一十四两，搅匀，次下瓦粉再搅匀，慢火熬成膏，用时旋摊白绢上用。

摩风膏 面疮，一切疮疹肿毒。主制并见《御院方》。

黄芪一两半　当归　芍药　白芷　杏仁　桃仁　白附子　白芨　零陵香　川芎　天麻　防风　独活　木通　龙脑　清油一斤　黄蜡夏十二两，冬九两半　瓜蒌穰一两半

仲景治妇人阴疮蚀烂方

狼牙三个，哎咀，水煎，去粗，入醋一小钟，以绵滤汤，沥患处四五次，愈。

又方：以雄黄末傅之。

御药大红膏

珠子青一斤　白胶香二两

上二味，银铜锅内熔开，慢火，不可火紧，绵滤过后，与药同熬：

当归二两　木鳖子二钱，碎　小油二两

此三味同熬，稍变色，滤去粗，下煎二味内搅匀，下：

乳香半两　没药三钱

同研细，再下前四味，都用绵滤过，锅内熬成，不住手搅匀，摊纸上贴之。

追脓锭子

雄黄二钱　巴豆一钱半　轻粉一字①

上细末，油和作饼子，生面亦得。

替针膏

雄黄一钱　巴豆一钱　蛇皮一钱　信霜一钱

① 字：四库本作"钱半"。

上用石臼研为膏。

治大小痈疖无头方

皂角刺针不拘多少

上烧存性，研为末，酒调服，即可见烙处薄头也。此药内亦可加穿山甲，炮焦为末，酒调服之。

治下疳，先用张子和泄水丸泄去其根本，后用此药干上：

黄连半两　滑石半两　定粉三钱　密陀僧二钱　乳香一钱　轻粉少许

上细末，干上。或加干胭脂，或加木香、槟榔。

蚀恶疮方　非奇异恶疮不可用。

铜绿二钱　硇砂一字　石胆矾细研，半钱

生肌药

龙骨　虎骨　乌鱼骨　白石脂　乳香

恶疮入腹心逆，药食不下：

豆粉半钱　干胭脂三分　定粉三钱

上细末，新水调下，神效。

生肌肉：

乳香一钱　白及一钱　龙骨一钱　凝水石烧，二①钱　滑石一钱　没药一钱

上细末，洗净疮，上药贴。

银丝膏

乳香一两　水银一两，锡死　朱砂三钱　腻粉半钱　麝香半钱　沥青五两　小油二两

上各研为细末，定磁器内，油熬沸，下乳香末，次下水银，

---

① 二：四库本作"三"。

次下朱砂，次下沥青，次下轻粉，次下麝香，熬成膏匀，倾水中洗令白色，浸十日，磁器内盛之，绯帛摊贴。

五枝膏

槐枝　榆枝　柳枝　柏枝　桑枝以上各三寸十四茎　陈皮二钱
苍术三钱　杏仁三十个　巴豆去皮，十四个　没药一钱　当归三钱
木鳖三十个，去皮　枳壳三钱　赤芍药三钱　人参三钱

上㕮咀，好酒一升，慢火煎令焦色，滤去渣，下沥青半钱，黄蜡五分，黄丹四两，炒黑，入前药同熬成软膏。入乳香二钱半，轻粉一钱，麝香半钱，搅令匀，帛摊贴之。

治恶疮或有小虫：

胆矾一钱　龙骨二钱　轻粉一钱　虎骨二钱　白矾二钱半　麝香半钱　乳香一钱　硇砂二钱　脑子一钱　土蜂窝二钱　露蜂窝二钱半　雄黄二钱

上细末，刺破，盐水洗，看紧慢上药，神效。

《外台》治恶寒啬，似欲发背，或已生疮肿，瘾疹起方：

硝石三两

上暖水一升，和消令冷，取冷，故青布搨三重，于赤处方圆，湿布搦之，热即频易，立差。

治疥癞癣此方汤液所载摩风膏相似

柏苓　白胶　当归　防风　杏仁　篦麻　黄蜡　小油　铅丹若有槐柳枝，与摩风膏相似，此物要较

拈痛神应膏

乳香研，二钱　没药研，一钱　油半斤　铅丹四两　当归　杏仁　木鳖各三钱　槐枝　柳枝各半两

上熬成膏，滴水不散，放稍冷，入乳、没末。

金丝膏

珠子青半两　枫油二两　小油一两

上熬成膏。

肉红散

凝水石烧粉　黄丹

上同研细末。

追脓，去死肉，生肌：

白丁香　蔄茹　雄黄少许

消肿痛：

大黄　黄柏

上细末，温水调扫，凉水亦可。

又方：

龙骨　寒水石烧

上细末，先敷遍，微用铜绿末再敷，肉自下而不成肿。

丁疮肿：

白僵蚕

上细末，津调涂，根自出。

治疮胬肉如蛇出数寸，俗呼翻花疮是也。硫黄研细，薄傅之使缩。

丁疮垂死：菊花叶一握，捣汁一升，下口即活如神。冬无叶，用根。

足跟疮久不愈，毒气攻注：

白术不以多少，为细末

上将盐浆水温洗，干贴，二日一换，可以负重涉险。

蚀恶疮：

铜绿二钱　硇砂一字　石胆矾一钱

上细末，少上膏贴。一法：回疮，加金头蜈蚣一条，非久败恶，勿轻用之。

槟榔散 治痈疽疮疖脓溃之后，外触风寒，肿焮结硬，脓水清稀，出而不绝，肉凑空虚，恶汁臭败，疮边干及好肌不生，及疔疖瘘恶疮，连滞不差，下疰臁疮，浸渍不敛。

黄连　木香　槟榔

上各等分，为细末，贴药。

金疮痛甚者：

凝水石

上生为末，小油调傅，若唇口肉内有伤者，粉干上之，其痛立止。一法：内药有金头蜈蚣。

治发疽发背已成疮：

寒水石入轻粉，上出脓。

治脑疽发背不可忍者：

凝水石烧粉，研细上之。

治破伤血出不止：

大灶底悬黑灰四两　麝香一钱

上碾匀，先令病人惊而使之气怯，速以此药上掺捻之，主止不发以至干者。

治大小诸疮不可者，兼治内外臁疮久不愈，先以浆水温洗，拭干，上药。疮干，小油调涂。

羌活　独活　白矾枯。各等分，为细末

治便痈外贴方：

大黄　牡蛎　栀子　小黄米曲　白芥子　猪牙皂角

上等分，细末，小油调，摊绯绢上，贴之。

治热油汤火烧疮，疼不可忍：

石膏捣末，细研粉，贴疮。

治一切伤见血：

寒水石，细末，贴疮即愈，不疼。

《外台秘要》治丁疮：

磁石，捣为粉，好醋酽和，封其根，立出，瘥。

小儿丹毒：

黄芩细末，水调服。大人、小儿丹毒亦然。

妇人饮酒、食鱼、兔发风等物，脐下二阴俱生疮，男子同治并见马齿苋、青黛条下。服药八正散等，烧灰上疮法亦在此中。

治背疮肉长疾，皮不及里，见风即成肿：

寒水石烧，细末，研

上微敷上，再用铜绿细末微上之，肉即当下，皮乃及长而不作肿。

蜘蛛咬，遍身成疮：

青葱叶一茎，小头作一孔，盛蚯蚓一条，捏两头不令透气，摇动化为水也，点咬处，瘥。

《圣惠方》治马咬，毒入心：

马齿苋煎汤食之。

又方：治翻花瘤。

马齿一个，烧灰，细研，猪脂调敷。

又方：治瘰疬结成核。

马齿苋烧灰，蜡猪脂调暖，清疳洗疮，拭干，傅之。日三壮者，玄明粉泻之。

王继昌方　治蝎螫毒不可忍。

米粉一两　葱白三根，细切

上二味同炒焦，研为细末，以津唾蘸搽毒肿痛之处。

《外台秘要》治五十年毒不愈，涂熊胆，取差神效，诸方不及此。

《千金方》治百虫入耳：

杵韭汁，灌入耳中，立差。亦治漆疮。

又方：雄鸡冠血滴耳中，立出即瘥。

治蚰蜒入耳：

酪灌耳中。若入腹，饮酪一升，化为黄水，马粪汁酪灌即瘥。干酪胜湿酪。

治蝎、蜘蛛、蛇毒：

鸡卵轻敲小孔，合咬处即瘥。

又　蜈蚣、蜘蛛毒：

鸡冠血傅之。

治蛇咬：

男子阴毛，口含二十茎，咽其津，毒不入腹。

治下疳久不愈：

橡斗子二个，合成黄丹令满，相和，以乱发厚缠定，烧烟尽为度，同研为细末。先以葱白热浆水洗疮，脓尽，次上药，甚者不过三次，如神。

刘禹锡治牡痔、酒痔、肠痔、血痔、气痔、食痔、羊奶痔、五痔脱肛，以：

小蛇一枚指大者，温用，掘地坑烧之，有板穴盖坑，坐孔上，虫尽为愈，大效。

卷十一

厥阴证_{先足经从汤液，后手经从杂例}

王朝奉厥阴例_{此二①条议论，本出仲景《伤寒论》并《金匮要略》，故录于此汤液后}

夫厥者，手足厥逆也。有阴厥，有阳厥，误投药则死，可不审乎？脉滑而厥者，表有寒，里有热，白虎汤。常器之云：应②下者，宜用柴胡加芒硝汤，此阳厥也。张翼云：冷厥者，四肢逆冷，脉沉微而不数，足多挛卧，恶寒或引衣自覆也。其伏热在内而厥者，脉虽沉伏，按之至骨而③来数也。其人或引饮，或扬手掷足，烦躁不得眠，或发狂，或大小便不利，所见皆热证也，宜随证下之。假令大便难，谵语发狂，宜承气汤下之。小便不利，发黄，宜茵陈蒿汤下之。若善忘，而大便下黑物，是兼有瘀血，宜以桃仁承气汤下。若发斑，宜白虎汤、紫雪之类。若两脉俱不见者，亦止以外证辨冷热也，后须参以脉为准。常器之云：凡厥当求得病之因。若初得病，便四肢逆冷，脉沉细而不数，或身上粟起，下利清谷，或清便自调，谓大小便如常者，为寒厥也。若初得病，便身热头痛，外别有阳证，至二三日乃至四五日发厥，故须至三二日后也，更以余证而参之。孙兆云：阳病深热而厥，毕竟脉紧，外证须狂语揭衣被也。

---

① 二：原作"一"，据四库本改。
② 云应：原作"应云"，据四库本乙转。
③ 而：原作"宜"，据四库本改。

卷十一

二七七

阴厥按之脉沉迟而形静也。若证不明，未辨①阴阳者，且与四顺丸试之，是阳厥便见热证，若阴厥便见寒证，乃可渐进理中四逆也。四顺丸，即理中丸加甘草一倍是也。高保义云：寒厥则证多静而了了，脉虽伏，若实按之迟而弱也；热厥外证多昏塞，脉虽伏，若实按之须挟数而有力也。

仲景吴茱萸汤

当归四逆汤

当归四逆加吴茱萸汤

以上三药并见阴证论。

《活人》论厥阴药

并见阴证论。

正阳散有皂荚

霹雳散

火焰散有腊茶

肉桂散②有柴胡、吴茱萸

回阳丹有茱萸、蝎梢

以上四药，皆有厥阴之剂，随经所宜则可。

厥阴身青黑花厥一条，并见《阴证略例》。

古方治头痛欲裂者凭此药有高下之分：

上用当归三③两，酒一升，煮取六合，如心痛，细末调服方寸匕；小便出血，细末酒煮服；治头痛不言末，只言二④两酒煮，意在取清也；治心痛言末酒调，意在取浊也。乃清则行

---

① 辨：原作"便"，据四库本改。
② 散：原作"枝"，据四库本改。
③ 三：嘉靖本作"二"，四库本作"一"。
④ 二：四库本作"一"。

而上，浊则沉而下。小便出血，酒煎细末，比之心疼又热，故入下极之分，故治头、治心、治小便，自有高低之分，古人已分治之，不得不辨耳。

四物苍术各半汤与活血丹相表里，治四肢疼痛不能举动

仲景治呕而胸满者，吴茱萸汤主之。

吴茱萸一升　人参　生姜各一两　枣二十枚

上水五升，煎取三升，每服七合，日三。如干呕，吐涎沫而头痛者，亦主之。又：南行竹枝，主大小便卒关格不通，取之度如手第二指中节，含之，立下出。

活血丹与四物苍术各半汤相表里，治遍身骨节疼痛有神

熟地黄三两　当归　白术　白芍药　续断　人参各一两

上细末，酒糊丸桐子大。每五七十丸，温酒下。

益血丹　治大便燥，久虚亡血。

当归酒浸，焙　熟地黄各等分

上细末，炼蜜为丸，弹子大丸，细嚼酒下。

四物汤例

四物汤主治①并见《局方》

熟地黄②　当归③　芍药④　川芎⑤

---

① 主治：正脉本作"益荣卫，滋气血，月水不调、脐腹疗痛等证"。

② 熟地黄：正脉本此下有杜思敬"补血，如脐下痛，非此不能除，乃通于肾经之药也"批语。

③ 当归：正脉本此下有杜思敬"治风泄肝木也，如血虚头痛，非此不能除，乃通肝经之药也"批语。

④ 芍药：正脉本此下有杜思敬"和血理脾，如腹中虚痛，非此不能除，乃通脾经之药也"批语。

⑤ 川芎：正脉本此下有杜思敬"和血，如血刺痛，非此不能除，刺如刀刺，乃通肾经之药也"批语。

上为粗末，水煎，加减于后：若加地骨皮、牡丹皮，治妇人骨蒸；若妊娠胎动不安，下血不止者，加艾十叶，阿胶一片，又加葱白、黄芪；若血脏虚冷，崩中，去血过多，亦加胶、艾。若妇人尝服，春倍川芎，脉弦头痛；夏倍芍药，脉洪飧泄；秋倍地黄，脉沉涩血虚；冬倍当归，脉沉寒而不食。若春则防风，四物加防风，倍川芎；若夏则黄芩，四物加黄芩，倍芍药；若秋则门冬，四物加天门冬，倍地黄；若冬则桂枝，四物加桂枝，倍当归。若血虚而腹痛，微汗而恶风，四物汤加术、桂，谓之腹痛六合汤；若风眩运，加秦艽、羌活，谓之风六合汤；若气虚弱，起则乏力，眊然而倒，加厚朴、陈皮。谓之气六合汤；若发热而烦，不能睡卧者，加黄连、栀子，谓之热六合汤；若虚寒，脉微自汗，气难布息，清便自调，加干姜、附子，谓之寒六合汤；若中湿，身沉重无力，身凉微汗，加白术、茯苓，谓之湿六合汤。

若产后虚劳日久，而脉浮疾，宜柴胡四物汤。

川芎　熟地黄　当归　芍药各一两半

加柴胡八钱，人参、黄芩、甘草、半夏曲各三钱，水煎服。

若妇人筋骨肢节痛，及头痛，脉弦，增寒如疟，宜治风六合汤。

四物汤四两　防风　羌活各一两

若血气上冲，心腹、肋下满闷，宜治气六合汤。

四物汤四两　香术　槟榔各一两

若脐下虚冷，腹痛及腰脊间闷痛，宜玄胡六合汤小腹痛者同。

四物汤四两　玄胡　苦楝各一两。碎，炒焦

若气充经脉，故月事频，并脐下多痛，宜芍药六合汤。

四物汤四两　芍药一两

若经事欲行，脐腹绞痛，临经痛者，血涩也，宜八物汤。

四物汤四两　玄胡　苦楝碎，炒焦　槟榔　木香各一两

若经水过多，别无余证，宜黄芩六合汤。

四物汤四两　黄芩　白术各一两

若经水涩少，宜四物内加葵花煎又加红花血见愁。

若虚劳气弱，咳嗽喘满，宜厚朴六合汤。

四物汤四两　厚朴姜制，一两　枳实麸炒，半两

若经水暴下，加黄芩一两；若腹痛者，加黄连，如夏月不去黄芩；若经水如黑豆汁者，加黄芩、黄连各一两；若经水少而色和者，四物汤加熟地黄、当归各一两；若经水适来适断，或有往来寒热者，先服小柴胡汤以去其寒热，后以四物汤和之；若妇人血积者，四物汤内加广术、京三棱、桂枝、干漆各一两。

若妇人伤寒汗下后，饮食减少，血虚者，宜八物汤。

四物汤四两　黄芪　甘草　茯苓　白术各一两

若妊娠伤寒，中风表虚，自汗，头痛项强，身热恶寒，脉浮而弱，太阳经病，宜表虚六合汤。

四物汤四两　桂枝　地骨皮各七钱

若妊娠伤寒，头痛身热，无汗，脉浮紧，太阳经病，宜表实六合汤。

四物汤四两　麻黄　细辛各半两

若妊娠伤寒，中风湿之气，肢节烦痛，脉浮而热，头痛，宜风湿六合汤，太阳标病也。

四物汤四两　防风　苍术制。各七钱

若妊娠伤寒，下后过经不愈，温毒发斑如锦纹，宜升麻六合汤。

四物汤四两　升麻　连翘各七钱

若妊娠伤寒，胸胁满痛而脉弦，少阳也，宜柴胡六合汤。

四物汤_{四两}　柴胡　黄芩_{各七钱}

若妊娠伤寒，大便硬，小便赤，气满而脉沉数，阳明、太阳本病也，急下之，宜大黄六合汤。

四物汤_{四两}　大黄_{半两}　桃仁_{十个，去皮、尖，麸炒}

若妊娠伤寒，汗下后，咳嗽不止者，宜人参六合汤。

四物汤_{四两}　人参　五味子_{各五钱}

若妇人妊娠伤寒，汗下后，虚痞胀满者，阳明本虚也，宜厚朴六合汤。

四物汤_{四两}　厚朴　枳实_{麸炒，各半两}

若妊娠伤寒，汗下后，不得眠者，宜栀子六合汤。

四物汤_{四两}　栀子　黄芩_{各半两}

若妊娠伤寒，身热大渴，蒸蒸而烦，脉长而大者，宜石膏六合汤。

四物汤_{四两}　石膏　知母_{各半两}

若妊娠伤寒，小便不利，太阳本病，宜茯苓六合汤。

四物汤_{四两}　茯苓　泽泻_{各半两}

若妊娠伤寒，太阳本病，小便赤如血者，宜琥珀六合汤。

四物汤_{四两}　琥珀　茯苓_{各半两}

若妊娠伤寒，汗下后，血漏不止，胎气损者，宜胶艾六合汤。

四物汤_{四两}　阿胶　艾_{各半两。一方加甘草同上，一方加干姜、甘草、黄芪}

若妊娠伤寒，四肢拘急，身凉微汗，腹中痛，脉沉而迟，少阴病也，宜附子六合汤。

四物汤_{四两}　附子_{炮，去皮脐}　肉桂_{各半两}

若赤白带下，宜香桂六合汤。

四物汤四两　肉桂　香附子各半两

若妊娠伤寒，蓄血证，不宜堕胎药下之，宜四物大黄汤下。

四物汤　生地黄　酒浸大黄①

上依古法多不效，易老四时运气加减例，与诸六合等汤十余条，并见二十五论。妇人有身，伤寒蓄血，不宜用堕胎药下之，宜四物加酒浸大黄汤及生地黄下之，子母两全。经云有故无殒也。四物与紫②苏饮相合，名补心汤，治虚热；四物与调胃承气各半，为玉烛散；四物与理中汤各半，流湿润燥；四物与缩砂、四君子汤各半，名八珍汤，保胎气，令人孕。

四物胶艾汤　治胎漏、血崩不止。

四物汤加阿胶、甘草、艾。

上通七味，治诸漏不止，小产胎伤，产后余血仍作坚硬，子宫不闭，淋血不止，数月不定，宜断血汤、牡丹皮散主之。

《活人》四物加减例

妊娠下血者，加胶、艾；热与血相搏，口舌干渴饮水，加栝蒌、麦门冬；腹中刺痛，恶血不下，加当归、芍药；血崩，加地黄、蒲黄、黄芩；若头昏项强者，加柴胡、黄芩；因热生风者，加川芎、柴胡、防风；脏秘涩者，加大黄、杏仁③；滑泄④者，加官桂、附子；呕者，加白术、人参、生姜；大渴者，加知母、石膏；发寒热者，加姜、牡丹皮、芍药、柴胡；水停

---

① 上为粗末……酒浸大黄：此段文字原无，据正脉本补。
② 紫：正脉本作"参"。
③ 杏仁：正脉本作"桃仁"。
④ 泄：正脉本作"涩"。

心下，微吐逆者，加猪苓、茯苓、防己；虚寒似伤寒者，加人参、柴胡、防风①。

洁古老人加减法数条，并见二十五论。云岐子加减法并治伤寒例，并见《金匮玉函经》。

四君子汤合四物汤为八珍汤　治女子不孕，癃闭遗溺，咽干。女子因服热药嗌干者，亦亡血损气之所致也，宜八珍汤。

人参　缩砂　白茯苓　甘草

上粗末，水煎，取清服。

芎归汤《易简》十全大补汤与《校正》同，并见《局方》　治产后去血多，崩中不止去血多，金疮破伤去血多，牙齿去血多，去血多后，一切伤血，心悬眩晕，目暗耳聋，举头欲倒。

当归　川芎各三两

上水四升，煮取二升，去渣，分作二盏，血定后次第汤药治之。

保安汤

缩砂　甘草

与四物汤各半是也。

四君子汤

人参　白术　茯苓　甘草

上四君子汤当在太阴证后条下。四君子汤加半夏、附子、桂，为大半夏汤。四物加桂汤，与海藏黄芪汤各半同。十全散加桂、附子、芍药，为附子汤。百合四君子汤，治老弱虚人不能眠。易老八物汤，并见证二十五条。黄芩芍药汤，治血不止。四物胶艾汤，药内有甘草。易简芎归汤。产妇诸证，各随六经，

---

① 风：原作"已"，据正脉本改。

以四物汤与仲景药各半服之，其效如神。四物汤与桂枝、麻黄、白虎、柴胡、理中、四逆、茱萸、承气、凉膈等，皆可作各半汤。此易老用药大略。

当归地黄丸 安胎补虚。

当归酒浸　地黄酒煮

上细末，蜜丸桐子大，食前酒下五七十丸。

四物二连汤 治男子、妇人五心烦热，或因伤酒，或因产亡血，或劳虚发热之人①，并治之。

四物汤加黄连、胡黄连各等分。

上吹咀，每服三钱，水二盏，煎至八分，温饮清汁②；或为细末，蜜丸桐子大，每服二十丸，临卧温水下，地黄须用生者。

四神散 治妇人血气心腹痛不可忍。

当归酒洗　芍药　川芎各一两　干姜炮，五钱

上细末，熟酒调服三钱。

二神③丹 治妇人、男子便软，久虚气血④俱亡。

苍术　熟地黄各等分

上细末，蜜丸桐子大，八九十丸空心酒下。

地黄膏子煎

十月采地黄二十五斤，取自然汁，以木炭火一十八斤，熬成膏，点服。与苍术煎，合点服，尤佳。

真降心丹并见《局方》

---

① 人：四库本作“症”。
② 汁：原无，据正脉本补。
③ 神：四库本作“补”。
④ 血：原无，据四库本补。

易简增损四物汤　治妇人血气不足，四肢怠惰，乏力少气。兼治产后下血过多，荣卫虚损，阴阳不和，乍寒乍热，并宜治之。

当归酒洗　川芎　芍药　人参　干姜炒　甘草各等分

上㕮咀，每服四钱，水一盏，煎至六分，去渣温服。若产后寒热，腹中刺痛，则有败血，当服五积散醋煎，及大圣散之类。若所下过多，犹有刺痛，亦宜服上二药。一方治经血凝滞，腹中血气作疼，用四物汤加白术、官桂等分，名六合汤。一方治下血不止，及妊娠胎动，加熟艾、干姜、甘草、阿胶、黄芪等分，名胶艾汤。一方治血痢，加胶、艾。治产后血扰，口干烦渴，加栝蒌、麦门冬；烦热，小便涩，大便秘，加大黄、桃仁；两胁胀，加厚朴、枳实；虚烦不得睡，加竹叶、人参；大渴烦躁，加知母、石膏。一方治妇人血虚，心腹疠痛不可忍者，去地黄，加干姜，名曰四神汤。大率产后不问下血多少，须日进黑神散三服。下血少者，以大圣散间之。至二服①以后，腹内若急疼痛，方服四物汤、建中汤之类。若早服之，则补住败血，为后患不浅。黑神、大圣非逐血药，但能推陈致新，多服不妨。今人往往疑其逐血性寒，则不省②其用药可见矣。若恶血去多，徐徐补之，亦不为晚，不可姑息，以贻后患。且如古方用四顺理中，丸为产后进食之剂，既用蜜丸，又倍甘草，甘甜特甚，岂能快脾？不若只用理中汤，少损甘草。素有痰饮者，二陈汤之类服之为佳。且如妊娠恶阻，古方有茯苓丸，内有地黄、竹茹、川芎辈，能定呕，服之则愈见增剧。大抵恶阻，皆

---

①　服：原作"腊"，据四库本改。
②　省：原作"看"，据四库本改。

由素有痰饮以致之，可用二陈汤，改名小茯苓汤，用之极效，不可不知也。

若诸痛有湿者，四物与白术相半，加天麻、茯苓、穿山甲，酒煎。

易简芎归汤 治一切去血过多，眩运闷绝，不省人事。伤胎去血，产后去血，崩中去血，拔牙去血，金疮去血不止者，心烦，眩晕头重，目暗耳聋，举头欲倒，悉能治之。

川芎　当归各等分

上吹咀，每服四钱，水一盏半，煎至七分，去渣热服，无时。产后眩晕，宜加芍药服之。若不因去血过多，则是痰饮眩晕，宜①用二陈汤、四七汤之类。各见本方。芎归汤，其名甚多，一名桂香散，治产后腹痛不可忍者，加官桂等分，酒与小便合煎，服之立效。一名当归汤，治妊娠或子死或不死胎动，每服用酒水合煎，连进数服。胎若已死，服之即下；若未死者，其胎即安，此药累用，万无一失。一方名佛手散，治产后胎前腹痛、体热，兼治产后诸疾，逐败血，生新血。一方羊肉汤，治虚损羸乏，腹中疼痛，往来寒热，吸吸少气，不能支持，头眩自汗，腹内搏急，每服加精羊肉一两，生姜十片，水二盏，煎至六分。一名琥珀散，临用②服之，则缩胎易产。万口君臣散，治室女、妇人心腹疼痛，经脉不调，用水煎服。妊娠胎气不安，产后诸疾，加酒煎服。难产横生，子死腹中，先用黑豆一大合，炒熟，水与小便同煎，连进数服即效。难产③多用百草霜、香白芷等分为末，每服二钱，童子小便、好醋各一合，

---

① 宜：原作"各"，据四库本改。
② 用：四库本作"月"。
③ 难产：原作"产后"，据正脉本改。

沸汤浸服，一服见效，甚者两①服以分娩矣。一法：五积散加醋煎服，亦能催生。产后恶血注心，迷乱喘急，心胁作痛，亦用黑豆，加生姜自然汁半合，煎服。此兼治肠风脏毒，每服加槐花末半钱，服之三日，取下血块即愈，吐血亦宜服。产后头痛，加荆芥煎。若崩中漏下，失血过多，少不能止，服煎药不效者，用香附子炒去皮毛，每服一两，入甘草一钱，沸汤点服，仍用震灵丹间之。有白带者，加芍药半两，则以白丹间之。一法：治赤白带下，用芍药、干姜等分为末，米饮调下，久久服之，皆能作效。或谓香附子耗气，则不然，此药资血养气，妇人之仙药，虽羸劣之人，尤宜服之。

易简熟地黄丸 与《校正》同，主治、修制并见《局方》

白芍药散 治妇人赤白带下，脐腹疼痛有神。

白芍药二两　干姜半两

上为细末，每服三钱，空心温米汤调下，晚又进一服，十日作效。

温六汤

四物汤加羌活等分。一本加白术、茯苓。海藏改正上五味，只为②苍术相拌，治诸痛有神。

又方：与白术相拌和。

天麻　茯苓　穿山甲

上另为细末，酒煮，或调服亦可。

四物③龙胆汤 治目赤暴发，云翳疼痛不可忍。

上四物各半两加羌活　防风各三钱　草龙胆　防己各二钱

---

① 两：正脉本作“再”。
② 为：四库本作“兼”。
③ 四物：原作“羌活”，据正脉本改。

不犯铁器，杵为粗①末，水煎服。

地黄膏子丸 治男子、妇人脐下奔豚气块，小腹疼痛，卵痛即控睾相似或微肿，阴上肿，心腹疼不可忍，宜服此药：

血竭炒 沉香 木香 广茂炮 蛤蚧酥炙 玄胡 人参 川楝麸炒 当归 芍药 川芎 续断炒 白术 全蝎炒 柴胡 茴香炒 没药以上分两不定，随证加减用之

多气者，加青皮、陈皮；多血者，加肉桂、吴茱萸。

上同为细末，地黄膏子丸桐子大，空心酒温下二十丸，每日加一丸，加至三十丸。

神方验胎散 妇人三二个月经血不行，疑似双身，却疑血滞，心烦，寒热，恍惚，此药可验，取之内也，外以身病无②邪脉，《素问》脉推之，十得八九矣。

真雀 脑川芎一两 当归全用，重一两者，只用七钱

上二味为细末，分③作一服，浓煎好艾汤一盏调下，或好酒调服亦得。可待三两个时辰间，觉脐腹微动仍频，即有胎也，动罢即愈，安稳而无虞。如不是胎，即血滞恶物行过，母亦安也。如服药后不觉效，再煎红花汤下，必有神效。

灵苑丹 治妇人血脉经住三月，验胎法。

真川芎不以④多少

上为细末，浓煎艾汤下一匕。腹内微动，是有胎也。

治崩不定，或淋漓年久者：

白矾溶开成汁，一两 没药一钱 硇砂 黄丹各半钱

---

① 粗：四库本作"细"。
② 无：原作"急"，据《素问·腹中论》"身有病而无邪脉"句改。
③ 分：四库本作"合"。
④ 以：原作"俱"，据四库本改。

上件将白矾溶开成汁，下余药细末，一处搅匀，就成丸子如弹子大，每服一丸，新绵裹定，内阴中立效。

妇人月事不至，是为胎闭，为血不足，宜服四物汤。妇人崩者，是为血有余也，亦服四物汤者，何也？答曰：妇人月事不至者，内损其源不能生，故胞闭不通，是血不足，宜服四物汤，是益原和血之药也；妇人崩中者，是血多也，暴损其原，是火逼妄行，涸竭为枯，亦宜四物汤，是润燥益原之药也。

《素问》曰：诸水病者，故不得卧，卧则惊，惊则咳甚也。腹中鸣者，病本于胃也。薄脾则烦不能食①。食不下者，胃脘膈也。身重难久行者，胃募在足也。月事不来者，胞脉闭也。胞脉者属心，而格于胞中，令气上逼肺，心气不得下通，故月事不来也。

易简惺惺散并见前太阴证

即四君子汤加：木香　藿香　干葛

治小儿泄泻，胃热烦渴，不问阴阳，此一法与钱氏意同，实则泄其子，上逆行而南，故白术、茯苓之类。

保安汤　治药抹揭刺②胎动不安。

黄芩　缩砂各二钱

酒水煎服。

海藏云：妇人妊娠蓄血。

妇人妊娠或蓄血，抵当桃仁勿妄施。

要教子母俱无损，大黄四物对服之③。

---

① 薄脾则烦不能食：原作"薄脾不烦则能饮"，据《素问·评热病论》改。

② 药抹揭刺：意义不明，恐误。

③ 海藏云……对服之：此段文字原无，据正脉本补。

海藏当归丸 治三阴受邪，心、脐、小腹疼痛，气风①等。

上四物汤各半两，加：防风 独活 全蝎各五钱 茴香炒 续断各一两 玄胡索 苦楝各七钱 木香 丁香各二钱半

同为细末，酒糊丸，桐子大②，空心温酒下三五十丸，大效。

易简酒煮当归丸主治并见《活法机要》

千金白垩丸 治经水适来适断，多少不匀，淋沥不断，脐腹腰痛，虚弱不食，经水或青黄黑色，临经③肢体沉重。

白垩 白石脂 牡蛎 禹余粮 乌鱼骨 龙骨 细辛各二钱 当归 茯苓 干姜 黄连 桂心 人参 瞿麦 石韦 白芷 白蔹 附子 甘草炙。各四钱 芍药四钱

细末，蜜丸桐子大，空心酒下二十丸，日进三服，至候来时，日四五服。

加减白垩丸

前药内加：

藁本 甘草④ 大黄各二两

若十二癥，倍牡蛎 禹余粮 乌鱼骨 白石脂 龙骨

若九痛，倍白蔹 甘草 当归 黄连

若七害，倍细辛 藁本 甘皮 花椒 茱萸

若五伤邪者，倍大黄 石韦 瞿麦

若三痼，倍人参 赤石脂 白矾 巴戟各二分

上各随证加减，主治并见《金匮》。

---

① 气风：四库本作"黄肿"。
② 桐子大：原无，据正脉本补。
③ 临经：原作"如水"，据四库本改。
④ 草：原作"皮"，据四库本改。

卷十一 二九一

十全博救方　治横生产难。

蛇皮一条，瓶子内盐泥固济，烧黑存性，每服二钱，榆皮汤调服，立效。

产书云：治产不顺，手足先见者，蛇皮烧灰，研，面东酒服一钱匕①，更以药末敷手足，即顺生也。

王绍颜《信效方》云：顷年得腰膝痛不可忍，医以肾风攻刺，诸药不效，见《传信方》有此验，立制一剂，神效，故录之。

海桐皮二两　牛膝　川芎　羌活　地骨皮　五加皮　薏苡仁各一两　甘草半两　生地黄十两

上九物净洗，焙干，细剉，生地黄以竹刀子切，用绵一两都包裹，入无灰酒二斗浸，冬二七日，夏七日候熟，空心饮一杯，或控干焙末，蜜丸亦得。

苦楝丸　治奔豚②，小腹痛，神效。

川楝子　茴香各二两　附子一两，炮，去皮、脐

上三味，酒二升，煮尽为度，焙干，细末之，每秤药味一两，入玄胡索半两，全蝎一十八个，炒丁香一十八个，别为细末，和③匀，酒糊丸桐子大，温酒下五十丸，空心服。痛甚，加当归煎酒下。

茴香汤

茴香九钱三④分　川楝子三钱二分　甘草一两一钱　盐一两七钱

---

①　匕：四库本作"半"。
②　奔豚：原作"夺脉"，据正脉本改。
③　和：原作"二味"，据正脉本改。
④　三：四库本作"二"。

六①分。以上四味炒熬　陈皮一②钱二分，去白

上细末，空心点服。

四圣散

茴香炒　苦楝麸炒　全蝎炒　胡椒量情加减

上细末，盐汤点服。一法加玄胡、木香，寒加桂、附。

又方：破圣丸

破故纸二两　萝卜子一两，炒

上细末，皂角子丸桐子大，盐汤空心下三五十丸。

茴香散

茴香一两　巴豆七个，去皮、油

上二味同炒茴香黄色，去豆不用，好纸上铺药，以盆合之一宿，去火毒，为末，每服三钱，酒调下，酒糊丸亦得。

钱氏捻头散

又茴香丸：茴香、良姜、肉桂、苍术，酒糊丸。

仲景疗狐疝，气偏有大小，时时上下者，蜘蛛散主之方。

蜘蛛十四枚，炒焦　桂半两，要入厥阴，取其肉厚者

上为散，每服一钱匕，蜜丸亦可。雷公云：凡使勿用五色者，兼身上有刺毛生者，并薄小者。以上并不堪用，凡须屋西南有网，身小尻大，腹内有苍黄脓者，真也。凡用去头足了，碾如膏，投药中，用此除毒③之法，若仲景炒焦全用无碍。陶居士云：取其网，着衣领中，辟忘④。《诗》：蟏蛸户庭。正谓

---

① 六：四库本作“一”。
② 一：四库本作“二”。
③ 毒：原作“方”，据四库本改。
④ 忘：原作“志”，据嘉靖本改。

此也。《千金》治人心孔昏塞，多忘喜误①。七月七日，取蜘蛛著衣领中，勿使人知，则永不忘也。狐之名，夜伏而昼见，以其疝气处厥阴中分，即人之阴募隐奥之所，故以狐疝名焉。睾即病之名，卵即其名也。经亦以控卵称之，又作丸肿呼之。太阳受寒血凝为瘕，太阴受寒气聚为疝，小儿疝气偏大如石，厥阴之分，亦太阴主之，故带之为病，太阴主之，以灸章门二穴，麦粒大。各三壮，效。

《集验方》治男子阴肿如斗大，并核肿痛，人所不能治：

上蔓青根，捣敷之肿处。

八风五痹

黄帝问曰：风之伤于人也，或为寒热，或为寒中，或为热中，或为疠风，或为偏枯，或为风也。其病各异，其名不同。或内至五脏六腑，不知其解，愿闻其故？岐伯对曰：风气藏于皮肤之间，内不得通，外不得泄，夫风者，善行而数变，腠理开则洒然寒，闭则绝热而闷，其寒也则衰②食饮；其热也则消肌肉，故使人怢栗而不能食，名曰寒热。风气与阳明入胃，循脉而上至目内眦，其人肥则风气不得外泻，为热中③而目黄；人瘦则外泄，而为寒中而泣出。

风随四时，各入五脏为名。各入其门户所中为偏风。风气循风府而上为脑风，风入系头为目风眼寒。入房汗出中风，为内风。饮酒中风，为漏风。新浴中风，为首风。在外腠理，为泄风。久风入中，为肠风飧泄。

---

① 喜误：四库本作"善惧"。

② 衰：原作"襄衣"，据《素问·风论》改。

③ 中：原无，据《素问·风论》补。

肺风多汗，恶风，时咳，短气，暴甚昼差，诊在眉色白。心风焦绝善怒，言不可快，诊在口色赤。肝风善悲，色苍，嗌干，憎女子，诊在目下色青。脾风怠惰，四肢不欲动，不嗜饮食，诊在鼻色黄。肾风面瘫然浮肿，脊痛不可正立，隐曲不利，诊在肌色黑。胃风头汗多，恶风，饮食不下，膈塞不通，腹满，失衣则䐜胀①，食寒则泄，诊在形衰而腹大。首风头面多汗，恶风，先一日病甚，头痛至其风日却少瘥②。漏风多汗，不可单衣，食则汗出，身体自汗，恶风，衣濡，渴，不能③劳也。泄风多汗，恶风，汗出泄衣，口干，上渍风，不能劳事，身尽疼痛则寒。

古中风之病至而治之汤液，十日以去八风五痹之病。八风，谓八方之风；五痹，谓皮、肉、筋、骨、脉之痹也。《灵枢经》曰：风从东方来，名曰婴儿风，其伤人也，内舍于肝，外在于筋；风从东方来，名曰弱风，其伤人也，内舍于胃，外在于肌；风从南方来，名曰大弱风，其伤人也，内舍于心，外在于脉；风从西南来，名曰谋风，其伤人也，内舍于脾，外在于肉；风从西方来，名曰刚风，其伤人也，内舍于肺，外在于皮；风从西北来，名曰折风，其伤人也，内舍于小肠，外在于手太阳之脉；风从北方来，名曰大刚风，其伤人也，内舍于肾，外在于骨；风从东北来，名曰凶风，其伤人也，内舍于大肠，外在于腋胁。又《痹论》曰：以春甲乙日伤于风，为筋痹；以夏丙丁日伤于风者，为脉痹；以秋庚辛日伤于风者，为皮痹；以冬壬癸日伤于风者，为骨痹；以至阴遇此者，为肉痹。此所谓八风

---

① 则䐜胀：原无，据《素问·风论》补。

② 瘥：原作"许"，据四库本改。《素问·风论》作"愈"。

③ 能：原作"奈"，据《素问·风论》改。

五痹之病也。

　　按《新校正》云：按此注引《痹论》，今经中《痹论》不如此，当云《风论》曰。以春甲乙日伤于风者，为肝风；以夏丙丁日伤于风者，为心风；以季夏戊巳日伤于风者，为脾风；以秋庚辛日伤于风者，为肺风；以冬壬癸日伤于风者，为肾风。《痹论》曰：风寒湿三气杂至，合为成痹，以冬遇此者为骨痹，以春遇此者为筋痹，以夏遇此者为脉痹，以至阴遇此者为肉痹，以秋遇此者为皮痹。

　　《气穴》云：帝曰：余已知气①穴之处，游针之居，愿闻孙络溪谷，亦有所应乎？岐伯曰：孙络三百六十五穴会，亦有应一岁，以②溢奇邪，以通荣卫。稽留③，卫散荣溢，气竭血著，外为发热，内为少气，疾泻无④怠，以通荣卫，见而泻之，无问⑤所会。帝曰：愿闻溪谷之会？岐伯曰：肉之大会为谷，而小会为溪，肉分之间，溪谷之会，以行荣卫，以会大气⑥。邪溢气壅，脉热肉⑦败，荣卫不行，必将为脓，内消骨髓，外破大䐃，流于节腠，必将为败。积寒留舍，荣卫不居，卷肉缩筋，肋肘不得伸，内为骨痹，外为不仁，命曰不足，大寒留于溪谷也。溪谷三百六十五穴会，亦应一岁，其小痹淫溢，循脉往来，微针所及，与法同源。痹在皮寒，在脉血凝，在筋屈不伸，在骨重，在肉不仁。在皮肤易已，在筋骨疼，入肠则死。阳多阴

---

① 气：原作"风"，据《素问·气穴论》改。
② 以：原作"有"，据《素问·气穴论》改。
③ 稽留：《素问·气穴论》前有"荣卫"二字。
④ 无：原作"急"，据《素问·气穴论》改。
⑤ 无问：原作"其间"，据《素问·气穴论》改。
⑥ 气：原作"风"，据《素问·气穴论》改。
⑦ 肉：原作"内"，据《素问·气穴论》改。

少为热痹，阴多阳少为寒痹。阳少阴盛，汗出为濡，肌痹至阴遇此也。五痹不已，重感于邪，内舍于脏。各有所归，淫溢之气妄行，随脏所主而入为痹也。行痹风胜，周痹热胜，着痹湿胜，痛痹寒胜，诸痹不已，亦益内也。下有胞痹等，当在此下。

八风五痹　筋痹春遇，脉痹夏遇，皮痹秋遇，骨痹冬遇。

头风　脑风　迎风发大寒脑痛　漏风酒消　疠风成癞　伏梁为风根　寝汗憎风　胞痹　肠痹　热痹当在五痹下

四时之正气，八节之风来朝，天乙风气安静，乃可利经脉，调血气，故历志忌之。八节前后各五日，不可灸刺，风朝太乙，具见《天元玉册》。八正者，所以候八风之虚邪，以时至者也。四时者，所以分春夏秋冬之气，所以在时调之，八正之虚邪而避之勿犯也，以身之虚逢天之虚，两虚相感，其气至骨，入则伤五脏。故曰：天忌君子不可不知也。海藏云：岂特八风而已，凡遇七十二候中诸节候之气，寒暑温凉应尔，其变异常者，可避忌之。酒湿之为病，亦能作痹证，口眼㖞斜，体曳，半身不遂，浑似中风，舌语不正，当泄湿毒，不可作风病治之而苦汗也。《衍义》所论甚当，《易简》所言与此相同，见参苏饮条下。

八风散　治八风十二痹，腰①腿病，半身不遂，节痛皮晌，筋缓急痛，不在一处，目眩，失神恍惚，妄言，身上瘖瘰，面上疱起，黄汗染衣，燥湿不等，颜色乍赤乍白、乍青乍黑，乍寒乍热，身反张，一切等证。

麻黄去节　白术各一斤　栝蒌根　甘草　天雄　蔓荆子　白

---

① 腰：原作"猥"，据四库本改。

芷　防风　芍药　石膏　天门冬各十两　黄芩一斤五①两　山茱萸
羌活　食茱萸各二斤　踯躅花各一②斤　茵陈十四两　大黄半斤
细辛　干姜　桂心各二两　丹参　雄黄　朱砂各一斤③，另碾

上二十五味为散，酒服方寸匕，日一服。一月后，日④再，五十日知，百日瘥。一岁可常服，先食。

患热风者，先制热毒。治四肢不收，不能用力，失神不知人，合三汁法：

竹沥　生葛汁各一升　生姜汁三合

上三味相合，温暖分三服，平旦晡各一服讫，觉四肢有异。风疾人多欲者，加薏苡仁、人参；不能屈伸者，加牛膝。文潞公《药准》所载《外台》荆沥竹沥法，并大续命后竹沥法，并见前。

四季之风，其伤人也。各舍本脏，先外后内。《难经》云：脏不受邪者，乃是也。

《金匮要略·中风历节病脉证治》后代名医诸书所说，皆取此为法

夫风之为病，半身不遂，或但臂不遂者，此为痹，脉微数，中风使然。寸口脉浮而紧，紧则为寒，浮则为虚。虚寒则搏邪在皮肤。浮者血虚，脉络空虚，邪贼不泻，或左右邪气反缓，正气即急，正气引邪，㖞僻不遂。邪在于络，肌肤不仁；邪在于经，即重不胜；邪入于腑，则不识人；邪入于脏，则舌强难言，口吐涎沫。

---

① 五：四库本作"三"。
② 一：四库本作"二"。
③ 斤：四库本作"两"。
④ 日：原无，据《易简方》补。

侯氏黑散① 　《外台》治风痫，治大风四肢烦重，心中恶寒不足者。

菊花　白术　防风　当归各十八两　细辛　黄芩一两二钱五分　牡蛎　人参　白矾枯　干姜　川芎七钱半　桔梗二两　桂枝去浮皮　茯苓

上十四味为散，酒服方寸匕，日一服。初服二十日，温酒下之，禁一切鱼肉、大蒜，当宜冷食，六十日止，即药渣在腹中不下也，热食即下矣。冷食自能助药。《外台》有钟乳粉三分，则无桔梗。

主癫痫方

大黄　干姜　龙骨　凝水石　滑石　赤石脂　紫石英　白石脂　石膏各四两　炙甘草　牡蛎煅。各二两　桂枝去浮皮，一两

上一十二味杵粗筛，以韦囊盛之，取三指撮，井花水三升，煮三沸，去粗，温服一升。深师云：大人风强少水，惊痫瘛疭，日数十发，医所不治，除热方效，宜风引也。

防己地黄汤　治病如强状，妄行，独语不休，无寒热，其脉浮者。

防己一分　桂枝去浮皮　防风各三分　炙甘草二分

上四味，哎咀，以酒一杯，渍之一宿，绞取汁。取生地黄二斤，哎咀，蒸之如粟米烂饭，以铜器盛其汁，更绞地黄等汁和，分再服。

头风摩散方

大附子炮，去皮、脐　盐各等分

---

① 　侯氏黑散：四库本此方的组方为"菊花四分，白术十八两，细辛五分，牡蛎（烧）三分，桔梗八分，防风十八两，人参三分，白枯矾三分，黄芩五两，当归十八两，干姜三分，川芎三分，桂枝（去皮）三分，茯苓（去皮）三分"。

上二味为散，沐了，以方寸匕摩脐上，令药行。

寸口脉浮而弱，沉即主筋，浮即主肾，弱即主肺，出入水中，如水沥心，历节黄汗出，故曰历节。

趺阳脉浮而滑，滑则谷气实，浮则汗自出。少阴脉浮而弱，则血不足，浮则为风，血风相搏，即疼如掣。盛人脉涩小，短气自汗出，历节疼不可屈伸，此皆饮酒汗出当风所致，节即疼，身体块瘰，脚肿如脱，头眩短气，温温欲吐者，以桂枝芍药知母汤主之。

桂枝_{去浮皮} 防风 知母_{各四两} 麻黄_{去节} 甘草_{炙。各二两} 附子_{炮，去皮、脐} 芍药_{各三两} 白术 生姜_{切。各五两}

上吹咀，以水七升，煮取三升，去粗，温服七合，日三服。

乌头汤 治历节疼痛不可屈伸。

乌头_{切，以蜜三升，煎至一升，用乌头} 麻黄_{去节} 芍药 黄芪_{各三①两} 甘草_{炙，一两}

上四味，吹咀，以水三升，煮取一升，去渣，内蜜煎熟，温服七合。不知，再服之。

治脚气冲心方

上以矾石二两，将水一升五合，煎数沸，浸脚良。

附方续命汤 治中风痱②，身不能自收，口不能言，冒昧不知痛处，或拘急不得转侧。

麻黄_{去节，三两} 桂枝_{去皮} 当归 石膏 甘草_炙 干姜 人参_{各二两} 川芎_{一两} 杏仁_{十四枚，去皮、尖}

上九味，吹咀，水一斗，煮取四升，去渣温服一升，当小

---

① 三：嘉靖本作"二"。
② 痱：原作"排"，据《医方类聚》卷九十八引《施圆端效方》改。

汗，薄覆被凭几坐，汗出即愈。不汗，更服，无所禁，勿当风。姚云：与大续命汤同，兼治妇人产后去血者，及老人小儿尤宜服。并治但伏不得卧，咳逆上气，面目浮肿《古今录验方》。范汪云：是仲景方欠两味。

三黄汤　治中风手足拘急，百节疼痛，烦热心乱，恶寒，不下食。

麻黄去节，五分　独活四分　细辛　黄芪各二分　黄芩三分

上五味，㕮咀，以水七升，煮取二升，去渣，分温三服。一服小汗，两服大汗。心热加大黄二分，腹痛加枳实一枚，气逆加人参三分，悸加牡蛎三分，渴加栝蒌根三分，先有寒，加附子一枚。见《千金方》。

八味丸　治风虚，头眩苦极，口不知味，腹饥。温中，益精气。附子汤方见风湿中，见《近效》治脚气上入，小腹不仁。

熟地黄八两　山茱萸　薯蓣各四两　牡丹皮　泽泻各二两　桂枝去浮皮　附子去皮脐　茯苓各三两

上细末，炼蜜丸桐子大，酒下十五丸，日再服，加至二十五丸。《见崔氏》。

越婢加术汤　治肉极热，则身体津脱，腠理开，汗大泄，疠风，下焦脚气并治之。

麻黄去节，六两　石膏半斤　甘草炙，二两　白术四两　生姜切，三两　大枣十枚，擘

上六味，以水六升，先煮麻黄，再沸，去上沫，内诸药，煮取三升，去渣，分温三服。恶风，加附子一枚炮。见《千金方》。

风痫例

经云：因母腹中感惊风气而得，后成人至欲壮才发，是其

源也。

五痫五兽

犬痫：反折上窜，犬叫，肝也；鸡痫：惊跳反折，鸡叫，肺也；羊痫：目瞪吐舌，羊叫，心也；蛇痫：弄舌摇头，心也；牛痫：目直视，腹满，牛叫，脾也；猪痫：如尸吐沫，猪叫，肾也。以上五痫，重者死，病后[①]甚者，亦死。钱氏云：大喜后食乳，食多成惊痫；大哭后食乳，食多成吐泻。服冷乳则泻青，服热乳则泻黄。男发搐，目左视无声，右视有声；女发搐，目右视无声，左视有声。相胜故也。别有发时证。

炒香丸并见《局方》

后有蝎梢丸，一名灵砂归命丹。

治小儿，每一粒分作一十五丸，每服二丸，蜜水下。此治脉有力内热，无力外寒，五生丸治之。

鹤顶丹

朱砂丸

钱氏抱龙丸

钱氏安神丸主治并见《局方》

山药　麦门冬　凝水石　牙硝　朱砂　龙脑

东垣先生骊珠丹　治老人虚热，皮燥不食，安神。

人参　沉香

局方甘露丸主治并见本条

至宝丹

治命金丹

不换金丹

---

① 后：四库本作"㑊"。

蝎梢丸

软金丸并见王疠大通痹木瓜后

易简三生饮　治卒中昏不知人事，口眼歪斜，半身不遂，咽喉作声，痰气上壅。无问外感风寒，内伤喜怒，或六脉沉伏，或指下浮盛，并宜服之。兼治痰厥、饮厥，及气虚眩晕，悉有神效。但口开手散，眼合遗尿，声如鼾鼻者，并难治疗。

南星一两　川乌　生附各半两　木香一分

上咬咀，每服半两，水二盏，姜十片，煎至六分，去渣温服。或口禁不省人事者，用细辛、皂角各少许，为细末，以芦管吹入鼻中，候喷嚏，其人少苏，然后进药。痰涎壅盛者，每服加全蝎四枚，仍用养正丹镇坠之。一法：气盛人止用南星半两，木香一钱，加生姜七片煎，名星香散。一法：气虚人用生附子，并木香，如前数煎，名附香饮。亦有天雄代附子者，并治卒中始作，无不克效。因气中，以净汤化苏合香丸，乘热灌服，仍用前药汁，浓磨沉香一呷许，再煎一沸，服之。候服前药已定，审其的然是风，方用醒风汤、小续命汤之类。中寒则用附子理中汤、姜附汤类。中湿则白术酒、术附汤之类皆可用。中暑不录于此。痰饮厥逆、气虚眩晕，止守本方。

五生丸李仲南传，治痛有神

南星　半夏　川乌　白附子各一两　巴豆去皮秤，一钱半

上细末，滴水为丸，桐子大，每服三丸至五丸，不得过七丸，姜汤下。

局方生白丸　治风大痛，筋脉挛急。

白附子三两　南星各三两　半夏七两　川芎半两

以上咬咀，银器、磁器内将水煮五沸，取出焙干用。

上细末，糯米面作糊丸，如桐子大，生姜汤下二十丸，不

拘时。

局方青州白丸子　治男子妇人半身不遂，手足顽麻，口眼
喎斜，痰涎壅塞。一切风病，他药所不能疗者，小儿惊风，大
人头风，洗头风，妇人血气，并宜治之。

南星三两，生用　半夏水泡，七两，生用　白附子二两，生用　川
乌去皮脐，生，半两

上捣罗极细末，以生绢囊盛，用井花水摆，未去者，更以
手揉令出，如有渣更研，再入绢囊，摆尽①为度。于磁盆内日
晒，夜露至晚，弃水别用，井花水搅，又晒至来日，早再换新
水搅，如此春五、夏三、秋七、冬十日方去水，晒干后如玉片，
碎碾，以糯米粉煎粥清为丸，如绿豆大。初服五丸，加三服，
至三日后，浴当有汗，便能舒展。服经三五日，呵欠，是应常
服十粒以来，亦无痰膈塞之患。小儿惊风，薄荷汤下三两丸。

易简青州白丸子主治、修制并见本方

南星　白附子　半夏　川乌

上每服五十丸，生姜汤下。此药本方②所服丸数③极少，恐
难愈病，今加数服之。咳嗽痰实，咽喉作声，大人小儿，宜加
服之。一切痰涎为患，及中风偏废之疾，常服，悉有神效。若
小儿泻后发热，多作慢惊，常杂以金液丹，用之甚验。男子、
妇人、小儿小便白浊，及思念过多，致阴阳不分，清浊相干，
此药极能分利。若心多惊悸，夜卧不宁，或复健忘甚者，状如
癫痫，皆由心气郁结，或思虑伤脾，致痰饮中节，迷乱心经之
所致也，不宜遽用凉心之剂，宜服此药，用温胆汤佐之。若心

---

① 摆尽：原作"尽摆"，据四库本乙转。
② 方：四库本作"主"。
③ 数：原作"类"，据四库本改。

下怔忡，嘈杂，晕眩，头目昏沉，肌肉瞤动，颈项强痛，四肢疼痛，手足战曳，甚者半身不遂，多因痰饮使然。若例作心病、风病并寒湿治之，恐非其宜，亦当用之，仍以利痰饮之剂服之，无不应手而愈。一方用南星、白附子等分，半夏倍之，滴水为丸，服之亦效。

白茯苓丸 此皆治痫症。

南星　半夏　白术　白附子　茯苓　白矾_{各二分}

上细末，生姜汁滴丸，绿豆大，生姜汤下二三十丸，无时。

二白丸_{此二药五分，温凉不可不察}

白矾_{一块，约一两许}

上用生蒸饼裹，蒸熟，去皮，临丸入轻粉一字或半钱，量虚实加减，丸桐子大，每服二三十丸，姜汤下，小儿丸小。

小灵宝丹

附子_{炮，二两}　天麻　全蝎_炒　白僵蚕_炒　藿香叶　南星_炮白附子_{炮。各半两}

上细末，酒糊丸，桐子大，温酒下十五丸。

灵宝丹

又有草乌、黑豆①，谓之穹灵宝丹。

枸杞丸

甘州枸杞　姜屑　半夏_{姜制}　天麻　白矾_{各一两}

上为细末，好酒和作丸，以生蒸饼剂裹药，蒸熟，去上薄皮，捣和匀。如硬，洒酒些小可丸。

治痫方 治太阳阳明二经为病。

荆芥穗_{四两}　白矾_{三两，为细末}

---

① 豆：四库本此下有"制"字。

上枣肉丸桐子大，每服二十丸，荆芥汤下，次服三十丸，次服四十丸，次服五十丸，食前服。

《食疗》云：蛇脱皮，主去风邪，明目，治小儿一百二十种惊痫，寒热，肠痔，蛊毒，恶疮，安胎。熬用，治蛇痫，弄舌摇头者，宜用全脱也。

狂邪颠痫，不欲卧眠，自贤自智，骄居妄行一体方<small>此能安脏下气</small>：

上用白雄鸡一只，煮熟，五味调和，作羹粥食之。

古镜味辛，无毒，主惊痫邪气，小儿诸恶疾，煮取汁，和诸药煮服之，文字弥古者尤佳。

南星半夏例

加黄芩为小黄丸；加人参、苦葶苈为定喘丸。

又：一法加朱砂，煮半夏、白附子糊丸，桐子大，每服十五丸，生姜汤，薄荷汤亦得。

易简红丸子<small>修合、治疗之法并见《局方》</small>

蓬术　三棱　橘皮　青皮　胡椒　干姜　阿魏　矾红

上每服六十丸，姜汤咽下，大治大人小儿脾胃之证，极有神效。但三棱、蓬术本能破癥消癖，其性猛烈，人不以此为常服之剂。然今所用者，以生产之处，隔扎二药，不得其真，乃以红蒲根之类代之，性虽相近，而功力不同，应老弱虚人、小儿、妊妇以其治病不能伤耗真气，但服之兼疑此药，须是合令臻至，用好米醋煮陈米粉糊丸。若修合之时当去阿魏、矾红、小橘皮煎，治寻常饮食所伤，中脘痞满服之，应手而愈。大病之后，谷食难化，及治中脘停滞，醋并生姜汤下；脾寒疟疾，生姜橘皮汤下；心腹胀痛，紫苏橘皮汤下；脾疼①作楚，菖蒲汤下；酒疸、谷疸遍身皆黄，大麦汤下；两胁引乳痛，沉香汤下；酒积食积，面黄腹胀，时或干呕，煨生姜汤下；妇人脾血作楚，及血癥气块，经血不调，或过时不来，并用醋汤咽下，寒热往来者，尤宜服；产后状如癫痫者，此乃败血上攻，迷乱心神所致，当以此药，热醋汤下，其效尤速。男子妇人有癫痫患者，未必皆因心经蓄热，亦有因胆气不舒，遂致痰饮上迷心窍，故成斯疾。若服凉剂过多，则愈见昏乱，常②以此药，衣以辰砂，用橘叶煎汤咽下，名小镇心丸。妊妇恶阻呕吐，全不纳食，百药不治，惟此最妙，乃佐二陈汤服之。但人疑其堕胎，必不信服，每易名用之，时有神效。但恐妊妇服之，此后偶尔损动，必归于此药，故不敢极言其③效。

局方红丸子 治丈夫脾积滞气，胸膈满闷，面黄腹大，四肢无力，酒积不食，干呕不止，皆脾连心胸及两乳痛，妇人脾血积气，诸般血癥气块，及小儿食积，骨瘦面黄，腹胀气粗，不嗜饮食，渐成脾劳，不拘老幼，并宜服之。

广茂五斤　京三棱三斤，水浸令软，切作片　陈皮四两④，去白，拣净　青皮五斤　胡椒三斤　干姜三斤，炮

上件六味并为细末，醋糊丸桐子大，矾红为衣，每服三十丸，食后姜汤下，小儿临时加减与之。

局方苏合香丸 疗传尸骨蒸，殗殜肺痿，痓忤鬼气，卒心痛，霍乱吐利，时气，鬼魅瘴疟，赤白暴利，厥血目闭，痃癖

---

① 疼：四库本作"寒"。
② 常：四库本作"当"。
③ 其：原作"不"，据四库本改。
④ 两：四库本作"斤"。

疔肿，惊痫，鬼忤中人，小儿吐乳，大人狐惑①等证。

朱砂_{碾，水飞}　乌犀镑屑　安息香　香附子_{去皮}　青木香
白术　沉香_{各二两}　苏合香油_{入安息膏内}　薰陆香_{另研}　龙脑_研
麝香_{各一两}　无灰酒_{一升，熬膏}　白檀_切　诃黎勒_{煨，取②皮}　荜茇_{各三两}

上细末，入研药匀，用安息香膏，并炼白蜜和剂，每服旋丸桐子大，早取井花水，温冷任意，化服四丸。老人、小儿可服一丸，温酒化服，空心服之。用蜡纸裹一丸，如弹子大，绯绢袋当心带之，一切邪神不敢近。

易简苏合香丸_{主治、修制并见前《局方》}　每服一二丸，沸汤少许化服。治卒中，昏不知人事，及霍乱不止，及心腹撮痛，鬼疰客忤，癫痫惊怖，或跌扑伤损，气晕欲倒。凡事仓卒之，患悉能治疗，随身不可暂阙，辟诸恶气，并御山岚障气，无以逾此。若吊丧问疾之处，尤不可无，但市肆所卖多用脑子，当以火上焙去烈气③，以酒调服。若用心过度，夜卧不安，尤宜服，功效不可具述。

返魂丹　治小儿诸风癫痫，潮发瘛疭，口眼相引，项背强直，牙关紧急，目睛上视，及诸病久虚变生虚风，多睡，皆因荏苒④不解，宜服之。

乌犀镑屑，一⑤两　水银_{半两}　天麻_{酒洗，切焙}　槟榔_{各半两}
僵蚕_{去丝、嘴，微炒}　硫黄_{半两}，为末，用磁盏慢火养，却入水银急炒，

---

① 惑：原作"狸"，据《太平惠民和剂局方》卷三改。
② 取：四库本作"去"。
③ 烈气：原作"能者"，据四库本改。
④ 荏苒（rěn rǎn 忍染）：拖延时间。
⑤ 一：四库本作"二"。

去青成砂，要知紧慢　独活去芦　川乌烧通赤，焰烟少许，合旧绢上①卷之，冷倾出　干蝎炙　白附子炮　萆薢各一两　当归去芦，酒浸，切，焙，炒黄　桂皮去浮皮　天南星汤洗，姜自然汁煮软，细切，培干，炒黄　防风去芦　阿胶杵碎，蛤粉炒如珠子　藿香叶去梗土　乌梢蛇酒浸一宿，炙令热，去皮、骨，用肉　沉香　槐胶　白花蛇酒浸一宿，炙令热，去皮、骨，用肉　羌活去芦　细辛根　麻黄去根节　半夏汤泡，姜汁浸三宿，炒黄　羚羊角镑　陈皮去白。以上各一两　天竺黄研　木香　人参去芦　干姜炮　茯苓去皮　蔓荆子去白皮　晚蚕砂微炒　藁本去土　败龟板醋酒涂，炙黄　桑螵蛸炒　白芷　何首乌米汤浸煮，炮干　虎骨醋酒涂，炙黄　缩砂仁　白术泔浸一宿，切，焙干　枳壳去穰，麸炒　丁香　厚朴去粗皮，姜汁涂，炙令熟。以上各三分　蝉壳去土，炒　川芎　附子水浸泡，去皮、尖　石斛去根，剉　肉②豆蔻去壳炒　龙脑另研　牛黄另研　朱砂另研，水飞　雄黄另研，水飞。各一两　麝香另研，一钱　乌鸡一只，去嘴、翅、足　狐肝三具。以上二味，腊月内瓦瓯盆盖，固济，木炭烧赤，取出，研极细　金箔二十个，为衣

　　上药五十八味，并须如法制造，杵令细，炼蜜和合，入酥即捣三五千下③，丸如桐子大，金箔为衣。每一岁儿，温薄荷自然汁化下，无时。

八风例

　　海藏云：挠万物者，莫疾乎风。风者，百病之长，善行而数变，冲荡吹击而无穷。从前来者为虚邪，后来者为实邪也。自病者为正邪，假令春得金风，是为贼邪，非牖牗之风为贼风

---

① 绢上：原作"新土"，据四库本改。
② 肉：嘉靖本作"白"。
③ 三五千下：四库本作"二三十杵"。

也。故古人云：虚邪贼风，避之有时。

局方八风丹

半夏_{白矾制，一两}　白僵蚕_炒　白附子_{炮。各五钱}　滑石_研　天麻_{酒浸}　龙脑　麝香_{研。各二钱半}　寒水石_{烧赤，水飞，半斤}

上细末，入碾药再碾匀，炼蜜丸樱桃大，细嚼一丸，荆芥汤、茶汤任下，食后服。

辰砂天麻丸

天麻_{二两}　南星_{二两，姜汁浸，切片}　川芎_{二钱半}　白附子_{炮，五钱}　白芷_{一钱八分半}　麝香_{二钱二分半}　朱砂_{五钱一分，半入药，一半为衣}

上细末，水糊丸桐子大，荆芥汤下二十丸，无时。

辰砂丸　治心热惊风，痰涎壅塞。

辰①砂_{半两}　半夏_{汤洗，一两}　蝎梢_{焙，一钱半②}　白附子_{焙，二钱半}　白僵蚕_{炒，二钱半③}　牛黄_{另研}　硼砂_{另研。各一钱}

上细末，糊丸桐子大，生姜荆芥汤下二十丸，无时。

麝香全蝎散　治小儿惊痫。

麝香　朱砂_{各半钱匕}　全蝎_{一个，大者}

上三味碾烂，热酒调下，空心。

立应散　治急慢惊风。

麝香_{少许}　蝎梢_{二钱}　金头蜈蚣_{分开曝干}

上为细末，鼻内，随左右用之。

徐老丸　全④药皆生用，常服皆制。

---

① 辰：原作"神"，据四库本改。
② 半：四库本无此字。
③ 半：四库本无此字。
④ 全：原作"权"，据《黄帝素问宣明论方》卷四改。

南星　半夏　蛤粉　白矾　干姜　大黄　黄连　黄柏
牵牛

解语丸　治中风言语造次不正。

白附子　石菖蒲　远志　全蝎　羌活　天麻　南星　白
僵蚕

上为细末，蜜丸豆大，服之。

玉液丸主治制并见《局方》

半夏_洗　白矾　寒水石_烧

玉芝丸主治并见本方

人参　白矾　茯苓　南星　半夏　薄荷

人参半夏丸上玉芝加蛤粉

藿香　黄连　黄柏　干姜　寒水石

上末之，上三药，并用糊为丸。

上与藏用丸相和，为搜风丸；与金花丸相合，为软金花丸。

局方通圣白花蛇散主治并见本条

天麻　赤箭　防风　厚朴　藁本　海桐皮　荜茇　木香不见
火　肉桂去皮　杜仲　白花蛇　山药　当归　威灵仙去土　白附
子　甘草　菊花　蔓荆子去皮　郁李仁去皮　羌活　虎骨醋炙
白芷　干蝎　牛膝酒浸。以上各等分

上细末，每服一钱或二钱，温酒调下，荆芥汤亦得，空心
服，久病之人，尤宜服之。

木香保命丹

通圣白花蝎①细散，星螵蚕独麝均摊。蜜丸如弹朱衣色，
便是木香保命丹。

---

① 蝎：四库本作"蛇"。

仲景皂角丸例

皂荚丸 治咳逆上气，燥①浊，立坐不卧。

皂角一物杵末，蜜丸桐子大，大枣膏汁下。

又：一法加半夏，一法加大黄，一法加牵牛利膈，一法加槐荚子、青皮、半夏、黑牵牛。上用生姜糊丸，桐子大，生姜汤下一十五丸。

孙真人治大小便不通，关隔不利，烧皂荚，粥饮下三钱，立通。

崔元亮治咳嗽腹胀：

炙皂角去皮、弦

上细末，蜜丸桐子大，肉汁下十丸，利后忌肉一月。

皂角为君，一法加神曲、麦蘖、半夏、白矾、南星、青皮、陈皮、白芷。

上细末，姜糊丸桐子大，每服三十丸，姜汤下，朱砂为衣。

皂荚半夏汤 治痰胸中不散。

皂荚五大锭，打碎 半夏五两

二味同煮一日，去皂荚，取半夏晒干为散，每服一钱，水一盏，生姜十片，葱白三茎，煎六分，去渣温服，无时。

《衍义》云：治风涎潮热，寒气不通。

皂荚炙，一两 白矾生，半两 轻粉半钱

上末之，水调一二钱灌之，须臾吐涎。用丸者，分膈下涎也。

---

① 燥：四库本作"淋"，义胜。

皂荚治喉闭逡巡①不救方

皂荚去皮、子，生，半两，为细末，箸②头点少许在痛处，更以醋糊药末，厚涂项上，须臾便破，血出立效。

皂荚丸　治咳嗽久不瘥。

皂荚不以多少，去皮弦，酥炙黄焦，去子

上为细末，蜜丸桐子大，每服十丸，临卧桑白皮煎汤下。

治暑中久雨③湿热：

皂荚与苍术烧之，以辟湿热疫气温邪。

治远年近日休息利：

皂荚，不蛀者不以多少，土砖烧有焰，盆子合定，以土围之存性，捣为末，每服二钱，茶末一钱相和，白汤点服。病虽大，不过三五服④愈，日可二服。

枳壳丸

皂角二两，酥炙，去皮子弦　枳壳二两，麸炒　木香　槟榔　半夏各半两

上为细末，姜糊丸桐子大，姜汤下三十丸，食后，临卧服。

祛风丸

皂荚君　车前子　赤茯苓　木香　槟榔　枳实　大黄　牵牛　青皮　陈皮　半夏各等分

上为细末，米饮丸桐子大，三十丸，姜汤下。

---

①　逡（qūn）巡：因为有所顾虑而徘徊不前。汉·贾谊《新书·过秦论上》："逡巡而不敢进。"

②　箸（zhù 住）：筷子。

③　雨：四库本作"病"。

④　服：四库本作"日"。

备急五嗽丸

皂荚　干姜　桂各等分

上为细末，蜜丸桐子大，每服五丸，酒、米饮任下。

小枳壳丸

枳壳　茯苓　白术　干姜　半夏

上等分，细末，姜糊丸桐子大，姜汤下三十丸。

槟榔木香例

导饮丸

枳壳　木香　槟榔　青皮　白术　陈皮　半夏　茯苓　三棱　广茂各等分

一法加牵牛，用生姜自然汁糊为丸。

三倍丸

木香一两　青皮二两　半夏三两

上细末，姜糊丸，姜汤下。

小槟榔丸

木香一两二钱半　槟榔三两半　枳实三两五钱半　大黄五两　牵牛头末二两

上细末，水丸，加青皮为气针丸。一法去大黄，加干姜，以其所伤有寒热之异也。去枳壳、大黄加陈皮、干姜为槟榔丸。

大槟榔丸

木香　槟榔　黄连　黄柏　广茂各三钱　香附子炒　牵牛头末　当归　大黄各一两　枳壳　青皮　陈皮各半两

上二药，生姜糊丸，绿豆大，姜汤下二十丸，并实热人可以服。一法枳实、木香、槟榔、青皮、陈皮、三棱、广茂、枳壳、大黄、牵牛为细末，糊丸桐子大。一法去大黄、牵牛，加神曲、麦蘖。

三棱丸

治男子、妇人癥瘕，痃癖，积聚成块不散，坚满，胸膈痞闷，饮食不下，两胁时痛，一切腹胀积聚等证，并皆治之。

人参三钱　木香　槟榔各三钱半　白术一两　三棱一两半　广茂六钱半

上细末，生姜汁糊丸，桐子大，临卧生姜汤下三四十丸。一法为散，每日空心沸汤调服三钱，早晚各一服。

木香三棱丸

木香半两　三棱一两半　广茂一两　香附子四两

上加甘遂为泄水丸；加甘遂、牵牛、茴香为泄水散，姜汁调下。子和泄水丸、藏用丸，一料加甘遂一两。

泄水散

牵牛头末　茴香炒。各一两　木香二两　甘遂三钱半

上为细末，姜汁调一二钱服。

钱氏宣风散①

牵牛末一两　槟榔二斤　陈皮　甘草各半两

上为细末，食前，蜜水调服半钱或一钱。

钱氏利惊丸

轻粉　青黛各一钱　天竺黄二钱　牵牛末半两

上细末，蜜丸豌豆大，薄荷汤下。加半夏为软金丸。

守真藏用丸

遍身疼痛者，加白芥子，为应痛丸；大热疮痒者，加芒硝，为解毒丸；肠胃燥涩者，加郁李仁，为润肠丸；日久成积，加

---

① 散：原作"丸"，据嘉靖本改。

密陀僧，则为消积丸；加桃仁，为桃仁丸；加桂、陈橘皮、茴香，为和中丸；加木香、槟榔，为弥善丸；加薄荷、川黄连、川芎，为神芎丸。

通圣散

加地骨皮、甘菊花、生地黄，蜜丸为①通圣菊花丸；加天麻、甘菊、熟地黄，蜜丸为通圣天麻丸。

上药丸如弹子大，每服一丸。

大抵通圣散解利，治实人外伤，传染有形，大便结者，效。非仲景本药也，与易老羌活散加大黄同意。若内伤冷物，寸口脉小者，变证必矣，戒之！戒之！

泄水丸散治脚疮中痛，法在十枣汤后，盖厥阴分也。

木香定痛丸　治远年近日患腰脚疼痛，不能起坐，气血凝滞，走注疼痛，一切腰痛。

木香半两　青皮二钱　陈皮　茴香　桂去皮　川芎各一②钱半大黄一两　黑牵牛一两，一本七钱　甘遂　没药各二钱　白芥子炒，一钱半　当归三钱半

上细末，酒糊丸桐子大，每服十五丸、二十丸，食前，临卧温汤下。

仲景附子汤此下五方当在少阳条下

附子　人参　白术　茯苓　芍药

四物附子汤　治风湿相搏，骨节烦痛，四肢拘急，不可屈伸，近日则自汗出而气短，小便不利，恶风不欲去衣，或头面手足时时浮肿。

---

① 为：原无，据前后文义补。

② 一：嘉靖本作“二”。

附子炮，一钱　桂心八钱　白术六钱　甘草炙，四钱　生姜六钱

上㕮咀，水一升半，煮取八合，分三服，微汗愈。对病加减：大汗烦者，三服三合；体重者，加防己八钱；悸气，小便不利者，加茯苓六钱。

仲景甘草附子汤

此四物附子汤，无干姜。

附子汤此当在四君子汤条下　治湿痹缓风，身体疼痛，如拆肉弩割锥刺。

四君子汤加桂、附、芍药、白术，附子为君而多。

上七味，水一升，煮六合，分三服，对证增损。

易简附子汤

与附子同在少阴姜附汤下。

万病无忧散

木香　胡椒各半钱　黄芪　木通　陈皮　桑白皮　白术各一钱　黑牵牛末六钱

上七味细末二钱匕，牵牛末二钱匕，空心姜汤调下。

枳实丸

枳实三钱　大黄　牵牛各半两

上三味为末，与子和细水丸，为小儿通膈丸，加皂角为祛风丸。

搜风利膈丸

大黄煨　牵牛炒。各二两　芒硝半两

上细末，糊丸绿豆大，量虚实加减。

玄胡例

古方玄胡丸此药当在无名丸条论内外感疾也

玄胡一两　青皮　陈皮各五钱　木香　三棱　广茂各四钱　干姜　雄黄另研　当归各三钱

上细末，酒糊丸桐子大①，四五十丸。

诜诜②曲蘖丸

青皮去穰　陈皮去白　三棱　广茂　木香　槟榔　半夏制　白术　麦蘖　姜屑　神曲各等分

上为细末，糊丸，温水下二三十丸，无时。以上凡泄后，用白粥一二日，忌油腻肉食，恐成痢③也。

---

① 大：此下疑脱"每服"二字。
② 诜（shēn 伸）诜：众多貌。《诗·周南·螽斯》："螽斯羽，诜诜兮；宜尔子孙，振振兮。"毛传："诜诜，众多也。"
③ 痢：四库本作"疳"。

卷十二

厥阴证

调胃散 治一切吐逆，伤寒，四肢逆冷，粥食不下。

硫黄 水银各半两

上先碾硫黄极细，次下水银同碾，至黑色为度，每服一钱，重者二钱，温水米饮调服，无时。

许学士破阴丹 论伏阳一脉，并见阴证论。

还阳丹

活人丹砂丸

火焰散

回阳丹

反阴丹并见阴证论

半硫丸 治老弱人虚赢脏腑秘结。主治、修制并见《局方》。

硫黄 半夏

局方金液丹主治、修制并见《局方》

上二药并在五苓化水丹后。

三宝丹

雄黄 半夏 牡蛎 朱砂

杨氏五神丸一名来复丹

硫黄另碾 硝石另碾

上同与磁器内，用文武火炒得所，勿令太过，须二气透方可，若末透则气不相感。

五灵脂 青皮 陈皮去白。各等分

上件陈皮等末，与硫黄、硝石和匀，面糊丸桐子大。此药二气相配，阴阳均平，天地平和之气，则可热可冷，可缓可急，是以治阴阳不调，冷热相攻，荣卫相胜，心肾不升降，水火不交养。一切丈夫、妇人、婴儿急危，但胃气在无不获效，邪气炎上，烦躁，冷气攻急痛，膈气痛塞不可忍，肾气胁下攻之，气满不可动转，诸霍乱吐泻渴药不止，一服定。大抵吐逆，唇口青，手足厥冷，脚转筋者，两服。伤寒烦躁，昏塞倒卧，不省人事，不得饮，新久患崩漏泄利，不问赤白冷热，患病深浅服，数服止。若非时呕吐，饮食不下，服之立愈。每服五十丸，空心米饮下。甚者七十丸，童稚十丸，婴儿五七丸，新生儿二三丸，化破与服。如小儿急慢惊风，若胃气在，虽困，无不救者。但是脏腑一切急病，不问证疾，并可治之，非与寻常方一同，乃博效救济人药也。

易简来复丹主治、修制之法并见《局方》。

硫黄　　五灵脂　　橘红　　玄精石　　青皮

每服二十丸，米饮下，食前。此药可冷可热，与养正丹、黑锡丹相类，但体轻不能镇坠耳。然硝石性寒，佐以陈皮，其性疏快，硫黄且能利人，若作热药用以止泻，误矣！但霍乱一证，吐利交作，盖曰啖食生冷，或暑湿热之气，中脘结闭，挥霍变乱。此药通利三焦，分理阴阳，服之，其效最验，兼治翻胃呕逆，其效尤速。中暑霍乱，此药最切小儿惊风，用亦有验。盖上证候，皆由涎饮中节致之，此药温利，涎饮既出，则诸证悉去。若男子妇人心腹作痛，疏利之剂得效者，未应遽补，当以药徐徐饮之，令大便常通利，则痛不复作矣。呕吐用之，其意亦然，不可不知。肾厥头痛，老人头痛，并宜常服。一法治老人并虚损之人，寒气入腹，大小便不通者，用生姜半两，连根叶和泥葱一根，盐一撮，豆豉五十粒，烂碾略炒，罨①脐心，两剂更易用之，以利为度，亦良法也。

局方来复丹 此药配类二气，均调阴阳，夺天地中和之气，乃水火既济之方，可冷可热，可缓可急，善治荣卫不交养，心肾不升降，上实下虚，气闭痰厥，心腹冷痛，脏腑虚滑，不问男女老幼危急之证，但有胃气，无不获安。助真补虚，救阴助阳，为效殊胜。

舶上硫黄透明不夹石者 大阴玄精石一两，研，水飞 硝石半两，同硫黄并为细末，入定磁罐内，以慢火炒，箆子不住手搅，令阴阳气②相入，不可火太过伤药力，再研极细，名曰二气末 五灵脂二两，酒浸，用五台山者，用水澄去砂石，晒干，拣净秤 陈皮去白，三两 青皮去白，三两

上用五灵脂、二橘③皮为细末，次之玄精石末，及前二药末拌匀，以滴④醋打糊为丸，如豌豆大，每服三十丸，空心粥饮吞下，甚者五十粒。小儿慢惊风，或吐痢不止，变成虚⑤风搐搦，非风也，胃气欲绝故也，用五粒碾细末，米⑥饮送下。老人伏暑逆乱，紫苏汤下；妇人产后血逆上抢心闷绝，并恶露不止，及赤白带下，并用醋汤下。常服和阴阳，益神，散腰肾间阴湿，止胁疼痛，立见神效应。诸疾不辨阴阳证者，并宜服之，神异不可具述。

四神丹 治百病，补五脏，远疫疠，却岚瘴，除尸痒蛊毒、鬼魅邪气。大治男子、妇人真元虚损，精髓耗伤，形赢气弱，

---

① 罨（yǎn眼）：覆盖，掩盖。
② 气：原无，据《太平惠民和剂局方》卷五补。
③ 橘：原无，据《太平惠民和剂局方》卷五补。
④ 滴：原作"酒"，据《太平惠民和剂局方》卷五改。
⑤ 虚：原无，据《太平惠民和剂局方》卷五补。
⑥ 米：原无，据《太平惠民和剂局方》卷五补。

中满下虚，水火不交养，阴阳失升降，精神困倦，面色枯槁，亡血盗汗，遗溺失精，大便自利，小便滑数，梦寐惊恐，阳事不举，腰腿沉重，筋脉拘急，及治一切沉寒痼冷，疹癖疝瘕，绞痛，及久泄久痢，伤寒阴证，脉候沉微，身凉自汗，四肢厥冷。妇人百病，胎脏久冷，绝①孕无子，赤白带下，月候不调，服诸药久不差，并皆主之。此丹假阴阳造化之功，得天地中和之气，却与寻常一煅一炼僭燥丹药功效不同，此丹活血实髓，安魂定魄，悦泽颜色，轻身保寿。苟不恃药力，纵情恣欲，久久服之，可通仙道。

雄黄　硫黄　雌黄　朱砂

上件四味各五两，碾细，入瓮合内，将马鞭草为末，盐泥固济，慢火四围烧煅一日一夜，取出，再碾细，以糯米粽和为丸，如绿豆大，每服一丸，空心新汲水吞下，妊妇勿服，忌羊肉、荩菜。

龙脑太白丹　治风壅偏正头疼，痰膈不利，四肢拘急疼痛，辟风邪，清神志。

硫黄细碾　硝石细碾。各二两　白附子炮为末，一分

上件入龙脑少许，同碾细，滴水丸，鸡头大，每服一丸，细嚼，荆芥汤下，无时。

易简养正丹修制、主治并见后《局方》

硫黄　黑锡　水银　朱砂

上每服五十丸，食前米饮送下。此药用硫黄、黑锡，本有利性，或利在丹药，用以补虚冷，治泄泻之类，大不得其宜。若卒中之患，痰涎壅盛，此镇坠，使大便溏利，病亦随去，则

① 绝：原作“结”，据《太平惠民和剂局方》卷五改。

于三生饮选药为之汤液。

若气虚喘急之患，或发咳嗽，沉、附煎汤，调钟乳粉咽下，于降气汤中选用之。若翻胃之患，皆因中脘停寒，涩痰凝滞，食入即吐，当用此药，以丁香、附子之类煎汤下。但丁、附性热，恐为痰饮隔节蓄在上焦，反为僭燥，则于二陈汤中选药用之。凡治呕者，先以加减感应丸微利之，次用此药，无不克效。半硫丸亦有利性，用之尤当切。仍以水煮半夏丸服之，见二陈汤后。若脚气之患，入腹冲心，或见呕吐之证，无法可疗，《千金》以大黄利之，大黄性寒，病既深入，必难导达，是速其呕吐也，不若用此药，或黑锡丹、来复丹之类，煎降气汤下，便须多服，以大便流利为度。脚气无补法，此有利性，即非补药，服之无疑。痃癖疝气、膀胱奔豚之气入腹者，亦宜用此。若尊年之人，大腑寒秘者，尤宜服之，黑锡丹与此同类，亦效。

局方震灵丹 紫府元君南岳魏夫人方出《道藏》，一名紫金丹。此丹不犯金石飞走有性之药，不僭不燥，夺造化中和之气。又治男子妇人真元衰惫，五劳七伤，脐腹冷痛，肢体酸痛，上盛下虚，头目眩晕，心神恍惚，血气衰微，及中风瘫痪，手足不遂，筋骨拘急，腰膝沉重，容枯肌瘦，目暗耳聋，口舌干苦，饮食无味，心肾不足，精滑梦遗，腰腹疝坠，小便淋沥，夜多盗汗，久泄久痢，呕吐不食，八风五痹，一切沉寒痼冷，服之如神。及治妇人血气不足，崩漏虚损，带下久冷，胎脏无子，服之无不愈者。

禹余粮石火煅碎，不计遍数，以手捻得碎为度　丁头代赭石亦如禹余粮石煅法　赤石脂　紫石英各四两

上四味并用，干锅内盐泥固济，候干，用炭十斤，煅通红，火尽为度，入地坑埋，出火毒二宿：

滴乳研，二两　没药去砂石，研，二两　五灵脂去砂石，研，二两
朱砂火飞过，一两

上通前药，共八味，并为细末，以糯米粉煮粥为丸，如鸡头大，爆干出光，每服一丸，空心温酒冷水亦得，常服镇心神，驻颜色，温脾胃，理腰膝，除尸疰蛊毒，辟鬼魅邪厉，久服轻身，渐入仙道。忌猪、羊血，恐减药力。妇人醋汤下，孕妇不可服，极有神效。

朝真丹　治肠胃虚弱，内受风冷，或食生冷，内伤泄泻，暴下日夜无度，肠鸣腹痛，手足厥冷。

硫黄生研，一两　枯矾七钱五分　朱砂三钱，一分为衣

上合匀，水浸蒸饼为丸，桐子大，米饮下三十丸，无时。夏月宜用以备急。诸沉寒痼冷之疾，诸热药不能效者，灸关元五七壮即效。

至宝丹　脚气亦有分寒热处，三日及有用红雪、紫雪及诸丸药者。

软金丹

人参　天麻　白僵蚕　菖蒲　干蝎各半两　防风　半夏牛胆制　白茯苓各九钱　远志八钱　薄荷一两　黄连半两　雄黄二钱乌犀镑　玳瑁　琥珀　朱砂　天竺黄各三钱　龙脑一字　麝香牛香各一钱　金银箔各十片

以上七两九钱一字，通碾细，再杵，白蜜十两温溶，纸覆，取蜡净，次日再煨，和药末，每两作十五丸，茶酒任下。

海藏云：初病疾，不宜服至宝丹，小儿微疾，亦不宜服至宝丹。大抵风毒，始自皮毛，入留孙络，孙络不已，流入大络，小络不已，流入大经，小经不已，流入骨髓。先汤液，次丸散，次丹剂。丹剂，为风入骨髓不能得出，故用。入骨髓、透肌肤

之剂，为开窗牖之药，龙、麝、牛、雄、犀、珀、金、朱，皆入骨髓、透肌肤之剂，而使风邪得以出于外也。初病风疾，未及于里，便服入透骨肌之药，是引贼入家，如油入面，不可出也，其反招害如此。大抵疾有浅深，治有次第，初焉至浅，不可以重剂治，兼之小儿肠胃细小，肌肉软脆，遽以入骨透肌之药治之，若有他证，草木之剂不可近也，富贵之家深宜戒此，若遇潮涎不省，痰证急甚，不拘此例，事至不得已而用之，是谓得宜其当矣。犹之射也，高则过，下则不及，要之适乎中而已。无病人服风药，开发过极，反使风入，亦犹引贼入家，与无病在经而服至宝丹无异。

圣功丸 专治血痢。

腻粉五钱匕　　定粉三钱匕

一法加蛤粉三钱。

上同研匀，水浸蒸饼为丸，绿豆大，煎艾汤下五七丸或十丸。

蝎梢丸当在妙香丸后　治急风牙噤，惊痫搐搦，眼目不定恍惚，潮涎昏闷，不省人事。利胸膈，清头目，化痰实，宁心神，安脏腑。

蝎梢微炒，半两　白附子炮，二两　天麻一两　龙脑一钱　朱砂一两，研　半夏汤洗，制，一两

上细末，白面糊丸，绿豆大，每服三十丸，细嚼，薄荷汤下，临卧服。

不换金丹

荆芥穗一两半　薄荷二两　天麻一两　甘草一两　白僵蚕一两　防风一两　藿香叶一两　细辛一两　川芎　白附子　羌活　全蝎炒。各半两　朱砂二钱，为衣

上末，蜜为丸，弹子大，每服一二丸，茶下。

治①破伤风：

蝎梢七条，为细末，热酒调下。

上青白附丸同钱氏温白丸例

白附子炮　白僵蚕　天南星　半夏　天麻　川芎　甘菊花
旋覆花　陈皮各一两　全蝎半两，炒，去足

上细末，姜糊丸，桐子大，每服三十丸，姜汤下。

钱氏温白丸　治小儿脾气虚困，泄泻，瘦弱，冷疳，洞利，
及因吐泻或久病后慢惊，身冷瘛疭。

天麻半钱　僵蚕炮　白附子生　干蝎炒，去足　南星

上细末，汤浸寒食面，丸绿豆大。丸子仍以寒食面养内七
日，取出，每服七丸，加至二三十丸，空心，生姜米饮汤下，
渐加丸数。

易简如圣饼子修合治疗之法并见后《局方》

川乌　南星　干姜　甘草　川芎　天麻　防风　半夏姜制

上每服二十饼，嚼破，生姜汤下。本方只服五饼，安能作
效？初感伤寒，因汗而解，尚余头疼，浓煎生姜葱白汤皆可。
此药须是自合，庶几糊少，且料药精制，故易为效也。一切头
疼，不问内外所因，并宜服之。兼治中脘痰饮停积，及疗脾胃
饮食所伤，温中快膈，尤得其宜。偏正头疼，茶汤下，久久服
之，不复再发。

局方如圣饼子　治男子妇人气血上盛下虚，痰饮停积，风
寒伏留阳经，偏正头疼痛连脑颠，吐逆恶心，目眩耳聋。常服
清头目，消风化痰，暖胃。

---

① 治：原无，据嘉靖本补。

川乌去皮　南星洗　干姜各一①两　甘草　川芎各二两　天麻
防风　半夏各半两，泡

上细末，汤浸蒸饼，丸如鸡头大，捻作饼子，暴干。每服
五饼，同荆芥三五穗，细嚼，茶酒任下，熟水亦得，无时。

化风丹　治中风涎盛，胸膈不快，头重目不开，或目睛上
视，一切诸病。

乌蛇生去骨，一两　白附子炮，二②两　南星一个，重一两　朱
砂二两　僵蚕一两　麝香半钱　雄黄二钱　脑子一字

上蛇、附、星、蚕为细末，另入麝香、朱砂等四物细末，
再碾匀，炼蜜丸鸡头大，酒化下。如牙关紧急不开，以蒜一大
瓣，捣为泥，涂在两牙关外，豆淋酒化下，蘸药擦牙自开，更
服二钱，效如神。

治患后转泻，腹胀如鼓，蝎气散。

全蝎烧灰研，一两　麝香少许

上细末，每服二钱匕，米饮调下，甚者再服必愈。

治伤寒将死者：

川乌生　南星　半夏　天麻生，去芦。各等分

上为细末，每服一钱，煎豆淋酒下，稍温服。次用一二盏
投之，若牙关噤斡灌之，但药得下，无不活者。

乌荆丸

川乌一两，炮，去尖　荆芥穗二两

上为细末，醋丸，桐子大，每服二十丸，温酒送下，熟水
亦得。有病日食三，无病日一服。此药肠风尤妙。

---

① 一：四库本作"二"。
② 二：嘉靖本作"一"。

化水丹

川乌　附子炮　干姜炮　赤石脂　蜀椒　桂各等分

上蜜丸，桐子大，每早服三丸，夜三丸，温酒下。

老君神明散　温疫。

白术二两　桔梗二两　细辛一两　附子炮，去皮、脐，二两　川乌炮，去皮、脐，四两

上五味为粗末，缝绢囊袋盛带之，居闾里①皆无疾。若有疫疾，温酒服方寸匕，覆取汗，得吐即差，若经三四日，抄方寸匕，以水二碗，煮令大沸，去渣，二服。

换骨丹

槐蔓苍桑香，葳人防何苦。十味麝朱②麻，佳人称换骨。

上制度并见《广济宣明方》。

拯济换骨丹

海藏云：自汗不愈，不宜服，亦汗家忌重发汗也。

槐皮芎术芷，仙人防首蔓。十味各停匀，苦味香减半。龙麝即少许，朱砂作衣缠。麻黄膏煎丸，大小如指弹。

上③治半身不遂，口眼㖞斜，手足不仁，言语塞塞，或骨痛连髓，或痹袭皮肤，或中急风，涎潮不言，精神昏塞④，行步艰难，筋脉拘急，左瘫右痪，一切风疾并皆治之。

槐荚子　人参　桑白皮　苍术　白芷　何首乌　蔓荆子　威灵仙　防风各二两　五味子　苦参　香附各一两　麝香二钱，另研　龙脑二钱，另研　川芎一两

---

① 闾里：乡里。《周礼·小宰》："听闾里以版图。"
② 朱：四库本作"牛"。
③ 上：原无，据正脉本补。
④ 塞：原作"涩"，据正脉本改。

上十四味为细末，入麝香令匀，又用麻黄十斤，去根节，用天河水三石，熬至六斗①，滤去渣，再煎至二升半，入银石器内熬成膏，入前②药末③和匀，杵三五千下，每两作十丸，朱砂为衣。每服一丸，捣碎，酒一盏，自晨浸至晚，食后临④卧，微搅匀服之，神清无睡是药之验，再服须隔⑤五日服之。如中风无汗宜服，若体虚自汗服之，重亡津液也。若风盛之人，当于密室中，温卧取汗，稍避。若风实者，至宝丹之类；风虚者，灵宝之类。

局方大己寒丸 《易简》大己寒丸同。治久寒积冷，腑脏虚弱，心腹疼痛，胁胀满，泄泻肠鸣，自利自汗，米谷不化，阳气暴衰，阴气独盛，手足厥冷，伤寒阴盛，神昏脉短，四肢怠惰，并宜服之。

干姜六斤，炮　高良姜六斤，炮　桂四斤　荜茇四斤

每服五十丸，米饮下。此药热燥，能治脏腑虚寒，滑而不利，反泄泻肠鸣，水谷不化。若心腹疼痛，中脘停寒，大溏泄者，尤宜服之。

大己寒丸

吴茱萸　官桂　干姜　良姜　乌头　附子

一法加芍药，一法加茴香，引阳气下行，不伤眼目。

上为细末，醋糊丸亦得，桐子大，每服三五十丸，米饮下，空心食前，日二服，无所忌。

---

① 斗：四库本作"升"。
② 前：原作"煎"，据正脉本改。
③ 末：原无，据正脉本补。
④ 临：原作"饱得"，据正脉本改。
⑤ 隔：原作"夹"，据正脉本改。

吴茱萸丸　治下痢，脏腑不调，胀满腹痛，水谷不化，怠惰嗜卧，时时下痢。

吴茱萸一两半，汤洗，炒　神曲炒，五两　白术四两　桂二两半，去皮　干姜炮，二两半　川椒去目，炒，一两

上细末，糊丸桐子大，米饮汤下十五丸至二十丸，食前。上证乃阴湿胜也。

小吴茱萸丸

吴茱萸半两，洗，焙干　良姜三两　干姜焙，三两

上醋糊丸，桐子大，每服三五十丸，米饮下。

快活丸　治痰癖，呕吐不愈，腹胀，大便不通。秘者，阴燥胜也。

吴茱萸洗炒　木香各一两　良姜　干姜炮　枳实麸炒　陈皮各三两

上酒煮神曲末作糊丸，桐子大，姜汤下十五丸至二十丸，无时，陈皮汤亦得。

艾煎丸　治男子阴证，女人寒带下。

艾叶四两，炒，陈者　大椒　赤石脂　干姜　川乌炮，去皮　生硫黄以上各一两

上糊丸，桐子大，每服二三十丸，艾汤、盐汤任下。

艾煎丸　治妇人久病气虚冷羸瘦。

苍术四两，制　当归酒浸焙，二两　小椒半两，炒

上细末，好醋一斗，好艾叶一斤，浸一宿，砂锅慢火熬至五升，去滓，再入锅内熬出膏子，同和前药，丸桐子大，每服三四十丸，温醋汤下，食前。炒陈艾，上余药共为末，糊丸亦可。

噎气汤

吴茱萸半两，焙　桂二钱，去皮　半夏姜制，半钱

上㕮咀，每服五钱，生姜五片，水一盏余，煎六分，去渣，温服。

奔气汤

吴茱萸　人参　生姜　枣

上于吴茱萸汤中去枣，加半夏、桂心、甘草，亦名奔气汤。

小七气汤具见太阴证

戊己丸

吴茱萸　白芍药　黄连各等分

上三味同炒微黄，放冷，为末，糊丸，米饮下三①十丸，食前。

小己寒丸一名强中丸　治脾胃积冷，中寒洞泄，倦怠，不思饮食，进食，止自汗，厚肠胃。见《肘后》，甚验。

艾叶四两　苍术一两，炒　陈皮二两，炒　吴茱萸二两，炒

上件用米醋二升，浸一宿，漉出，暴干，再于原浸药醋内拌和匀，炒令紫色，焙干为末，稀糊丸，桐子大，每服三十丸，温酒、盐汤、醋汤下，空心食前。

前乌头例

张铁罐前乌头苍术法

上乌头去黑皮，用白心，微炒；苍术泔浸，炒黄。为细末，酒糊丸。

移剌相公神仙保命金丹　治男子丹田衰弱，五脏虚损，血

---

① 三：四库本作"二"。

少气微，肌瘦面尘，手足颤掉，目视荒荒，迎风出泪，耳鸣旋运，筋骨无力，春秋发嗽疾，痰喘满闷，腰膝疼痛，脚上瘾疹，难坐立，夜多盗汗，四肢怠惰，阳事不强，精滑无子，悉宜服此丹。

草乌头<small>四两，秋收黑色者，去皮，同蛤粉炒黄存性，地内埋一宿去火毒，焙干</small>　金铃子<small>三两，去皮</small>　破故纸<small>三两，浸酒一宿</small>　茴香<small>二两，炒香</small>

上细末，酒糊丸，桐子大，每服三二十丸，空心温酒下，妇人醋汤下，服数日，所病即效。瘤寒久利，尤宜服。妇人血冷，月事不调，赤白，绝孕，面黑焦干，发退不生，瘦恶自汗，每服三十丸，热醋汤下，久服补益，男子无风中卒病，此药性温无毒，保全天寿。

佐经丸

草乌<small>去皮</small>　当归　乳香　没药　自然铜<small>醋淬</small>　斑蝥<small>去足、翅、头</small>　木鳖子　地龙<small>去土，炒。以上各等分</small>

前少阴厉风条下，有治白癜龙蛇散，内有二佐经丸，味后方少胶、五灵脂。

上各碾，醋糊丸，鸡头大，打碎，温酒磨化，随病上下服，药后饮好酒三二盏。

佐经丸

草乌头　白胶　木鳖　五灵脂<small>各一两半</small>　当归<small>一两</small>　斑蝥<small>一百个，去头、足、翅，煮亦得</small>

上黑豆生为煮，糊丸。日八九丸，温酒下。

玉柱杖

天麻<small>七两</small>　骨碎补<small>七钱半</small>　草乌<small>四两</small>　甘松　川乌　白附子　半夏<small>各半两</small>　地龙<small>去土，一两</small>　黄芩　松香　五灵脂　锡兰脂<small>各半</small>

两 自然铜二两半，醋淬四七次 南星 苏蓉 川芎 破故纸各半两 糯米半升，炒

上细末，酒糊丸，桐子大，每服五丸，温酒下。

张守道传此张铁罐方 治男子阳精不足，女子赤白过多。

牡蛎一斤，烧 赤椹子一斗 草乌头半斤，焙

上为末，酒糊丸，桐子大，每服二三十丸，空心温酒下，盐汤亦得。一法张守道加苍术一斤，不去皮，炒黄，与上同为末丸。

安宣差传到筋骨药

川乌头 泽泻 五灵脂 地龙去土 萝卜子以上各一两 苍术二两 川当归 赤芍药各一两 木鳖子半两，去皮 没药 乳香各三钱

上细末，醋糊丸，桐子大，自然铜为衣，每服十丸，食前温酒服。

朱砂例

玉倪丹 补心益肾，上下通，主升降，以至丹田，丹坎之像也。

丹砂二十八两 甘草 远志去心 槟榔一两 诃黎勒皮，一两 桂八两，去皮，捣碎

上每食前服一丸，日三食，计服三丸，温人参汤下。

海藏老人云：北砂炼成亦可，与大补丸五脏随药合和用之，或全用五脏药和丸亦可。大补丸在少阳条下《局方》五补丸后。

造丹砂法 上甘草等四味剉，水二大斗，釜中以细布袋盛丹砂，盛于釜中，着水和药煮之。第一日兼夜用汤火绞动；第二日兼夜汤火鱼眼沸；第三日兼夜木火花沫沸；第四日兼夜炎

火洞泪①沸；第五日兼夜土火微微沸；第六日兼夜金火沸愈缓作急；第七日兼夜水火沸缓缓调调。先期泥二釜，一釜常暖水用添煮药，釜中水减，即添暖水，常令不减二斗，七日满即出丹砂，于银器合中盛，其合内先布桂一两匀，即与桂布朱砂，又以金桂一两覆足，即下合置甑中，先布糯米厚二寸乃置合，又以糯米覆培之，亦合厚三寸许，桑柴火蒸之，每五日换米、桂，其甑蔽一日，以行竹子为之，不尔侧间一小孔，常暖水同竹筒注添釜中，勿令水减。第一五日兼夜用如春火如常炊饭，第二五日兼夜用夏火猛如炊饭，第三五日兼夜用秋火如炊饭，乍缓乍急，第四五日兼夜用冬火暖如炊饭，依五行相生文武助之，药即成。出丹砂以五槌钵碾之如腻粉，即可用服之。煎楮实，搜和桐子大，每日食前服一丸，人参汤下，每日三服，食前。计之炼成丹砂秤四两为一剂，二年服尽，复服每十年即炼三两，仍取正月一日，取服一月使尽，既尽酒服十年一二两，不令旋合，宜须炼一剂。

造楮实煎法

六月六日收取楮实熟者，缓绞取汁，拾银器内，慢火熬成膏，搜和前药末为剂丸。

小朱砂丸

朱砂_{五两}　牙硝_{枯，六两}　寒水石_{煅，四钱}　麝香_{一字}　硼砂_{一字}　龙脑_{半钱}　甘草_{半钱，浸汁熬膏}

上碾匀，用甘草膏和，每两作一十丸，每噙化一丸。小儿夜惊啼，薄荷水化下。

---

① 泪：四库本作“沫”。

朱砂寒热温凉各有加减例

寒：大黄　巴豆　牛黄　黄连　黄柏

热：附子　巴豆　乌头　南星　半夏

朱砂散　治小儿神乱惊悸，睡卧不安，大便不利，谵语，齿疮，痰嗽。

辰砂七两　桔梗五两　人参　蛤粉　牙硝各三两　甘草二两半　脑子二钱　金箔二十片入

上细末，一岁儿半钱，薄荷汤调下。未满百日儿，发热，多睡不安，大便不利，蜜汤调下一字。大人小儿口疮咽喉，少许掺咽。膈热，新水调，临卧。

鹤顶丹　治大人小儿风痰不利，烦渴不安，中暑，头痛不解。

麝香二钱半　朱砂十两　牙硝十二两半，枯　寒水石枯，十一两　甘草炒，三两半

上细末，炼蜜丸，龙眼大，大人生姜汤化下。中暑，脑子、新水下。小儿心经热，薄荷汁化下。

镇心丸

金箔镇心丸

安神丸

骊珠丸

麦门冬　牙硝　白茯苓　干山药　寒水石　甘草各半两　朱砂一两　龙脑一字

以上数药泄手太阴，大人绛宫下至丹田。

前八味加：人参　生地黄　沉香

各为细末入药，为东垣先生离珠丹法例，详说具见《难知》，一名石龙散。

上石龙散

寒水石　脑子　朱砂

抱龙丸

化毒丹

大青丸

并见钱氏。

牛黄膏　治惊化痰，凉膈镇心，祛邪热，止涎漱。

人参二钱半　甘草半两　牙硝一钱　雄黄七钱　朱砂一钱　蛤粉二两，水飞　生龙脑半钱　金银箔四个，为衣

上为细末，炼蜜为丸，搜和，每两秤作二十丸，以金银箔为衣。一岁儿，每服绿豆大，薄荷汤化下。量岁数临时加减服之，食后。

虎睛丸　治小儿惊风壮热，风湿邪热。

天麻　防风　人参　干蝎各一两　白僵蚕半两　朱砂　雄黄各一半　牛黄　麝香各一字　甘草一钱

上末，蜜丸如桐子大，每服一二丸，薄荷汤下。

御方活命金丹主治并见本条

乌犀　牛黄　珍珠　薄荷各半两　金箔一两片　牙硝　贯众甘草　板蓝根　干葛　官桂各一两　片脑　麝香　青黛各三钱大黄一两半　蒸饼末三钱

炼蜜丸，每两作十丸，金箔为衣，每一丸，薄荷汤下。

五福化毒丹主治并见钱氏

苦参　桔梗　茯苓　人参　牙硝　青黛　甘草　麝香

上匀细末，蜜丸鸡头大，薄荷汤下。斑疹毒气，生地黄汁化下。有日夜不见物，陈米泔化下。

金箔镇心丸

紫河车　人参　茯苓　山药　甘草　朱砂　龙脑　麝香
牙硝　金箔_{等分}

上匀细末，蜜丸桐子大，薄荷汤下。

定风丹　治大风癫疾，鼻崩塌，眉须脱落，遍身疙瘩，或
疮疥等证。

升麻　细辛根　川芎　穿山甲_炙　天麻　防风　定风草
白附子　丹参　人参　苦参　玄参　紫参　蔓荆子　威灵仙_{各一}
_两　蜈蚣_{一对，酥炙}　何首乌_{木白中取末，一两}

上细末，每二两，用胡麻一升，淘净，炒香为末，和匀，
蜜丸弹子大，每用一丸，细嚼，温浆水下，日二①。初服时或
呕吐，勿怪，或亦不吐。

紫菀丸　治五种风癫之疾。

紫团参　人参　沙参　玄参　槟榔　黄连　川芎　山栀子
海桐皮　紫菀　防风　赤芍药　羌活　赤茯苓　生地黄　天仙
子　地骨皮　白蒺藜　天麻　乳香_{各等分}

上二十味细末，蜜丸桐子大，每服三十丸，清米汤下，日
三。忌动风发气物。

脱蜕丸　治癫风，遍身脓血，及诸恶疮疥癣等。经云：疠
风成癫。

苦丁香　白丁香_{等分}　皂荚_{去皮、弦、子，熬成膏}

上与上药末为丸，桐子大，先十丸至十五，渐至二十丸，
温水下，疾退为止，不可使多，恐致恶心。从少至多，乃其法。

治风疾癫病，遍身生疮者：

---

① 二：嘉靖本作"三"。

天麻七钱半　荆芥二钱半　薄荷叶二①钱半　白花蛇四两，酒浸

上四物为细末，好酒二升，蜜四两，石器中蒸成膏子，每服一盏，温服，日三，煎饼压下，急于暖处令汗出，十日见效。

神仙经进透骨膏　治大风疾，遍身生疮，变成顽麻，不痛不痒，眉发脱落，鼻梁崩塌，目断白仁。

海金沙半两　草乌头一两　丝矾　靛花　瓦松　盆硝　胆矾　鹅管石　朱砂　雄黄另研　磁石　杏仁各一两　黄柏　雌黄　蓖麻　砒霜另研。各一两　硇砂二钱　木贼六两　木鳖子二十个　寒水石六两　僧祇黄半两　斑蝥十个　巴豆二十粒　川乌头半两　石燕子一对　蛤粉半两　天仙子四两　黄松脂一两　粉霜二钱　乳香一钱　麝香半钱②　硫黄半两　小油一个，六两　腻粉二③钱

上将剉细末，油匀和，新埧④瓶子一个，埋于地下，止用新瓦瓶子一只于地上，钻数十孔，盐泥固济，盛药在内，用碗一只合定，亦固济，勿令透烟，坐在埧瓶子口上，稳放木炭火八秤，看紧慢烧灰尽为度，其药滴在埧瓶子内。孩儿胎发一块，细剪，药内搅匀，入后药信霜、雄黄、僧祇黄、粉霜、轻粉、乳、麝等，细不在烧数。

渫洗药

何首乌　荆芥　防风　马鞭草　蔓荆子

上粗末二两，水二斗，煎十数沸得药力，无风处，渫洗后，涂前药。

---

① 二：四库本作"三"。
② 钱：四库本作"两"。
③ 二：四库本作"三"。
④ 埧（jì技）：坚土。

神效膏

当归半两　杏仁半两　木鳖子半两　好油一斤　黄丹三两　油发二两　乳香三钱　苦参二钱　没药二①钱　人参二钱

上除丹外，剉细，油煮褐色，与丹一处熬成膏，涂病处。

生眉散

桑寄生　天南星　半夏　没药

上各一钱为细末，生姜自然汁调成膏子，先用自然铜擦过，次以膏涂之。

又治鼻梁崩塌，喘息不快者：

雄黄　黄连　没药　川芎　盆硝各一两　脑子半钱　麝香一字

上细末嗞之，日三次。

如圣散　渫洗药。

顽荆二②两　蔓荆子四两　威灵仙四两　白芷四两　苦参二两　厚朴二两　荆芥二两　紫参二两　陈皮　沙参　防风四两　麻黄二两

上粗末，每用药末一两，水一桶，桃柳枝同一处煎五七沸，避风淋洗。

还魂丹　治中风不语，涎潮不省③，瘨痪，左瘫右痪。

天麻　川芎　防风　干山药　羌活各三④两　僵蚕炒　犀角镑　细辛各一两半　当归　白附子　甘草炙　藿香叶　人参各一两　全蝎四十九个

---

① 二：四库本作"三"。
② 二：嘉靖本作"一"。
③ 省：四库本作"止"。
④ 三：嘉靖本作"二"。

上为细末，蜜丸樱桃大，每用一丸，细嚼，酒下。

化风丹 治中风涎多，胸膈不利，目瞑不开，睛上视，一切诸风。

乌蛇_{生，去骨} 白附_{炮。各二①两} 南星_{一个，重四两} 僵蚕_{二两} 麝香_{半钱} 朱砂_{三钱} 雄黄_{二②钱} 龙脑_{一字}

上前四味为细末，入麝香等，再碾令匀，炼蜜丸鸡头大，用水酒化下。如牙关紧急不开，以大蒜一大瓣，杵为泥，涂两牙关外，豆淋酒化下一丸，蘸药擦牙自开。更服药二丸，神效。

局方桦皮散 并见本方。

文潞公疗瘫痪《外台》方

生地黄汁 淡竹沥 荆沥_{各一两} 防风_{四分} 独活_{八分} 附子_{一枚，炮}

上咬咀，三升，煮取二升，去渣，空心分四服或五服，隔日一剂。若虚者，三日一剂，可绝根本。

圣饼子

草乌_{换水煎三次} 川芎 细辛 白芷 荆芥 苍术 防风 甘草_{各等分}

上生用细末，糊丸桐子大，捻作饼，细嚼，茶清下。加羌活、独活，为十生饼子。

《斗门方》治中风口面㖞斜，用木灰，向右即于左边涂之，向左即于右边涂之，候方正如旧，即须以水洗下，大妙。

《圣惠方》治中风口㖞：

以巴豆七个，去皮，烂碾，如左㖞涂右手心，如右㖞涂左

---

① 二：嘉靖本作"一"。
② 二：四库本作"一"。

手心，仍以暖水一盏，安向手心，须臾便正，洗去药，频抽掣中指。

活人脚气木瓜散例

木瓜散

大腹子二个　紫苏一钱半　干木瓜　甘草炙　木香各二钱半
羌活三钱半

上剉散，分作三服，每服用水一盏，煎至半盏，通口服。

脚气木瓜丸

木瓜大者二个，切作二片，去心　菊花一两　青盐二钱①

上内药木瓜中，合定线系甑，蒸烂，碾成膏子，丸桐子大，每服五十丸，空心酒下，日三。病甚者，百丸。病处有香汗出为效。

四斤丸　治风寒湿合而成痹，脚肿痛或不仁，及诸证脚气。

牛膝去芦　天麻去芦

上咬咀，好酒五升，浸三日取出，焙干为细末，以浸药酒煮，糊丸桐子大，每服二十丸，空心食前温酒下。

香附子散　已下总血崩例。

治血崩不止，面色黄，血刺疼痛不可忍，小产血不止，一名倍金散。

香附子不以多少，炒，去毛捣碎，再炒黄

上极细末，每服三五钱，好酒调下，能破血积；米饮调下，能止血；冷气，姜汤下；带下，艾汤下；醋少许，妇人一切心腹诸疾并治之；粥饮下，许学士治妇人血气不调。有积血者，

---

① 钱：四库本作"两"。

能破之；若血崩者，能止之。

立应散　治心腹急痛。

香附炒，半两　良姜

上细末，每用二钱匕，沸汤点服，立效。

治血崩脐腹痛：

当归　木贼去节　香附子　熟地黄　赤芍药　牡丹皮各二两
没药　丁香　桂各三钱，去皮

上细末，酒调三钱，温服。

立效散　治妇人脐腹痛。

香附三两，炒　当归一两　赤芍药半两　良姜半两　五灵脂
半两

上细末三钱，酒一盏，童子小便少许，同煎服。

香附子例①

寒则加干姜，热则加黄芩。

立应散　治妇人血海崩败，又治男子妇人肠风下血。

香附三两，一半炒　棕皮一两，烧取存性

上为细末，每五钱，酒半盏，童子小便半盏，煎至七分，
温服，无时。如肠风，不用童便，用酒一盏，煎至八分服。

霹雳散　治经脉妄行。

香附子三两　川芎一两，炮　石灰一两，油炒

上细末，烧秤锤淬，酒调服二钱匕，甜酒亦得。

定血散此四方当在后　治妇人血海崩漏，小产血不止。

乌梅烧存性　棕布烧　甘草二寸，一半生，一半烧

---

① 香附子例：原无，据目录标题补。

上为细末，每服二三钱，淡醋汤调服，立止。

灵苑内补丸　温中调血，治妇人久病血崩不止，累医不效，宜此立验。

黄连　山茱萸　干姜　当归　鳖甲　芫花_{醋浸湿}　白芷　干漆_{油浸令湿}　川乌头_{去皮、脐，九味各一分}　巴豆_{大者连壳}　桃仁_{和皮}　乱发_{三味各半两}

以上十二味，同入一瓶子内，用泥固济，顶上留一眼子，火煅，候白烟出，急取候冷，取细碾。

官桂_{一分，去皮}　陈橘皮_{一分，碎剉，炒}　芸薹子①_{一分，炒取白色}　白龙骨_{一分，煅赤，细研}

上四味为细末，同前碾药都作一处拌合，再研令匀，炼蜜为丸，桐子大，每服一丸，临卧温酒下。久患甚者，不过四服。

又方：

巴豆_{纸厚裹烧蒸熟}　芫花_{酒拌炒黄}　硇砂　白芷　槟榔_{面裹厚烧熟}　干漆_{油润炒微烟}　当归头　大黄_蒸　干姜_{炒制，剉再炒}

又方：

木香　槟榔　缩砂仁　神曲_{炒黄}　麦蘖_{炒黄}　诃子_{面裹烧}　当归　干漆_{油涂炒}　金丝水蛭_{火灰中煨去黑，或盐炒微焦亦可}

交感丸

茯神②_{四两}　香附子_{一斤，炒黄}

上细末，炼蜜丸弹子大，每晨一丸。

---

①　芸薹子：为十字花科植物油菜的种子。功能行血破气、消肿散结，治产后血滞腹痛、血痢、肿毒、痔漏。

②　神：四库本作"苓"。

降气汤

茯神二两　香附子半斤，炒　甘①草一两

上细末，点服。

又方：

香附子五两，生姜三两，汁浸三夕，炒存性，细末　青盐一钱

上同为细末，擦牙。

孙思邈九窍血出方

荆叶捣取汁，酒和服之。

小乌沉汤当在前乌沉汤后

香附子二两　乌药一两　甘草二两，半生

上细末，盐少许，汤点服。

千金白垩丸在四物汤后

螵蛸散　治血崩漏下久不止，脐腹疠痛。

乌鱼骨烧存性，细末二钱②，煎木贼汤调下。

又方：

蚕退纸烧灰，一两　木贼烧灰，一两　寒水石烧，一分　黑附子炮，半斤　白矾枯，半两　乌鱼骨炙，一两

上为细末，水一盏，煎四五沸，食前和滓服，效。

又方：

龙骨　蒲黄各半两　艾叶　附子炮，二钱半　当归七钱半

上为细末，水煎三钱。

又方：

当归　川芎　黄芩　芍药等分

上粗末，水煎。

桂烧灰，酒调下立愈。

五灵脂末，炒出烟尽，当归酒煎，如血室干，醋煎和滓服，空心。

血崩如流，防风炙焦为末，每二钱，白面半钱，酒调下。昼夜不止者，丁香二两，酒煮服之。

又：黄芩粗末水煎。

上并治血崩如流，药异不一，随经可择，是为知本。

地榆条：唐本注云：出孔氏《音义·玉带》十二病。一曰多赤，二曰多白，三曰水不通，四曰阴蚀，五曰子脏坚，六曰子门癖，七曰合阴阳患痛，八曰小腹寒，九曰子门闭，十曰子宫冷，十一曰梦与鬼交，十二曰五脏不定。

用地榆作叶饮代茶，甚解。

无湿不成泻，无积不成痢。大肠泄者，小便少，湿在后也；小肠有败血，久有积滞，崩漏不已，随带而下。大便燥结，湿在前也。湿在后，当利小便；湿在前，当利大便，此其法也。

或因胎产而得，或因酒色而得，前后脱血，带漏不已，先由子脏侵入赤肠。泽液恶秽，前行大过；滓粪燥结，后滞不通。此胎肠俱病，治宜推去败血脓积，益血而致新也。心所不生，脾所不裹，肝所不藏，此三焦经绝也。崩虽为病，亦有浅深新久，治亦从而轻重之。

张仲景云：三焦绝经，是为血崩。又经云：血得热而妄行。又云：血枯，前后血，得之年少时有所大①脱血，醉以入房，气竭肝肠，久久成血闭，略举于此，皆有热也。脉或洪大而有

① 大：原作"火得"，据《素问·腹中论》改。

力，或能食不能食，漏下不止，或阴中如有疮扑，或大便难因而暴下，或触之而不定内外，俱治慎，勿遗一。

王叔和云：微脉主败血，面无色泽者，从指下寻之①。有若无漩之败血，小肠虚，崩中日久，为白带漏下多时，骨脉枯，此脉有涩之貌，芤之体，皆血病也。此皆阴脉而为冷证，寒热即分，药不可执一，所以有连、柏、生地黄、四物、牡丹、芍药、续断、缩砂、香附、乌贼、血竭②、干姜之分也，明者其择之。

《产宝方》疗崩中不止，不问年深月远：

槐木耳烧灰为末，酒服方寸匕。

《简要方》治妇人漏下血不绝：

槐花萼不以多少，烧灰细碾，食前温酒服二钱匕。

《本经》云：治妇人乳瘕，子脏急痛。

槐实以七月七日取入，捣取汁，铜盂内盛之，日煎令可丸，大如鼠矢，内窍中。三易愈，又主堕胎。

《千金方》治妇人无故尿血：

龙骨二两，以酒调服方寸匕，空心，日三。

又方：治崩中昼夜不止。

芎劳八两，清酒五升③，煎取二升半，分三服，徐徐饮之。

又：治胎妇忽然倒地，举动擎重④促损，腹中不安，及子死腹中：

---

① 面无色泽者，从指下寻之：原作"面无色歌曰微指下寻之"，据四库本改。

② 血竭：原作"白并"，据四库本改。

③ 升：四库本作"斤"。

④ 举动擎重：原作"举擎惊重"，据《证类本草》卷七改。

川芎生末，酒服方寸匕，须臾一二服出。

治崩中：

防风去芦头，炙赤色，为末，每服二钱，以面糊酒调下，更以面糊酒投之。

治妇人经血不止：

五灵脂末，炒令过熟，出尽烟，每服五六钱，当归二片，酒一盏，与药同煎至六分，去滓温服。连三五服，效。

治产妇血晕昏迷，上冲闷绝，不知人事者：

五灵脂二两五钱，一半生用，一半熟炒

上为细末，每服一钱，温熟水调下。如口噤者，以物斡开，灌之入喉即愈，谓之独胜散。

又：治血崩不止。

五灵脂十两

上为细末，水五盏，煎至三盏，去滓澄清，再煎为膏，入神曲末二两，和丸桐子大，每服二十丸，空心温酒下，便止。

正元广利方 治妇人赤白带下，年深月久不差者。

白芍药三①两 干姜半两

上细末剉，炒令黄，捣罗细，空腹，和饮汁服之二钱匕。

治妇人本脏虚损，元气冷败，崩中漏下，经岁不止，服诸药不效，极甚者，宜服此药：

龙骨四②两，煅 蒲黄一两 艾叶二两 当归半两 五灵脂半两，炒去烟 黑附子炮，半两 香附子炒紫色，半两

上件同为末，水一盏半，药秤三钱，同煎至六分，去滓，

① 三：四库本作"二"。
② 四：嘉靖本作"一"。

食前空心，日三。病轻者二服，重者一料。

雷氏方 治妇人远年近日医不差，血崩或血气不止。

木贼一①两　香附子一两　朴硝半两

上三味为细末，色黑者，好酒一盏，煎三五沸，和滓温服；色红赤者，水一盏，煎至七分，和滓温服。忌生冷、硬、猪、鱼肉杂物。每服三钱，空心，每日二。如脐下作痛，乳香、没药、当归各一钱，剉细，入上药一处同煎，不痛勿用。

千金种子法

进火之时，当至阴节间而止，不尔则过一宫矣。予问故，师曰：深则少阴之分，肃杀之方，何以生化？浅则厥阴之分，融和之方，故能发生。所以受胎之处，在浅而不在深也。非月经后皆不可用事，惟经后一日男、二日女、三日男，此之外皆不成胎也。大风、大雨、大寒、大暑、阴晦日、月蚀，皆不可交接，所生男女痴聋喑哑四体不完矣。

搐鼻香 治子宫久冷，赤白带下。

牡蛎煅　紫梢花　龙脑　母丁香　黄狗头骨煅　蛇床子　破故纸　桂心各等分

上等细末，炼蜜丸如鸡头大，临事用一粒②。

论伤寒杂病分二科

海藏云：世之治伤寒有法，疗杂病有方，是则是矣，然犹未也。吾谓治杂病亦有法，疗伤寒亦有方，方即法也，法即方也，岂有异乎？要当全识，部分经络表里脏腑岂有二哉？以其

① 一：四库本作"二"。
② 千金种子法……用一粒：原无，据"正脉本"补。

医垒元戎

三四八

后世才智之不及古也，所以分伤寒杂证为二门，故有长于此而短于彼者，亦有长于彼而短于此者。逮夫国家取士分科，为比①宜乎？愈学而愈陋，愈专而愈粗也。试以伤寒杂病二科论之，伤寒从外而之内者，法当先治外，而后治内；杂病从内而之外者，法当先治内，而后治外。至于中外不相及则治主病，其方法一也，亦何必分之为二哉？大抵杂病之外不离乎表，伤寒之内不离乎里，表则汗，里则下，中则和，不易之法也，剂之寒、热、温、凉在其中矣。余风产二条，目疾、疮肿、小儿等科，各自专门，无怪其工之陋且粗也。是以知证不知脉，知药不知性，是岂真知而全识者哉？耳熟目厌习坏，多经涉久误，合则病愈，契则不疾，甚所常见、所常闻者，粗有晓会；其所未常见、未常闻，则有所不知也。此继述而不及于物者远矣。呜呼！天之所赐其智识有限量故邪，哀哉！庸夫以衣食迫，以口舌争，视学业如仇隙，妒忌为能干，误人性命，恬不知恤，甘为忍人，不顾道理，其教之有所失邪？时世之所有俾邪？抑疾者之不幸而有所自致邪？处暑后叹而书。

　　是书已成于辛卯，至丁酉春为人阴取之，原稿已绝，更无余本。予职州庠，杜门养拙，蕳盐之暇，无所用心，想像始终，十得七八。试书首尾，仅得复完，犹遗一二，尚未之备。故今日得而今日录，明日得而明日书，待以岁月，久则方成，无欲速，无忌心也。

好古再题

---

① 比：四库本作"此"。

跋

　　《医垒元戎》旧刻于楚，秋山顾公序之详矣。甲辰予游楚，见而说之，每以自随壬子遭家变，因散失，不知所在，求之者数年，竟不可得，询知板焚矣。呜呼！其数耶使是书不行于世也。辛酉冬，予起废①草土②补关中，归自京师，偶病，医苗生者来视，予谩道及之，生曰：家有藏本，是尝手录者，盍③刻之？予闻之甚喜。越五日病愈，遂携之关，命工锓④诸梓，呜呼！其数耶？使是书复行于世也。工告完，因叹一书之显晦，尚亦有数，而况于人乎？是故不能不有感于兹云。

嘉靖壬戌仲春之吉钧阳魏尚纯识

---

　　① 起废：重新起用已被贬黜官吏。
　　② 草土：指居亲丧。
　　③ 盍（hé 何）：何不。
　　④ 锓（qǐn 寝）：刻，特指刻书板。

校注后记

　　《医垒元戎》原成书于 1231 年，完稿于 1237 年，为元代著名医家王好古所撰，凡 12 卷。是书以十二经为纲，首述伤寒，附以杂病。学术渊源以张仲景为本，参酌补充张元素、李东垣等法。选方则多用《太平惠民和剂局方》等，并附有自订的验方。据《中国中医古籍总目》记载，该书现存多种版本，归纳起来有 12 卷本和 1 卷本两类。经我们调研考证，认为 12 卷本系全本，为王好古所撰，而 1 卷本则仅摘录其要义，并非全文，为元代杜思敬所编辑，最早收入于《济生拔萃》。后《东垣十书》（丛书，收选李东垣等宋、金、元医家著作十种）明嘉靖八年（1529）辽藩朱宠瀼梅南书屋刻本在第三版时，在原收录《脾胃论》《内外伤辨惑论》《兰室秘藏》《脉诀》《局方发挥》《格致余论》《此事难知》《汤液本草》《医经溯洄集》《外科精义》等 7 种医著的基础上，又增附了《医垒元戎》《斑论萃英》二种，其中的《医垒元戎》亦为杜思敬所辑的 1 卷本。兹将这两类版本具体情况情况介绍如下：

　　1.12 **卷本**

　　《医垒元戎》12 卷本最早刊于何时，现已无法考证，但不会早于蒙古太宗九年（1237），目前国内现存的最早版本为明嘉靖二十二年（1543）余姚顾遂刻本，12 卷共 8 册，11 行 20 字，单鱼白口，四周单边，现藏于山西省图书馆、上海中医药大学图书信息中心、广东省立中山图书馆。

　　次为明嘉靖四十一年（1562）魏尚纯刻本，12 卷共 8 册，10 行 20 字，单鱼白口，双框，21.2cm×14.6cm。其中序有 1 页，卷 1～2 有 78 页，卷 3～4 有 65 页，卷 5～6 有 86 页，卷

7～8有75页，卷9～10有113页，卷11～12有105页。现藏于浙江图书馆、南京图书馆。

再有明万历二十一年（1593）屠本俊刻本，与魏尚纯刻本相同，12卷共8册，现藏于国家图书馆、山东省图书馆、广东省立中山图书馆。后清乾隆年间刻《四库全书》时即以兵部侍郎纪昀家藏本屠本俊刻本为底本翻刻的，故两者基本相同。

1986年中医古籍出版社曾影印《文渊阁四库全书·子部医家类》，全套97种，其中包括《医垒元戎》。日本弘化二年（1845）保生堂书塾有《医垒元戎》活字刻本，12卷共8册，11行20字，单鱼白口，四周单边，现藏于国家图书馆、中国医学科学院图书馆、中山大学图书馆、吉林大学白求恩医学部图书馆、上海中医药大学图书馆、中华医学会上海分会图书馆。

2.1 卷本

1卷本最早刊于元延祐二年（1315），仅摘录其要义，并非全文，为元代杜思敬所辑录。杜思敬（1235—1320），元代汾州西河（今山西汾阳）人，字享亮，又字散夫，号醉仙，晚号宝善老人，沁州长官杜丰第三子，侍忽必烈于藩府，为许衡弟子。由平阳道同知累迁治书侍御史、安西汴梁路总管、侍御史。至元二十八年（1291）任中书参知政事，大德十年（1306）任中书左丞。武宗即位，辞官家居，于延祐二年（1315）节录类编，辑成医书十九种，题曰"济生拔粹"（又作"济生拔粹方"）。延祐七年卒，年八十六，谥文定。关于《济生拔粹》的刊刻年代，一些文献工具书中记有此书的"元至大元年（1308）本"，其实至大元年，杜氏刚刚辞官回家，着手研读有关医书，尚未开始编书，岂能有《济生拔粹》一书刊行于世？其刊行年代应为延祐二年（1315）。杜思敬编辑《医垒元戎》时做了大量的删减，从 12 卷本压缩为 1 卷本，例如太阳证，王好古原立"王朝奉桂枝白虎问答、桂枝例、肺痿之源、仲景麻黄汤例、芎辛例、风论、活人葱白例、海藏五积论、痓湿暍三证、王朝奉刚柔二痓三药、海藏痓湿暍别法、活人发斑诸药、王朝奉斑论、王朝奉议论并方、芍药甘草例、东垣先生芍药甘草例、桂苓例、神术汤拾遗、单黄连加减例"等，而杜氏仅节录其中的金匮黄芪建中汤、大建中汤、易简杏子汤、大补十全散、易简胃风汤、海藏五饮汤等十五首方，这是由于杜氏编辑《济生拔粹》一书摘要辑录了金元时期多种医学著作，如《针经节要》《洁古云岐针法》《针经摘英》《云岐子脉法》《洁古珍珠囊》《医学发明》《脾胃论》《洁古家珍》《此事难知》《医垒元戎》《阴证略例》《伤寒保命集类要》《斑论萃英》《保婴集》《兰室秘藏》《活法圆机》《卫生宝鉴》《杂方》等，而《医垒元戎》仅是其中之一，为避免整本书的内容重复，故他对其做了一些删减工作。如阳证中的"桂枝一十四方、麻黄五方在后《保命集》内"而不复重录。值得一提的是，杜氏编辑时，并非单纯节录原文，他在篇后或方后多穿插自己的评说，如"太阳证"中"不可汗不可吐不可下"篇后，王好古原文："前人说不可汗下吐三法，多在经后，读者往往遗之。此用药之大禁，必不可犯，今列之篇首，使人易见尔。"杜氏评说："不可汗下吐三法，厉害非轻，前人多列经后。大抵医之失只在先药，药之错则变生。若汗下不差，则永无亡阳、生黄、蓄血、结胸、痞气及下痢洞泄、胁热、痢、痓、急劳等证生矣。其如此，故录大禁忌于前，使医者当疾之初不犯也。"海藏五饮汤，原文："海藏云五饮虽胸膈、心下、胁间、膀胱、胃中、大小肠，脏腑不同，俱在身以前，故入阳明例。"杜氏评说："海藏五饮汤，一留饮心下，

校注后记

三五三

二癖饮胁下，三痰饮胃中，四溢饮膈上，五流饮肠间，凡此五饮，酒后伤寒饮冷过多，故有此疾。"《医垒元戎》引洁古等他人论述时，有时语焉不详，杜氏能依据原著进行补入，如四物汤例下补入诸六合汤十余方。另外，杜氏在书末还附录千金种子法、搐鼻香二法。由于杜氏编《济生拔粹》时已年逾八十，"目力心思不逮前日"，故在引用中也经常出现缺漏之处，如"太阳证"中"不可汗不可吐不可下"篇，"阳已虚，尺中脉弱涩，复不可下之，宜小柴胡汤"原文中缺少"脉"字。"少阴病，膈上寒，干呕，不可吐，宜小半夏加橘皮汤、温中丸"原文中缺少"病"字。"脉浮大应发汗，宜柴胡桂枝汤，而反下之，为大逆"原文中缺少"而反下之，为大逆"一句等。《济生拔粹》元延祐二年（1315）刊本存于北京大学图书馆、湖南省图书馆和国家图书馆（残本，存1~6、11~19种），1938年上海涵芬楼曾据元刊影印，1册19页，12行25字，双鱼黑口单边，16.8cm×10.7cm，现存于北京大学图书馆、北京中医药大学图书馆、国家图书馆、首都医科大学图书馆、中国科学院图书馆、中国中医科学院图书馆等多处。以后明·辽藩朱宠瀼梅南书屋于嘉靖八年（1529）刊刻《东垣十书》也收录了杜氏所辑的《医垒元戎》1卷本，与《斑论萃英》合为1册，10行17字，黑双鱼白口，无直格，双边，19.5cm×15cm，现存于北京大学图书馆、北京中医药大学图书馆、国家图书馆、中国科学院国家科学图书馆、中国中医科学院图书馆、大连市图书馆、安徽省图书馆等多处。需要指出的是，《东垣十书》明·辽藩朱宠瀼梅南书屋刻本在第一、二版时均未收录《医垒元戎》，在第三版时才收录，同时还收录了王好古的另一本著作《斑论萃英》。《东垣十书》明嘉靖十七年（1538）詹氏进贤堂刻本

（藏于黑龙江省图书馆）经我们考查，并没有收载《医垒元戎》。明·王肯堂、吴勉学辑《古今医统正脉全书》时，也收录了杜氏所辑的《医垒元戎》1卷本，现存明万历二十九年（1601）刻本，与《医经溯洄集》《斑论萃英》合为1册，未见序，目录2页，正文42页，10行20字，单鱼白口，双边，19.9cm×13.7cm，现存于中国中医科学院图书馆、南京市图书馆、四川省图书馆。清光绪七年（1881）陈璞编《医学十书十二种》也收录了杜氏所辑、吴氏所校的《医垒元戎》1卷本，因此，《中国中医古籍总目》所记载的"清刻本"，经我们考查，多系其中的一册，因前后内容遗失所致。此外，《陈修园医书四十八种》《陈修园医书五十种》《陈修园医书六十种》《陈修园医书七十种》《陈修园医书七十二种》均收录了杜氏所辑、吴氏所校《医垒元戎》1卷本，在民国时期有多种石印本，如上海文盛书局等。

　　本次整理研究，以日本弘化二年（1845）保生堂书塾活字本（以下简称弘化本）为底本，明嘉靖四十一年（1562）魏尚纯刻本（简称嘉靖本）为主校本，《古今医统正脉全书》杜氏所辑一卷本为参校本，此外，对王氏著述引录《内经》《难经》《伤寒论》《金匮要略》《类证活人书》《太平惠民和剂局方》《小儿药证直诀》《易简方》等文献，必要时以相应的医籍予以他校。同时按照总项目组所拟定的校勘体例，对《医垒元戎》全书进行校勘、标点、注释等文献整理研究。

　　王好古所处的金元时代，我国北方战争极为频繁，由于兵荒马乱，民众挣扎在水深火热之中，一方面外感热病广为流行，另一方面因饥饿、劳役、惊恐、寒温失调等，致内伤虚损病亦不少见。在当时的历史条件下，原有的医学理论和临床经验均不能满足客观需要。所以有不少医家根据自己的实践体会，各自发挥新的见解，各张其说，各树一帜，产生了各种不同的学说，形成各个不同的学派，出现了盛况空前的"新学肇兴"局面。王氏的两位老师张洁古和李东垣就是在这样的背景下，创立了易水学派，王好古亦成为该派中的重要人物。易水学派的学术特点是以阐发脏腑病机及辨证治疗为中心，其理论渊源有三：其一，本源于《黄帝内经》。易水学派从张洁古到李东垣、王好古，对脏腑病机的探讨以及制方遣药，无不本于《素问》《灵枢》之所言，而自能化裁于其中。如言脏腑病机，汇集了《素问》中的"玉机真脏论""平人气象论""脏气法时论""脉解"及《灵枢》中的"经脉""邪气脏腑病形""经筋""本脏"等有关内容。其言药性理论也是根据《素问·阴阳应象大论》的气味厚薄、寒热升降的理论，以及"至真要大论"的"五味于五脏苦欲"之旨而发挥之。其二，受《难经》《中藏经》及《伤寒杂病论》的影响。如《难经》有"论脏病腑病治疗难易"专论，《伤寒杂病论》有"脏腑经络先后病脉证"专篇，《中藏经》更系统地叙述了脏腑的虚实寒热病证，对易水学派的影响尤大。其三，受唐、宋各大家的启示。其所倡导的脏腑辨证说，明显是受到唐代孙思邈《备急千金要方》所列脏腑虚实病证、宋代钱乙《小儿药证直诀》所叙小儿五脏病证及五脏补泻诸方的启示。另外，唐代王冰《素问》释文及七篇大论的某些见解、刘完素的运气理论，对易水学派分析病机、指导制方遣药也有一定影响。

王好古作为易水学派的中坚人物，其学术渊源间接可说是受到上述诸因素的影响，但直接却是师承易水学派开山祖张洁古及被称为"补土派"的李东垣。在其《医垒元戎》中多征引二师之说。张元素阐发养胃之理，东垣师承而犹有发展，创脾胃之说。王好古在此基础上，又发明温补脾肾的观点，从实践中充实了"脾胃学说"。以后明代的张景岳、赵养葵，清代高鼓峰、吕留良等均从不断实践中予以发明，使其日臻完善，形成温补学派。

王好古对仲景十分仰慕，《医垒元戎》就是他对仲景《伤寒论》《金匮要略》研究的成果。王氏研究仲景学术，不同于一般医家的逐条注释，而是立足实践，阐发其学术精华，并弥补不足，颇多卓见，为宏扬仲景学术做出了许多贡献。

1. **伤寒杂病合一**

王氏认为《伤寒论》与《金匮要略》互相贯通，其中的方剂既可治疗伤寒，也可治疗杂病，在临床上没有必要将伤寒、杂病划分。他在《医垒元戎》专列"论伤寒杂病分二科"时说："世之治伤寒有法，疗杂病有方，是则是矣，然犹未也。吾谓治杂病亦有法，疗伤寒亦有方，方即法也，法即方也，岂有异乎？要当全识部分经络表里脏腑岂有二哉？以其后世才智之不及古也，所以分伤寒杂证为二门，故有长于此而短于彼者，亦有长于彼而短于此者，逮夫国家取士分科，为此宜乎？愈学而愈陋，愈专而愈粗也。试以伤寒杂病二科论之，伤寒从外而之内者，法当先治外，而后治内；杂病从内而之外者，法当先治内，而后治外。至于中外不相及则治主病，其方法一也，亦何必分之为二哉？大抵杂病之外不离乎表，伤寒之内不离乎里，表则汗，里则下，中则和，不易之法也，剂之寒、热、温、凉在其中矣。"因此，他主张《伤寒论》六经辨证不但适用于外感伤寒，也适用于内伤杂病。因此，他在《医垒元戎》中以六经为纲，以方剂为目，将《伤寒论》《金匮要略》《类证活人书》《卫生易简方》等书中的相关证候、方药合并讨论，内容包括伤寒、杂病、儿、妇、疮肿、目疾诸病。如太阳证中除列《伤寒论》麻黄汤、桂枝汤外，还收列了《金匮要略》治虚劳的小建中汤、黄芪建中汤、黄芪桂枝五物汤、桂枝加龙骨牡蛎汤，并补充了《卫生易简方》中的建中汤、当归建中汤、杏子汤、芎辛汤、胃风汤等，《类证活人书》中的阳旦汤、解肌汤、麻黄葛根葱豉汤、知母麻黄汤、独活散、败毒散等，以及洁古的大羌活汤、自己的法白术汤等。王氏这种将伤寒、杂病合而为一的观点，扩大了六经辨证范围，给后人影响很大。如清代柯琴在《伤寒论翼·全论大法第一》中说："仲景约法，能令百病兼六经，而不能逃六经之外。"

2. 探讨伤寒之源

王氏对伤寒的病因进行了有益的探讨，他在《医垒元戎》中设立"伤寒之源"专篇予以讨论。王氏依据《内经》"冬伤于寒，春必病温"之旨，认为"内伤"（人本气虚）是伤寒发病的关键所在。他说："冬伤于寒，春必温病。盖因房室劳伤与辛苦之人，腠理开泄，少阴不藏，肾水涸竭而得之，无水则春木无以发生，故为温病。至长夏之时，时强木长，因绝水之源，无以滋化，故为大热病也。伤寒之源如此。"说明肾虚在伤寒病因中所起的作用。此外，他师承东垣，认为脾胃内伤在伤寒发病中也具有重要作用，他说："饮食不节者，或饥或饱或冷或硬。居处不时，或塞或通或劳或逸。阴阳太过者，隐相易之，形状或一或二。喜怒不常者，须心腹之逆满，或隔或痞，此皆伤于阴者也。旧有冬伏之寒邪在经，春夏之复伤而作，伤于阳者则邪气外并，伤于阴者则邪气内并，新伤引出旧伤也。"因此，他提出："此伤寒之源，非天之伤人，乃人自伤也。"突出了内因在伤寒发病中的重要性。在论述伤寒的病因时，王氏还十分重视属于外邪中的雾露雨湿，认为雾露雨湿属清邪，可通过口鼻侵入人体，损伤脾胃阳气而成伤寒。他说："霜降已后，春分已前，中雾露者皆为伤寒也。"其中王氏所谓的外邪可通过口鼻侵入的途径，对后世温病学派提出"温邪从口鼻而入"的启示颇大。

3. 补充六经证治

仲景在《伤寒论》原书中所立的许多证治，包括"六经病提纲"等在内，有些过于简单。为此，王氏根据临床实际情况，对其进行了补充。如《伤寒论》原书中少阳经，仲景立"口苦、咽干、目眩"为提纲，王氏从实践证实以上三症仅是少阳经的一般症状，故他又立"胸胁痛，往来寒热而呕，或咳而耳聋，脉尺寸俱弦"为主证，似为更加切合实际。同时，他还对《伤寒论》无方有证之条文进行补亡。如第324条"少阴病，饮食入口则吐，心中温温欲吐，复不能吐，始得之，手足寒，脉弦迟者，此胸中寒实，不可下也，当吐之"，这段经文，仲景未示其方，王氏施以生姜半夏汤，该方在《金匮要略》中治"胸中似喘不喘，似呕不呕，似哕不哕，彻心中愦愦然无奈者"，两者病机相似，均属邪留胸中，故可同治。

4. 突出伤寒"禁忌"

王氏非常重视《伤寒论》中的不可汗、不可吐、不可下"三禁"，他说："不可汗吐一条三法，利害非轻，前人多列经后。大抵医之失，只在先药，药之错则变生。若汗下不差，则永无亡阳、生黄、畜血、结胸、痞气及下利洞泄、协热利、痉急、虚劳等证生矣，以其如此，故录大禁忌于前，使医者当疾之初不犯也。"故他在《医垒元戎》中单独设立"不可汗、不可吐、不可下"专篇，并将《伤寒论》中有关不可汗、不可吐、不可下的"禁忌"条文罗列起来，置于六经病证之前，使人阅读时易于见到而不忘。同时，王氏还补充了所谓的"三忌"（时忌、药忌、病忌），认为时忌即"春夏不宜桂枝，秋冬不宜麻黄"；药忌即"已汗者不得再发，已利者不得再泄"；病忌即"虚人不宜用凉，实人不宜用热，其所犯之剂，当从缓而轻"。这些均是经验之谈，在临床上确有其实用价值。

5. 发挥仲景奥义

仲景著作中有些条文较深奥，读者往往一时难以通晓、洞达其旨。王氏特在《医垒元戎》列其研究《伤寒论》的读书心得数则，如"海藏论男子妇人伤寒同一法""海藏评解利伤寒丸药杂例""海藏水气问难"等，对指导临床辨证有一定指导作用。

6. 灵活化裁方剂

王氏善于化裁仲景方剂，如理中汤在《伤寒论》中仅有 8 个加减法，但在临床运用中还嫌不足，故王氏在《医垒元戎》中补充了 20 余个加减法。如伤寒体虚结胸，心膈高起，理中汤加桔梗、枳壳治之；泄泻者，理中汤加橘红、茯苓各一两；溏泄不已者，理中汤加橘红、茯苓、附子各一两等。这种灵活变通施用经方，扩大了伤寒方的运用范围。此外，王氏按仲景的组方之意，善于在杂病中灵活地运用伤寒方。

方剂索引

六　画

七 画

八　画

十 画

总 书 目

I

本　草

方　书

卫生编

袖珍方

仁术便览

古方汇精

圣济总录

众妙仙方

李氏医鉴

医方丛话

医方约说

医方便览

乾坤生意

悬袖便方

救急易方

程氏释方

集古良方

摄生总论

辨症良方

活人心法（朱权）

卫生家宝方

寿世简便集

医方大成论

医方考绳愆

鸡峰普济方

饲鹤亭集方

临症经验方

思济堂方书

济世碎金方

揣摩有得集

亟斋急应奇方

乾坤生意秘韫

简易普济良方

内外验方秘传

名方类证医书大全

新编南北经验医方大成

临证综合

医级

医悟

丹台玉案

玉机辨症

古今医诗

本草权度

弄丸心法

医林绳墨

医学碎金

医学粹精

医宗备要

医宗宝镜

医宗撮精

医经小学

医垒元戎

医家四要

证治要义

松厓医径

扁鹊心书

素仙简要

慎斋遗书

折肱漫录

丹溪心法附余

V